Georg Feuerstein &
Larry Payne

Yoga für Dummies

Entspannung und Lebensfreude mit Yoga

Übersetzung aus dem
Amerikanischen von
Reinhard Christiansen

mitp

Die Deutsche Bibliothek – CIP-Einheitsaufnahme:

Feuerstein, Georg:
Yoga für Dummies / Georg Feuerstein ; Larry Pane.
Übers. aus dem Amerikan. von Reinhard Christiansen. -
Bonn : MITP-Verlag, 2000
Einheitssacht.: Yoga For Dummies <dt.>
ISBN 3-8266-2902-7
NE: Payne, Larry

ISBN 3-8266-2902-7
1. Auflage 2000

Übersetzung der amerikanischen Originalausgabe:
Georg Feuerstein, Larry Payne: Yoga For Dummies

Printed in Germany

Ein Unternehmen der verlag moderne industrie AG & Co. KG, Landsberg

Lektorat: Sabine Schulz
Korrektorat: Jahanna Schmitz
Herstellung: Carin Lebenstedt
Druck: Media-Print, Paderborn
Umschlaggestaltung: Sylvia Eifinger, Bornheim
Satz und Layout: Lieselotte und Conrad Neumann, München

Inhaltsverzeichnis

Einführung

Über sechs Millionen Amerikaner praktizieren mehr oder weniger regelmäßig eine der zahlreichen Yogavarianten. Auch in anderen Teilen der Erde leben Millionen Yoga-Anhänger. All diese Menschen sind wie Sie als Leser dieses Buches keineswegs alle Dummies. Die Tatsache, dass Sie *Yoga für Dummies* lesen, beweist ja gerade Ihre Neugier und Lernbereitschaft. Nach unserer Definition sind Dummies nicht etwa Menschen, die zutiefst ungebildet oder dumm sind. Für uns sind Dummies Menschen, die erkannt haben, dass sie etwas nicht wissen, und deshalb nach Kräften versuchen, diese Wissenslücke zu schließen – jemand wie Sie also.

Yoga entstand vor ungefähr 5000 Jahren irgendwo in Indien, erreichte Europa und Amerika aber erst vor ungefähr 100 Jahren. Und noch jünger ist der moderne Yoga-Boom, der in den USA – im Wesentlichen ausgelöst durch die erfolgreiche TV-Serie von Richard Hittleman – in den 60er-Jahren begann. Nach dieser Serie folgten die ebenfalls sehr erfolgreichen Yoga-Sendungen von Lilias Folan (die in den Vereinigten Staaten immer noch gezeigt werden). Dies war auch die Zeit, in der TM (Transzendentale Meditation) – eine spezielle Yogavariante – dank der Beatles sehr populär wurde. Diese Yogavariante zog Hunderttausende Menschen auf der Suche nach Stresslinderung und einem sinnvolleren Leben an.

Seine aktuelle Popularität verdankt Yoga Stars wie Jane Fonda, Madonna, Michelle Pfeiffer, Michael Keaton oder Basketballspieler Kareem Abdul Jabar. Hollywood – das immer sehr schnell auf neue Trends reagiert – hat eine erfolgreiche TV-Serie entwickelt: *Dharma und Greg*, wobei Dharma eine erfrischend erfinderische junge Yoga-Lehrerin ist. Sie sehen also: Sie befinden sich in illustrer Gesellschaft.

Über dieses Buch

Vielleicht ist *Yoga für Dummies* ja das erste Buch über Yoga, das Sie jemals in die Hand genommen haben. Wenn das so ist, haben Sie eine gute Wahl getroffen. Wahrscheinlich haben Sie vorher aber auch einige andere Yoga-Bücher durchgeblättert. (Schließlich herrscht wahrlich kein Mangel an Literatur über Yoga.) Aber Vorsicht! Nicht alle diese Werke sind gesund oder hilfreich. Warum dieses Buch anders ist, fragen Sie? Warum sollten Sie sich gerade mit diesem Buch ernsthaft beschäftigen? Unsere Antwort besteht aus zwei Teilen.

Zunächst einmal basieren alle Informationen, die Sie in *Yoga für Dummies* finden werden, auf eigenen intensiven Studien und Erfahrungen mit Yoga. Unter uns gesagt: Wir haben zusammen 55 Jahre Yoga-Erfahrung. Der eine Autor (Georg Feuerstein) ist ein international anerkannter Experte auf dem Gebiert der Yogatraditionen und hat mehrere grundlegende Werke veröffentlicht. Der andere Autor (Larry Payne) führt eine gut besuchte Yoga-Schule in Los Angeles, wo er sich speziell um die Gesundheitsprobleme – im Wesentlichen Rückenprobleme – seiner Schüler kümmert. Larry Payne hat außerdem mehrere Videos zu den Themen Yoga und Rückenprobleme herausgegeben. In diesem Buch haben wir unsere Erfahrungen aus den jeweiligen Bereichen zusammengeführt und eine leicht verständliche Einführung geschrieben, die Ihnen auch später noch als wertvolles Nachschlagewerk dienen kann.

Zum zweiten wollen wir Sie motivieren, nach unserem System vorzugehen, das, wie wir gesehen haben, wahre Wunder bewirken kann. Wir haben unser Leben dem Bemühen gewidmet, Yoga all den Menschen nahe zu bringen, die sich um die Gesundheit und Ganzheit von Körper und Geist sorgen. Kurz: Sie sind bei uns in den besten Händen.

Yoga für Dummies führt Sie langsam und schrittweise in die Schatzkammer des Yoga ein. Und was für Schätze Sie hier finden werden! Sie werden erfahren, wie Sie die außerordentlichen Möglichkeiten Ihres Körpers aktivieren und Ihren Geist für diese Aktivierung trainieren und ihn dabei gleichzeitig stärken können. Erinnern Sie sich an das alte lateinische Sprichwort *Mens sana in corpore sano*! Ein gesunder Geist wohnt in einem gesunden Körper. Wir zeigen Ihnen hier, wie Sie die Gesundheit und Ganzheit von Körper und Geist verbessern oder wieder herstellen können.

Ob Sie nun beweglicher, fitter, ruhiger und zufriedener werden oder Stress abbauen wollen – in diesem Buch finden Sie alle wichtigen Hinweise und Übungen, mit denen Sie Ihr Ziel erreichen können. Unsere Vorschläge basieren auf dem reichen Yoga-Erbe – dem ältesten Wellness-System der Welt.

Yoga für Dummies enthält genug Informationen, um auch für diejenigen interessant zu sein, die bereits die ersten Schritte in der Welt des Yoga getan haben und sich über weitere Möglichkeiten informieren wollen. Unser oberstes Ziel war schließlich, dieses Buch für viel beschäftigte Leute wie Sie interessant zu machen. Und wenn Sie nach der Lektüre dieser Einführung beschließen, sich ernsthaft mit Yoga zu befassen, sollten Sie sich überlegen, ein Yoga-Seminar bei einem qualifizierten Lehrer zu besuchen. Dieses Buch ist zwar eine großartige Einführung, lässt sich aber natürlich nicht mit einem praktischen Unterricht vergleichen.

Yoga ist keine kurzlebige Modeerscheinung. In den Vereinigten Staaten wird Yoga seit 100 Jahren betrieben. Seine Geschichte begann aber vor fünf Jahrtausenden. Es verdient also, weiter betrieben zu werden. Yoga hat Millionen Menschen Gesundheit und Ruhe gebracht. Dasselbe kann es auch für Sie tun.

Konventionen in diesem Buch

Dieses Buch beschäftigt sich in erster Linie mit dem Hatha-Yoga – einer Yogavariante, die über bestimmte Positionen, Atemübungen und ähnliche Techniken auf den Körper wirkt. Unsere Gesamtorientierung ist jedoch etwas umfassender. Wir bieten Ihnen deshalb auch einiges Material über andere Yogavarianten, damit Sie auch diese wenigstens einmal kurz kennen gelernt haben.

Zum besseren Verständnis der verschiedenen Übungen und Körperhaltungen bieten wir Ihnen eine Reihe von Fotos und anderen Illustrationen. Da das richtige Atmen ein wichtiger Teil der Yogaübungen ist, werden Sie in vielen Abbildungen die Worte *Ausatmen* und *Einatmen* (mit jeweils einem Pfeil) finden. Diese Hinweise sollen Ihnen beim richtigen Atmen helfen. Wenn in einer Abbildung zum Beispiel ein nach rechts weisender Pfeil mit dem Wort *Ausatmen* daneben gezeigt wird, wissen Sie, dass Sie ausatmen müssen, wenn Sie zur Haltung in der nächsten Abbildung rechts daneben wechseln. Sie werden es schon verstehen!

Zu Ihrer eigenen Sicherheit sollten Sie alle Anweisungen genau lesen, wenn Sie die Übungen nachvollziehen. Schauen Sie nicht einfach nur kurz auf die Abbildungen und gehen dann sofort zur Sache! Obwohl die Abbildungen zwar nützliche Hilfsmittel sind, können Sie Ihnen nicht alles Wichtige zum sicheren Umgang mit Yoga sagen.

Was Sie hier nicht finden werden

Zugegeben, wir hätten es schon ganz gerne, wenn Sie jedes Wort dieses Buches im Laufe Ihrer yogischen Reise lesen würden. Wir geben aber auch zu, dass wir bestimmte Informationen nur deshalb in dieses Buch aufgenommen haben, um Ihnen etwas zum Nachdenken zu geben. Obwohl auch diese Details interessant und – für sich genommen – wichtig sind, sind sie jedoch nicht für das Üben der verschiedenen Positionen von entscheidender Bedeutung. Wir haben die betreffenden Stelle deshalb mit einem Technischer-Kram-Symbol gekennzeichnet. Sie können diese Stellen zunächst einmal überspringen, sollten aber später noch einmal darauf zurückkommen. Sie werden es nicht bereuen!

So sieht unser Leser aus

Wir wollen uns nicht als Richter aufspielen, aber wir gehen hier von einigen Annahmen über Sie, den geschätzten Leser, aus. Als Erstes setzen wir voraus, dass Sie von den Yoga-Übungen profitieren wollen. Zweitens gehen wir davon aus, dass Sie nur wenige (wenn nicht sogar überhaupt keine) Erfahrungen mit Yoga haben. Und drittens nehmen wir an, dass Sie neugierig sind und mehr über Yoga erfahren wollen. Das ist schon alles. Keine übertriebenen Ansprüche, oder? Wenn Sie diese drei Annahmen bestätigen können, ist *Yoga für Dummies* das richtige Buch für Sie.

So ist das Buch aufgebaut

Dieses Buch folgt dem charakteristischen Schema aller Dummies-Bücher. Es beantwortet alle wichtigen Fragen, die Sie sich wahrscheinlich stellen werden, wenn Sie vorhaben, Yoga zu lernen. Hier einige Beispiele:

- ✔ Wie viel Zeit muss ich für Yoga aufwenden, damit es mir nützt?
- ✔ Bin ich eventuell schon zu alt für Yoga?
- ✔ Gibt es Krankheiten oder Behinderungen, die mich daran hindern könnten, Yoga zu praktizieren?
- ✔ Kann ich Yoga anhand eines Buches lernen oder muss ich mir einen Lehrer suchen?

- Ist es besser, Yoga allein im stillen Kämmerlein oder in einer Gruppe zu lernen?
- Wie lange dauert es bis zu den ersten Resultaten, und wie werden diese Resultate aussehen?
- Muss ich an merkwürdige Ideen glauben, um Yoga zu praktizieren? (An dieser Stelle schon eine kurze Antwort: Nein!)
- Ist es wahr, dass Yoga eine spirituelle Lehre ist?
- Welche Übungen bringen mir die meisten Vorteile?
- Wann sollte ich Yoga praktizieren?
- Was sagt Yoga zur richtigen Ernährung?
- Ist Yoga etwas für die ganze Familie?
- Ist Yoga eine todernste Angelegenheit oder kann man auch Spaß dabei haben?

Yoga für Dummies ist der besseren Übersicht halber in sechs Teile aufgegliedert, in denen die folgenden Themen behandelt werden:

Teil I: Ein guter Start mit Yoga

Dieser Teil bereitet Sie auf die anschließenden Themen und die Yogaübungen vor. In Kapitel 1 erläutern wir, was Yoga ist, und klären einige weit verbreitete Missverständnisse auf. Wir stellen Ihnen außerdem die fünf wichtigsten Motivationen für das Üben von Yoga und die zwölf Hauptvarianten des Yoga vor und erklären deren mögliche Auswirkungen auf Ihre Gesundheit und Ihren Seelenfrieden. Anhand dieser Aufstellung können Sie den richtigen Kurs für Ihr persönliches Yogaerlebnis bestimmen. In Kapitel 2 geben wir Ihnen praktische Hinweise dazu, wie Sie am besten mit Ihren eigenen Yogaübungen beginnen. Wir zeigen Ihnen dabei auch, wie Sie die Übungen sicher und effizient nachvollziehen können. Insbesondere beantworten wir hier auch Ihre Frage, ob Sie Yoga allein üben oder sich einer Gruppe anschließen sollten.

Teil II: So bereiten Sie sich auf die Übungen vor

In diesem Teil springen wir gleich mitten hinein in die Yoga-Übungen. In Kapitel 3 zeigen wir Ihnen, was Sie zur Vorbereitung auf eine Yogasitzung tun müssen. Dazu gehört unter anderem die geistige Vorbereitung, denn der Geist spielt bei allen Yogaübungen eine wichtige Rolle. Kapitel 4 bietet Ihnen eine Einführung in die Kunst der Entspannung, die die Grundlage aller erfolgreichen Yogaübungen ist. In Kapitel 5 erklären wir Ihnen die Bedeutung des richtigen Atmens – sowohl für die Yogaübungen als auch als eigene Disziplin.

Teil III: Praktische Übungen

Im dritten Teil, dem wichtigsten Abschnitt dieses Buches, führen wir Sie systematisch in das Üben einfacher, aber wirkungsvoller Yogapositionen ein. In Kapitel 6 beginnen wir mit einem

Rezept für eine gut abgestimmte Yogasitzung. Wichtig ist hierbei, die Hinweise zur Vorbereitung (Aufwärmen) und zur Abfolge der einzelnen Positionen genau zu beachten. Nur so können Sie davon profitieren und vermeiden Verletzungen. In den Kapiteln 7 bis 14 lernen Sie die Sitz- und Standpositionen, Balanceübungen, spezielle Übungen für den Bauch, den Kopfstand, Beugen und eine besonders populäre Übung namens »Sonnengruß« kennen. In Kapitel 15 empfehlen wir Ihnen verschiedene Übungsroutinen, mit denen Sie sofort beginnen können. Wir haben dazu ein 8-Wochen-Programm und zusätzlich einige kurze Übungen für die Tage zusammengestellt, an denen Sie nicht mehr als 5 bis 15 Minuten Freizeit haben.

Teil IV: Yoga für alle Lebenslagen

In diesem Teil dreht sich alles darum, wie Sie Ihre Yoga-Sitzungen so kreativ, angenehm, effizient und sicher wie möglich gestalten können. In Kapitel 16 geben wir Ihnen die klassische Formel zur Entwicklung eigener Übungsroutinen, die sich an der verfügbaren Zeit (5 bis 60 Minuten) und Ihren speziellen Zielen und Bedürfnissen orientiert. In Kapitel 17 führen wir Sie in die Kunst der Meditation ein. Wenn die Positionen das Gerüst oder das Skelett sind, dann ist die Meditation das Herz von Yoga. Regelmäßige Meditation führt zu Freude und Frieden – den natürlichen Zuständen Ihres Geistes. Sie hilft Ihnen, ein glücklicherer und freierer Mensch zu werden. Freiheit ist das Endziel des traditionellen Yoga. Kapitel 18 behandelt spezielle Situationen, zum Beispiel Yoga für Menschen mit Rückenbeschwerden und für Frauen während der Schwangerschaft.

Teil V: Die Top-Ten-Listen

Alle Dummies-Bücher enthalten einen Teil mit den verschiedenen Top-Ten-Listen, die das Buch zu einem krönenden Abschluss bringen. In diesen Listen bieten wir Ihnen wichtige und nützliche Informationen. In Kapitel 19 geben wir Ihnen zum Beispiel wichtige Hinweise dazu, wie Sie Ihre Yogaübungen angenehm und effizient gestalten können, um Ihr Ziel – Entspannung – zu erreichen. In Kapitel 20 stellen wir Ihnen die zehn wichtigsten Gründe vor, warum Sie Yoga praktizieren sollten – falls Sie die denn nach der Lektüre dieses Buches und dem Erlernen der hier vorgestellten Techniken überhaupt noch brauchen sollten.

Die Symbole in diesem Buch

Über das ganze Buch verteilt werden Sie immer wieder kleine Symbole an den Seitenrändern finden. Mit diesen Symbolen können Sie folgendermaßen umgehen:

- ✔ **Sie können Sie als hilfreiche Hinweise betrachten.** Wenn Sie zum Beispiel ein bestimmtes Kapitel von Anfang bis Ende durchlesen wollen, dienen die Symbole als Hinweise, wie die betreffenden Informationen zu verwenden sind.
- ✔ **Anhand der Symbole können Sie bestimmte Informationen schnell wiederfinden.** Wenn Sie sich mit den Grundlagen vertraut gemacht haben und bestimmte Übungen heraussuchen wollen, müssen Sie das Buch nur schnell durchblättern und dabei auf die Übungssymbole achten.

Hier die Liste der in diesem Buch verwendeten Symbole:

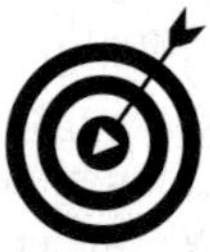

Dieses Symbol weist auf hilfreiche Informationen hin, mit denen Sie sich Ihre yogische Reise etwas leichter machen können. Diese Hinweise sollten Sie unbedingt lesen.

Dieses Symbol weist auf eine Gefahrenstelle hin. Diese Informationen sollten Sie unbedingt lesen. Sie werden es nicht bereuen.

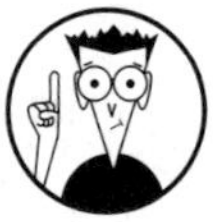

Dieses Symbol kennzeichnet Hintergrundinformationen, die zwar interessant sind, für das Erlernen der Yogaübungen aber nicht unbedingt gebraucht werden. Allerdings könnten Sie mit diesen Informationen Ihre Freunde auf der nächsten Party mächtig beeindrucken.

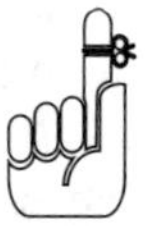

Die mit diesem Symbol markierten Absätze sind besonders wichtig. Sie sollten die betreffenden Hinweise vielleicht irgendwo notieren oder mit einem dicken Rotstift markieren.

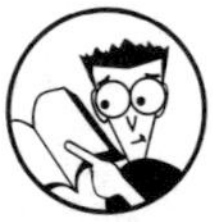

Die im Zusammenhang mit Yoga verwendeten Begriffe hören sich zuweilen recht seltsam an. Dieses Symbol markiert derartige Begriffe, damit Sie ihnen Ihre besondere Aufmerksamkeit widmen und bald wie ein echter Yogi mitreden können.

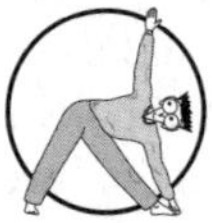

Dieses Symbol führt Sie zu den über das gesamte Buch verteilten Übungen und Positionen. Wenn Sie auf der Suche nach Übungen sind, achten Sie auf dieses Symbol.

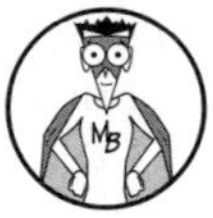

Dieses Symbol finden Sie neben einem Absatz, in dem wir mit dem Mythos und dem Mysterium von Yoga aufräumen und die ganze Wahrheit darstellen. Interessanter Lesestoff!

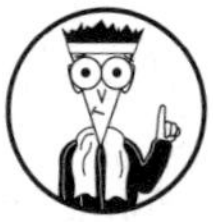

Halten Sie nach diesem Symbol Ausschau, wenn Sie etwas über die Erfahrungen lesen wollen, die wir zusammen in 55 Jahren in der Welt des Yoga gemacht haben. Sie werden vielleicht lachen, vielleicht weinen und vielleicht sogar aus ihnen lernen.

Und wie geht es weiter?

Yoga für Dummies soll sowohl eine Einführung als auch ein Nachschlagewerk für Anfänger sein. Sie können die Kapitel nacheinander lesen und zusammen mit uns die Übungen nachvollziehen. Sie können aber auch an jeder beliebigen Stelle anfangen und sich mit den Dingen beschäftigen, die für Sie von unmittelbarem Interesse sind.

Wenn Sie Anfänger sind, empfehlen wir Ihnen, sich erst einmal das Inhaltsverzeichnis gründlich anzuschauen. Danach sollten Sie das Buch einmal kurz durchblättern, um sich einen allgemeinen Überblick darüber zu verschaffen, wie wir das Buch aufgebaut haben und den Stoff angehen.

Haben Sie Ihre ersten Erfahrungen mit Yoga schon hinter sich und wollen Ihre Kenntnisse auffrischen, werden Sie in *Yoga für Dummies* zuverlässige Antworten auf Ihre Fragen finden. Suchen Sie im Index nach den benötigten Informationen oder schauen Sie sich im Anhang nach den unterschiedlichen Quellen für Informationen zu speziellen Themen im Zusammenhang mit Yoga um.

Worauf warten Sie also noch? Fangen Sie am besten sofort an.

Teil I

Ein guter Start mit Yoga

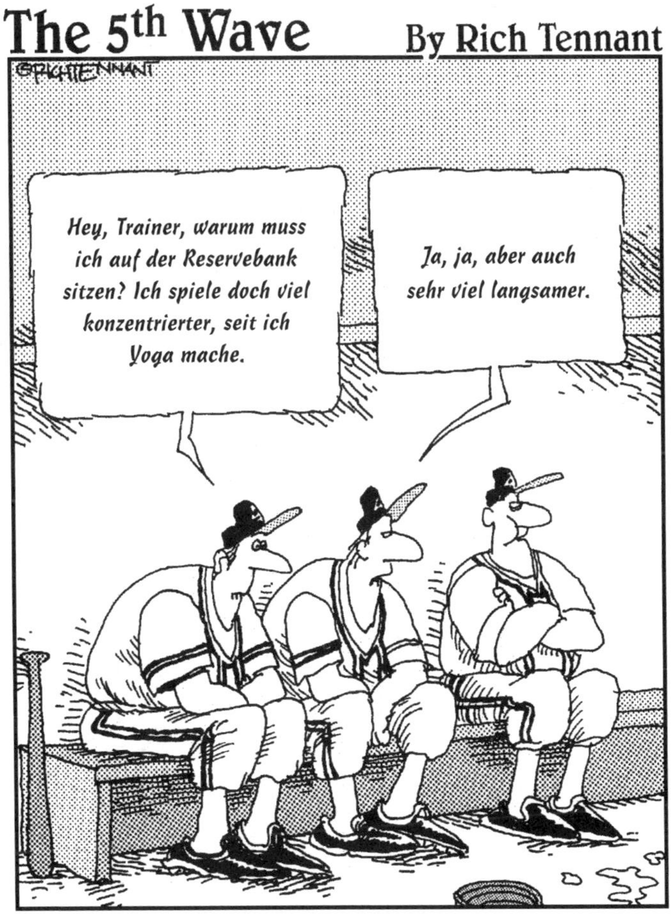

In diesem Teil ...

Yoga ist eine sehr umfassende philosophische Lehre, innerhalb der sich viele Varianten herausgebildet haben. Vor jeder Wanderung durch unbekanntes Gelände sollte man gründlich die Karte studieren. Und bevor Sie mit Yoga herumexperimentieren, sollten Sie sich gründlich darüber informieren, was Yoga ist und wie es funktioniert. Auf diese Weise stellen Sie sicher, dass Yoga für Sie zu einem angenehmen und sicheren Erlebnis wird.

In den beiden Kapiteln dieses ersten Teils geben wir Ihnen sozusagen eine Karte an die Hand, die Ihnen den richtigen Weg für die ersten Schritte zu einer aufregenden Entdeckungsreise weist.

1

Was Sie unbedingt über Yoga wissen müssen

In diesem Kapitel

- Die Wahrheit hinter dem Mythos
- Die Bedeutung des Wortes *Yoga*
- Die acht Hauptrichtungen des Yoga
- Was Yoga Ihnen bieten kann
- Die populärsten Hatha-Yoga-Varianten
- Mit Yoga bekommen Sie Ihr Leben in den Griff

Vor zwei oder drei Jahrzehnten wurde *Yoga* noch vielfach mit *Joghurt* verwechselt. Heutzutage ist es ein Begriff, den wirklich jeder kennt.

Die Tatsache jedoch, dass jeder das Wort *Yoga* kennt, bedeutet aber nicht, dass auch jeder weiß, was es bedeutet. Immer noch existieren vielerlei Missverständnisse – auch bei denen, die Yoga aktiv betreiben. In diesem Kapitel räumen wir mit dem Durcheinander auf und erklären, was Yoga wirklich ist und was es für Ihre Gesundheit und Ihr Glück bedeuten kann. Wir zeigen Ihnen außerdem, dass Yoga mit all seinen unterschiedlichen Varianten und Methoden tatsächlich jedem etwas bieten kann.

Egal, wie alt, wie schwer, wie beweglich Sie sind oder welcher Konfession Sie angehören – Sie können Yoga betreiben und davon profitieren. Yoga ist zwar im antiken Indien geboren worden, gehört aber der gesamten Menschheit.

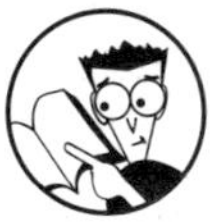

Y oder J – das ist hier die Frage

Das Wort *Yoga* kann nach der deutschen Rechtschreibung sowohl mit *Y* als auch mit *J* geschrieben werden. Da wir zur Originalbezeichnung der verschiedenen Übungen und Begriffe im Zusammenhang mit Yoga die international gebräuchliche Schreibweise verwenden, die sich an das Englische anlehnt, haben wir uns entschieden, auch für Yoga die »Originalschreibweise« zu verwenden. Die Adjektivform von Yoga, die Sie in diesem Buch häufig finden werden, lautet *yogisch*.

Der wahre Charakter des Yoga

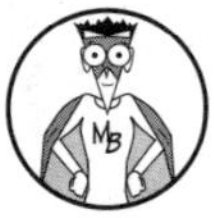

Wenn Ihnen jemand erzählt, Yoga sei *nur* dieses oder *nur* jenes, sollten bei Ihnen alle Warnlampen blinken. Yoga ist einfach zu umfassend, um es auf etwas Bestimmtes zu reduzieren. Yoga lässt sich vielleicht am ehesten mit einem Wolkenkratzer mit vielen Stockwerken und jeder Menge Zimmer auf jeder Etage vergleichen. Hier eine Aufstellung all dessen, was Yoga *nicht* ist:

- ✔ Yoga ist nicht *nur* eine Form der Gymnastik.
- ✔ Yoga ist nicht *nur* ein Fitnesstraining.
- ✔ Yoga ist nicht *nur* eine Möglichkeit zur Gewichtskontrolle.
- ✔ Yoga ist nicht *nur* eine Methode zur Stresslinderung.
- ✔ Yoga ist nicht *nur* Meditation.
- ✔ Yoga ist nicht *nur* eine Atemtechnik.
- ✔ Yoga ist nicht *nur* eine Methode zur Gesundheitsvorsorge und -verbesserung.
- ✔ Yoga ist nicht *nur* eine spirituelle Tradition aus Indien.

Um es kurz zu machen: Jeder der oben angegebenen Punkte gehört zu Yoga – das Tolle aber ist, dass Yoga gleichzeitig noch viel mehr ist. (Das sollte man ja eigentlich auch von einer Tradition erwarten können, die mehr als 5000 Jahre alt ist, oder?) Yoga umfasst Körperübungen, die wie Gymnastik aussehen – und von denen einige tatsächlich auch von der westlichen Gymnastik übernommen worden sind. Diese Übungen können Ihnen helfen, fit und schlank zu werden beziehungsweise zu bleiben, Ihr Gewicht zu kontrollieren und Stress zu lindern. Yoga bietet außerdem ein breites Spektrum an Meditationsübungen, einschließlich Atemübungen, mit denen Sie Ihre Lunge kräftigen, Ihr Nervensystem beruhigen und Ihren Kopf und den ganzen Rest Ihres Körpers mit köstlicher Energie aufladen können.

Mehr noch: Sie können Yoga als Mittel zur Gesundheitsvorsorge einsetzen – eine Methode, die sich sowohl in der Rehabilitation als auch als gesundheitserhaltende Maßnahme bewährt hat. Yoga gewinnt auch in der Schulmedizin immer höhere Akzeptanz. Immer mehr Ärzte empfehlen ihren Patienten Yoga nicht nur zur Stresslinderung, sondern auch als sichere und gesunde Bewegungsübung und als krankengymnastische Therapie (besonders bei Kniegelenks- und Rückenbeschwerden).

Aber Yoga ist mehr als nur eine Methode zur Gesundheitsvorsorge oder zur Rehabilitation. Für Yoga ist die Gesundheit ein Aspekt, der unter einer ganzheitlichen Perspektive betrachtet werden muss, die in jüngster Zeit auch von der fortschrittlichen Medizin verwendet wird. Diese Perspektive würdigt den enormen Einfluss des Geistes – der psychologischen Einstellung – auf die körperliche Gesundheit.

Die Bedeutung des Wortes Yoga

Das Wort *Yoga* hat seine Ursprünge im Sanskrit – einer Sprache, der sich die *Brahmanen*, die traditionelle religiöse Elite Indiens, bedienen. Yoga bedeutet so viel wie »Vereinigung« oder »Integration« und »Disziplin«. Das System des Yoga wird daher auch als eine *unitive* oder *integrative Disziplin* bezeichnet. Yoga sucht die Vereinigung auf verschiedenen Ebenen. Erstens versucht Yoga, Körper und Geist miteinander zu vereinen. Viel zu häufig trennen die Leute Geist und Körper. Manche Menschen stehen ständig »neben sich«. Sie können weder ihre Füße noch den Boden unter sich fühlen, so als schwebten sie wie ein Geist über ihrem Körper. Sie sind nicht in der Lage, mit den normalen Zwängen des täglichen Lebens umzugehen, und brechen unter Stress zusammen. Meistens sind sie zudem verwirrt und verstehen ihre eigenen Gefühle nicht. Sie haben Angst vor dem Leben und sind sehr verletzlich.

Viele Menschen leiden an einer leichteren Form dieses Syndroms, die aber ebenfalls die bewusste und tatkräftige Bewältigung des Lebens sehr schwer macht. Da sie nicht vollständig in ihrem Körper ruhen, haben auch diese Leute die Neigung, sich von der Welt abzukapseln. Sie flüchten sich unbewusst in Tagträume und vermeiden alle Herausforderungen des Lebens, anstatt ihnen tatkräftig zu begegnen. Mit Hilfe von Yoga können diese Menschen ihren Geist und ihre Gefühle wieder mit dem Körper vereinen. Das Ergebnis ist ein erfülltes Leben, an dem sie sich wieder freuen können.

Das zweite Problem, bei dem Yoga helfen kann, ist die Trennung zwischen dem rationalen Denken und den Emotionen. Viel zu häufig verschließen die Menschen ihre Emotionen, drücken ihre wahren Gefühle nicht aus und versuchen, diese Gefühle rational zu begründen. Wenn dieser Zustand chronisch wird, kann sich das zu einer ernsthaften Gefahr für die Gesundheit entwickeln. Manchmal sind sich die betreffenden Menschen noch nicht einmal im Klaren darüber, dass sie ihre Gefühle – meistens Wut oder Ärger – unterdrücken. In diesem Fall wird der Ärger sie von innen her »auffressen«.

Hier einige Gründe, warum Yoga bei diesen Problemen helfen kann:

- ✔ Yoga kann Ihnen helfen, Ihre wahren Gefühle zu erkennen, und sorgt für ein ausgeglichenes Gefühlsleben.
- ✔ Yoga kann helfen, die innere Trennung zwischen Gefühl und Verstand aufzuheben und Sie dadurch zu einem »ganzen« Menschen werden zu lassen. Mit anderen Worten: Yoga kann Ihnen helfen, sich zu verstehen und sich als der Mensch anzuerkennen, der Sie wirklich sind. Sie müssen nicht mehr irgendetwas vorgeben und Ihr Leben auf eine bestimmte Rolle reduzieren.
- ✔ Yoga kann die Fähigkeit zum Umgang mit anderen Menschen verbessern helfen. Mit anderen Worten: Sie werden besser auf andere Menschen zugehen und mit ihnen kommunizieren können.

Yoga ist eine leistungsfähige Methode zur psychologischen Integration, d.h, durch Yoga werden Sie sich bewusst, dass Sie nicht eine Insel, sondern Teil eines größeren Ganzen sind. Menschen verkümmern in der Isolation. Selbst der selbstständigste Mensch benötigt den Kontakt mit anderen. Sobald Geist und Körper wieder vereint sind, wird auch der Kontakt mit anderen zur natürlichsten Sache der Welt. Die moralischen Prinzipien des Yoga sind allumfassend und ermutigen Sie, zu jedem und allem Beziehungen aufzubauen. Mehr dazu finden Sie in Kapitel 18.

Selbstfindung: Sind Sie ein Yogi (oder eine Yogini)?

Ein Mensch, der sich der Aufgabe verschrieben hat, Geist und Körper mithilfe von Yoga in Einklang zu bringen, wird traditionell als *Yogi* (männlich) oder *Yogini* (weiblich) bezeichnet. In diesem Buch werden beide Begriffe und häufig auch der deutsche Begriff *Yogaanhänger* verwendet.

Ein Yogi oder eine Yogini, der oder die die Prinzipien des Yoga wirklich beherrscht, wird als *Yogameister(in)* bezeichnet. Wenn dieser Mensch Schüler in Yoga unterrichtet, nennt man ihn *Guru*. Der Sanskrit-Begriff *Guru* bedeutet wörtlich übersetzt: Mensch von Gewicht (im übertragenen Sinn). Nach den traditionellen esoterischen Quellen bezeichnet die Silbe *Gu* die spirituelle Dunkelheit und *Ru* die Erleuchtung dieser Finsternis. Ein Guru ist also ein Lehrer, der seinen Schüler aus der Dunkelheit zum Licht führt.

Nur wenige Menschen in der westlichen Welt haben es bis jetzt zu einer vollständigen Meisterschaft des Yoga gebracht – hauptsächlich deshalb, weil Yoga im Westen eine relativ junge Disziplin ist. Aber auf dem Niveau, auf dem Yoga im Allgemeinen außerhalb seiner indischen Heimat gelehrt wird, werden Sie viele kompetente Yogalehrer finden, die Ihnen unter die Arme greifen können. Wir hoffen, Ihnen mit diesem Buch genau das bieten zu können.

Große Auswahl – die acht Richtungen des Yoga

Wenn Sie sich die Tradition des Yoga einmal in einer Übersicht betrachten, werden Sie ein Dutzend Hauptentwicklungsstränge erkennen können, von denen sich jeder in verschiedene Unterabteilungen aufgliedert. Am besten stellen Sie sich Yoga als einen Baum mit acht Ästen vor, von denen jeder seinen eigenen Charakter hat, von denen jeder aber zum selben Baum gehört. Bei so vielen unterschiedlichen Richtungen werden Sie sicherlich auch eine finden, die Ihrer Persönlichkeit, Ihrem Lebensstil und Ihren Zielen besonders entgegenkommt. In diesem Buch beschäftigen wir uns schwerpunktmäßig mit Hatha-Yoga, der populärsten Yogarichtung. Gleichzeitig vermeiden wir dabei den Fehler, die Yogavariante auf ein Mittel zur bloßen körperlichen Ertüchtigung zu reduzieren. Wir werden deshalb also auch die meditativen und spirituellen Aspekte besprechen.

Hier die acht Hauptrichtungen des Yoga in alphabetischer Reihenfolge:

- ✔ **Bhakti-Yoga:** Das Yoga der allgemeinen Hingabe
- ✔ **Guru-Yoga:** Das Yoga der Hingabe an einen Lehrer
- ✔ **Hatha-Yoga:** Das Yoga der Körperdisziplin

- ✔ **Jnana-Yoga:** Das Yoga der Weisheit
- ✔ **Karma-Yoga:** Das Yoga der transzendierenden Aktion
- ✔ **Mantra-Yoga:** Das Yoga des heilenden Klanges
- ✔ **Raja-Yoga:** Das königliche Yoga
- ✔ **Tantra-Yoga:** Das Yoga der Stetigkeit

Diese acht Varianten werden in den folgenden Absätzen kurz beschrieben.

Bhakti-Yoga: Das Yoga der allgemeinen Hingabe

Die Anhänger des Bhakti-Yoga glauben, dass ein höheres Wesen ihr Leben bestimmt, und versuchen, über bestimmte Zeichen der Ergebenheit eine Verbindung mit diesem höheren Wesen herzustellen oder sogar vollständig mit ihm zu verschmelzen. Zum Bhakti-Yoga gehören Praktiken wie beispielsweise Blumenopfer, das Singen von Lobgesängen und die intensive geistige Beschäftigung mit dem höheren Wesen.

Guru-Yoga: Das Yoga der Hingabe an einen Meister

Im Guru-Yoga ist der Lehrer das Zentrum der spirituellen Übung. Ein Guru sollte die Erleuchtung erfahren haben oder doch mindestens kurz davor stehen. (Nähere Informationen über den Weg zur Erleuchtung finden Sie in Kapitel 17.) Das Guru-Yoga verlangt, dass der Schüler den Lehrer ehrt und seine meditativen Übungen auf ihn konzentriert, bis er mit ihm verschmilzt. Da von einem Guru angenommen wird, dass er die absolute Wahrheit ist, wird davon ausgegangen, dass mit dieser Verschmelzung seine spirituelle Realisation im Schüler dupliziert wird.

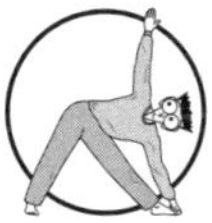

Das Gefühl der Erleuchtung

Um ein Gefühl für den Zustand der Erleuchtung zu bekommen, versuchen Sie es einmal mit folgender Übung: Setzen Sie sich in einen warmen und möglichst ruhigen Raum. Lassen Sie die Hände locker im Schoß ruhen. Versuchen Sie jetzt, Ihre Haut zu fühlen – die Hülle, die den Körper von der umgebenden Luft trennt. Je bewusster Sie sich der Gefühle werden, desto genauer sollten Sie die Verbindung zwischen Haut und der Luft um Sie herum beobachten. Nach einer Weile werden Sie feststellen, dass tatsächlich gar keine klare Grenze zwischen Ihrer Haut und der Luft besteht. In Ihrer Vorstellung können Sie sich über Ihre äußere Hülle hinaus in den umgebenden Raum ausdehnen. Wo endet Ihr Körper und wo beginnt der Raum? Diese Übung kann Ihnen ein Gefühl für die allumfassende Erweiterung vermitteln, die Sie im Zustand der Erleuchtung, die keine Grenzen kennt, erfahren können.

Hatha-Yoga: Das Yoga der Körperdisziplin

Alle Yogarichtungen verfolgen das gleiche Endziel: die Erleuchtung (siehe Kapitel 17). Hatha-Yoga erreicht dieses Ziel jedoch über den Körper und nicht über den Geist oder die Emotionen. Anhänger des Hatha-Yoga glauben, dass die höheren Stufen der Konzentration, Meditation und Ekstase sich nur mit einem vollkommen gereinigten Körper erreichen lassen. Dieses Ziel ohne diese Voraussetzung erreichen zu wollen, wäre mit dem Versuch vergleichbar, den Mt. Everest ohne Bergsteigerausrüstung zu erklettern. Dieses Buch beschäftigt sich zu einem großen Teil mit dieser Yogavariante.

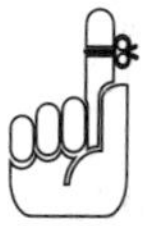

Der Körper ist ein wertvoller Besitz. Yoga fordert Sie auf, sich sorgfältig um ihn zu kümmern, um möglichst lange zu leben und schließlich zur Erleuchtung zu gelangen.

Jnana-Yoga: Das Yoga der Weisheit

Jnana-Yoga lehrt das Ideal des Nicht-Dualismus. Nach dieser Lehre ist die Realität singulär, und die Wahrnehmung zahlloser unterschiedlicher Phänomene beruht auf einem grundlegenden Missverständnis. Was ist mit dem Stuhl oder dem Sofa, auf dem Sie gerade sitzen? Sind diese Dinge nicht real? Was ist mit dem Licht, das auf Ihre Netzhaut trifft? Ist das alles Einbildung? Die Meister des Jnana-Yoga beantworten diese Fragen folgendermaßen: All diese Dinge sind auf der gegenwärtigen Bewusstseinsstufe real, besitzen aber als individuelle Dinge letztlich keine Realität. Im Zustand der Erleuchtung verschmelzen alle Dinge ineinander, während Sie selbst eins werden mit dem unsterblichen Geist.

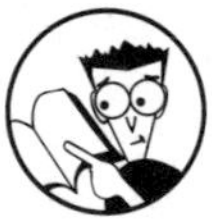

Gutes Karma, schlechtes Karma oder gar kein Karma?

Der Sankrit-Begriff *Karma* bedeutet wörtlich übersetzt »Aktion«. Er steht für Aktivität im Allgemeinen und für die unsichtbaren Handlungen des Schicksals im Besonderen. Nach den Prinzipien des Yoga ergeben sich aus jeder Handlung des Körpers, aus jedem Wort und jedem Gedanken sichtbare und unsichtbare Konsequenzen. Manchmal sind die verborgenen Konsequenzen – das Schicksal – weitaus bedeutsamer als die offensichtlichen Reaktionen. Stellen Sie sich das Karma nicht als das blinde Schicksal vor. Sie haben bei allen Handlungen die freie Wahl. Das Ziel des Karma-Yoga besteht darin, so zu handeln, dass Sie nicht mehr an das Karma gebunden sind. Die Anhänger des Karma-Yoga streben danach, nicht nur schlechtes (schwarzes) Karma zu vermeiden, sondern auch über das gute (weiße) Karma hinauszugehen und einen Zustand zu erreichen, in dem gar kein Karma mehr existiert. Nach den Lehren dieser Yogarichtung hält jede Art von Karma den Schüler in einem Zustand der Nicht-Erleuchtung, in dem die letzte Freiheit und Glückseligkeit nicht möglich sind.

Die heilige Silbe OM

Das bekannteste Mantra, das gleichermaßen von Buddhisten wie Hindus verwendet wird, ist die heilige Silbe OM. Diese Silbe soll ein Symbol für die absolute Wirklichkeit (das Ich oder der Geist) sein. Es ist im sanskritischen Original eine Kombination aus den Buchstaben *a* und *u* sowie dem nasalen Summlaut *m*. Das *a* entspricht dem Wachzustand, das *u* entspricht dem Traumzustand, und *m* entspricht dem Zustand des Tiefschlafs. Das nasale Summen repräsentiert schließlich die ultimative Wirklichkeit. Bei der Behandlung der Meditation in Kapitel 17 werden wir Ihnen noch einige andere traditionelle Mantras vorstellen.

Karma-Yoga: Das Yoga der selbstlosen Handlungen

Die Anhänger des Karma-Yoga versuchen, das Schicksal positiv zu beeinflussen. Das wichtigste Prinzip dieser Richtung besteht darin, unabhängig von Zuneigung und Liebe selbstlos zu handeln. Die Anhänger dieser Yogavariante glauben, dass alle Handlungen, Worte und Gedanken weit reichende Konsequenzen haben, für die wir die volle Verantwortung übernehmen müssen.

Mantra-Yoga: Das Yoga des heilenden Klanges

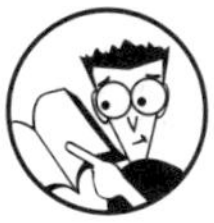

Das Mantra-Yoga nutzt Laute, um den Körper zu entspannen und den Geist zu konzentrieren. Diese Variante arbeitet mit Mantras, die aus einer einzigen Silbe, einem Wort oder einem ganzen Satz bestehen können. Traditionell erhalten Anhänger des Matra-Yoga ihr Mantra im Zusammenhang mit einer formellen Initiation von ihrem Lehrer. Sie werden aufgefordert, es so oft wie möglich zu wiederholen und geheim zu halten. Viele westliche Yogalehrer halten eine Initiation nicht für nötig und meinen, dass jede Art von Klang verwendet werden kann. Man kann einfach ein beliebiges Wort aus dem Wörterbuch heraussuchen, wie beispielsweise *Liebe*, *Frieden* oder *Glück*.

Raja-Yoga: Das königliche Yoga

Raja-Yoga, das wörtlich übersetzt »Königliches Yoga« bedeutet, wird auch als *Klassisches Yoga* bezeichnet. Wenn Sie sich lange genug unter Yogaanhängern aufhalten, werden Sie irgendwann einmal etwas über den im Yoga-Sutra von Patanjali, dem Standardwerk des Raja-Yoga, kodifizierten *achtfachen Pfad* hören. Ein weiterer Name für diese Yogatradition lautet *Ashtanga-Yoga* – das achtgliedrige Yoga. Das Wort Ashtanga setzt sich zusammen aus *Ashta* (acht) und *anga* (Glied). Die acht Glieder dieser Yogamethode, die zur Erleuchtung oder vollkommenen Freiheit führen soll, sehen Sie in folgender Aufstellung:

- **Jama:** Moralische Disziplin, die folgende Tugenden postuliert: Niemanden verletzen, nicht lügen, nicht stehlen, keusch leben und nicht gierig sein.
- **Niyama:** Selbstbeherrschung, die aus den fünf Übungen der Reinheit, Zufriedenheit, Nüchternheit, Selbstbeobachtung und Hingabe an ein höheres Prinzip besteht.
- **Asana:** Eine Position, die zwei Zwecken dient: Meditation und Gesundheit.
- **Pranayama:** Kontrolliertes Atmen, das die psychosomatische Energie verstärkt und balanciert und dadurch die Gesundheit und mentale Konzentration steigert.
- **Pratyahara:** Ausschalten der Sinne, das zur Vorbereitung des Geistes auf die verschiedenen Stufen der Meditation das Bewusstsein verinnerlicht.
- **Dharana:** Konzentration oder erweiterte mentale Fokussierung – die Grundlage der yogischen Meditation.
- **Dhyana:** Meditation; die wichtigste Übung für fortgeschrittene Yogaanhänger. Diese und die nächste Übung werden im einzelnen in Kapitel 17 erklärt.
- **Samadhi:** Ekstase oder die Erfahrung des verinnerlichten Bewusstseins, in der Sie innerlich eins werden mit dem Objekt der Kontemplation.

Tantra-Yoga: Das Yoga der Stetigkeit

Tantra-Yoga ist die komplexeste und am häufigsten missverstandene Yogavariante. Im Westen und auch in Indien wird Tantra-Yoga häufig mit »vergeistigtem« Sex verwechselt. Obwohl in manchen Schulen des Tantra-Yoga sexuelle Rituale verwendet werden, gehören sie jedoch bei den meisten Anhängern nicht zu den normalen Übungen. Tantra-Yoga ist tatsächlich eine streng geistige Disziplin, zu der komplexe Rituale und eine detaillierte Vergegenwärtigung der Gottheiten gehören. Diese Gottheiten werden angerufen, um beim yogischen Prozess der Kontemplation zu helfen.

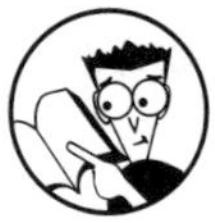

Tantra-Yoga wird auch als *Kundalini-Yoga* bezeichnet. Dieser Name, der soviel bedeutet wie »die Zusammengerollte«, ist ein Hinweis auf die geheime »Schlangenkraft«, die durch das Tantra-Yoga aktiviert werden soll. Mit diesem Begriff wird die im menschlichen Körper schlummernde latente geistige Energie bezeichnet. Wenn Sie mehr über diese Yogavariante wissen wollen, empfehlen wir Ihnen die Lektüre der Autobiographie von Gopi Krishna.

Die drei Hauptprinzipien

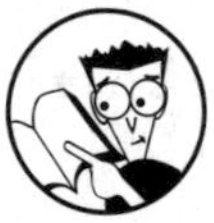

Nachdem Sie sich einen Überblick über die verschiedenen Yogavarianten verschafft haben, werden Sie sich jetzt wahrscheinlich folgende Frage stellen: Wie soll es für mich jetzt weitergehen? Als Entscheidungshilfe werden wir Ihnen in diesem Abschnitt das traditionelle Modell der drei Hauptqualitäten vorstellen (die im Sanskrit

Gunas genannt werden). Nach den Grundsätzen des Yoga besteht alles (außer der ultimativen überbewussten Wirklichkeit selbst) aus drei Gundbestandteilen: *Sattva*, *Rajas* und *Tamas*.

- ✔ *Sattva* ist das Prinzip der Klarheit.
- ✔ *Rajas* ist das Prinzip der Dynamik.
- ✔ *Tamas* ist das Prinzip der Trägheit.

Diese drei Prinzipien oder Kräfte kommen in der materiellen und geistigen Welt in einer unbegrenzten Anzahl von Kombinationen vor. In manchen Dingen dominiert *Tamas*, in manchen *Rajas* und in anderen wiederum *Sattva*.

Oberstes Ziel des Yoga ist die Verstärkung des Prinzips der Klarheit in allen unseren Handlungen, Gedanken und Gefühlen. Wir nennen diesen Prozess *Sattvikation*. So lange Sie leben, werden Sie das Sattva niemals vollkommen erreichen, können aber Ihren Geist darauf trainieren, die Einschränkungen von Rajas und Tamas zu überwinden. Haben Sie Ihren Geist erst einmal von dem negativen Einfluss von Tamas und Rajas befreit, ist er wie ein polierter Spiegel, der das Licht des Geistes oder des höheren Bewusstseins reflektiert.

Suchen Sie sich Ihre Nische: Was Yoga Ihnen bieten kann

Seit dem späten 19. Jahrhundert, als Yoga aus seiner indischen Heimat in die westliche Welt eingeführt wurde, hat es zahlreiche Anpassungen erfahren. Heutzutage wird Yoga im Wesentlichen folgendermaßen angewendet:

- ✔ Als Mittel zur körperlichen Ertüchtigung und Gesundheitsvorsorge
- ✔ Als körperorientierte Therapie
- ✔ Als Lifestyle
- ✔ Als geistige Disziplin

In den folgenden Abschnitten wollen wir die einzelnen Punkte einmal genauer untersuchen.

Yoga als Fitnesstraining

Das erste Motiv, nämlich Yoga als Fitnesstraining zu verwenden, ist der im Westen wohl populärste Beweggrund für Yoga. Yoga als Fitnessprogramm ist allerdings auch die wohl radikalste Umformung des traditionellen Yoga. Genauer gesagt: Es handelt sich dabei um eine Abwandlung des traditionellen Hatha-Yoga. (Nähere Einzelheiten dazu in Kapitel 2.) Yoga als Fitnesstraining beschäftigt sich in erster Linie mit dem Körper und soll die körperliche Beweglichkeit und Kraft verbessern. Über diesen Weg kommen die meisten Yogaanfänger in Kontakt mit dieser großen Tradition. Fitnesstraining ist sicherlich eine gute Einführung in Yoga. Allerdings stellen manche Leute später überrascht fest, dass zum Hatha-Yoga auch geistige Übungen gehören, die zur Erleuchtung führen sollen. Seit den frühesten Anfängen haben Yogameister immer die Notwendigkeit eines gesunden Körpers betont. Aber immer auch haben sie über die körperlichen Aspekte hinausgeschaut und ihr Augenmerk auf den Geist und andere wichtige Aspekte des Lebens gerichtet.

Yoga als Therapieform

Beim Yoga als Therapieform werden yogische Techniken als Mittel zur Heilung oder Wiederherstellung der vollen physischen und geistigen Funktion verwendet. In den letzten Jahren haben verschiedene westliche Yogalehrer begonnen, yogische Übungen zu therapeutischen Zwecken einzusetzen. Obwohl die der Yogatherapie zu Grunde liegende Idee ziemlich alt ist, ist doch der Name relativ neu. Durch die Yogatherapie ist tatsächlich ein völlig neuer Berufszweig entstanden, der mehr Ausbildung und Kenntnisse auf Seiten des Lehrers verlangt, als es beim traditionellen Yoga der Fall ist. Das traditionelle Yoga ist eigentlich nicht für Menschen mit Gebrechen oder Krankheiten geeignet, die eine spezielle medizinische Therapie erfordern. Die Yogatherapie berücksichtigt gerade diese besondere Situation. Diese Therapieform kann zum Beispiel Erleichterung bei bestimmten Beschwerden wie etwa chronischen Rückenschmerzen, Asthma oder Rheuma bringen. In Kapitel 18 zeigen wir Ihnen einige Yogatechniken zur Linderung von Rückenbeschwerden, die in der westlichen Welt zu den am weitesten verbreiteten gesundheitlichen Beschwerden gehören.

Nachdem die Wirksamkeit der Yogatherapie auch in der westlichen Welt erkannt worden ist, haben jetzt auch verschiedene Versicherungsgesellschaften diese Therapieform in ihre Deckung aufgenommen. Andere Gesellschaften werden zweifellos über kurz oder lang folgen.

Yoga als Lifestyle

Yoga als Lifestyle ist die eigentlichen Domäne von Yoga. Yoga für eine oder zwei Stunden an nur einem oder zwei Tagen in der Woche ist sicherlich besser als gar kein Yoga. Von Yoga können Sie schließlich auch dann profitieren, wenn Sie es nur als Fitnessprogramm betrachten. Das eigentliche Potenzial setzen Sie allerdings erst dann frei, wenn Sie Yoga als Teil Ihres Lebens betrachten. Das bedeutet: Sie müssen Yoga *leben* und es jeden Tag betreiben – in Form von körperlichen oder geistigen Übungen. Vor allem aber bedeutet es, dass Sie die Weisheiten des Yoga auf Ihren Alltag übertragen und diesen Alltag bewusst erleben. Yoga sagt eine ganze Menge darüber, wie Sie essen, schlafen, arbeiten und mit anderen Menschen umgehen sollten. Yoga ist sozusagen ein Gesamtsystem für ein bewusstes und sinnvolles Leben.

Glauben Sie nicht, Sie müssten ein yogischer Superstar sein, um Lifestyle-Yoga zu praktizieren. Sie können damit schon heute anfangen. Nehmen Sie einfach einige Änderungen an Ihrem Tagesablauf vor, und halten Sie sich Ihre Ziele immer deutlich vor Augen. Wenn Sie sich bereit fühlen, dehnen Sie Ihre Yogaübungen etwas weiter aus – immer ein Schritt nach dem anderen.

Yoga als geistige Disziplin

Lifestyle-Yoga zielt auf ein gesundes, ganzheitliches und rücksichtsvolles Leben. Yoga, als geistige Disziplin betrachtet, kümmert sich ebenfalls darum, verfolgt *daneben* aber auch noch das traditionelle Ziel der *Erleuchtung* – d.h. das Entdecken des geistigen Wesens. (Den Weg zur Erleuchtung behandeln wir in Kapitel 17.)

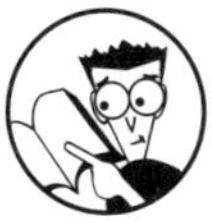

Da der Begriff »spirituell« häufig missbraucht wurde, wollen wir an dieser Stelle erklären, wie er in diesem Buch verwendet wird. *Spirituell* bezieht sich auf *Geist* – d.h. Ihr eigentliches Wesen. Im Yoga wird diesen Wesen als *Atman* oder *Purusha* bezeichnet.

Nach der traditionellen Yoga-Philosophie ist der *Geist* für alle Menschen der gleiche. Er hat keine Form, ist unsterblich, steht über dem Bewusstsein und besitzt die absolute Glückseligkeit. Er ist für alle Wesen und Dinge ein und derselbe und darüber hinaus transzendental, weil er jenseits der Grenzen von Körper und Geist existiert. Ein Yoga-Anhänger kann diesen Geist im Augenblick seiner Erleuchtung entdecken.

Die Gemeinsamkeiten

Diese fünf Möglichkeiten, sich mit Yoga zu beschäftigen, haben mindestens zwei grundlegende Aspekte gemeinsam: Sie fördern die Konzentrationsfähigkeit und führen zur Entspannung.

- ✔ *Konzentration* ist die spezifisch menschliche Fähigkeit, sich eingehend mit etwas beschäftigen zu können. Yoga ist deshalb auch ein Konzentrationstraining.

  Um zu erkennen, was wir meinen, versuchen Sie es einmal mit folgender Übung: Achten Sie für die nächsten 60 Sekunden auf Ihre rechte Hand. Konzentrieren Sie Ihre Aufmerksamkeit auf diese Hand und machen Sie nichts anderes. Wahrscheinlich werden Ihre Gedanken schon nach wenigen Sekunden abschweifen. Yoga ist auch ein Mittel, mit dem Sie Ihre Aufmerksamkeit sammeln können, wann immer sie durch etwas anderes abgelenkt wird.

- ✔ *Entspannung* ist die bewusste Befreiung unnötiger und deshalb ungesunder Spannungen im Körper.

Konzentration und Entspannung gehen im Yoga Hand in Hand. Ohne diese beiden Bestandteile wären alle Übungen lediglich irgendwelche Übungen und keine *Yogaübungen*.

Als dritte Grundübung neben der Konzentration und der Entspannung wäre noch das bewusste Atmen zu nennen. Normalerweise geschieht das Atmen automatisch. Yoga bindet das Bewusstsein in diesen Akt ein und macht ihn dadurch zu einem starken Hilfsmittel zur körperlichen und geistigen Stärkung. Die näheren Einzelheiten zu diesem Aspekt des Yoga werden wir in Kapitel 5 behandeln.

Die bekanntesten Varianten des Hatha-Yoga

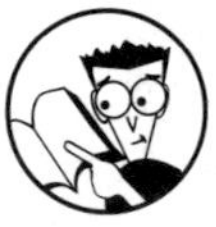

Auf seinem Weg von der Antike in die Moderne hat das Hatha-Yoga zahlreiche Varianten ausgebildet. Die wichtigsten Veränderungen wurden dabei erst in den letzten paar Jahrzehnten vorgenommen, insbesondere um den Bedürfnissen der Schüler im westlichen Kulturkreis Rechnung zu tragen. Von den heute existierenden Varianten des Hatha-Yoga sind die folgenden am bekanntesten:

Viniyoga ist eine von Shri Krishnamacharya entwickelte und von dessen Sohn T. K. V. Desikachar erweiterte Methode, deren Schule sich in Madras (Indien) befindet. Dieser Lehrer der bekannten Yogameister B. K. S. Iyengar, K. Patabhi Jois und Indra Devi hat die Hatha-Yoga-Renaissance der Neuzeit ausgelöst, deren Ende nicht abzusehen ist. Viniyoga stützt sich auf einen »Folgeprozess« (*vinyasa krama*). Die Betonung liegt dabei nicht auf dem Erreichen einer Idealform, sondern auf dem Einnehmen einer Position, die an die individuellen Bedürfnisse und Fähigkeiten des Schülers angepasst ist. Kontrolliertes Atmen ist ein wichtiger Aspekt des Viniyoga. Der Atem wird dabei mit den Bewegungen innerhalb einer bestimmten Position koordiniert.

B. K. S. Iyengar, der Schwager von Shri Krishnamacharya und Onkel von T. K. V. Desikachar, entwickelte das Iyengar-Yoga – eine Variante des Hatha-Yoga, die höchste Anerkennung genießt. Dieser Stil zeichnet sich durch präzise Bewegungsabläufe mithilfe verschiedener Hilfsmittel wie etwa Kissen, Bänke, Holzblöcke, Seile und sogar Sandsäcke aus. Iyengar hat Tausende von Lehrern ausgebildet, von denen die meisten in den Vereinigten Staaten arbeiten. Sein Ramamani Iyengar Memorial Yoga Institute, das im Jahr 1974 gegründet wurde und seiner verstorbenen Frau Ramamani gewidmet ist, liegt in Puna (Indien).

Ashtanga-Yoga wurde von K. Pattabhi Jois begründet, der im Jahr 1916 geboren ist, aber doch immerhin so moderne Ansichten vertritt, dass er auch westliche Schüler in sein Ashtanbga Yoga Institute in Mysore (Indien) ziehen kann. Er war einer der wichtigsten Schüler von Shri Krishnamacharya, der ihn offenbar angeregt hat, die als Ashtanga (oder Power-Yoga) bekannten Bewegungsabläufe zu lehren. Das Ashtanga-Yoga ist bei weiten die sportlichste Variante des Hatha-Yoga. Obwohl es theoretisch auf dem achtfachen Pfad von Patanjali basiert, unterscheidet Ashtanga-Yoga sich doch in mancherlei Hinsicht.

Kripalu-Yoga, das von Kripalvananda beeinflusst und von dessen Schüler, dem Yogi Amrit Desai, weiterentwickelt wurde, ist ein dreistufiges Yoga, das speziell auf die Bedürfnisse westlicher Schüler zugeschnitten ist. In der ersten Stufe konzentriert man sich auf das Üben der korrekten Position und die Koordination von Atmung und Bewegung. Die Positionen werden dabei immer nur für relativ kurze Zeit eingenommen. In der zweiten Stufe tritt neben das Üben der verschiedenen Positionen auch die Meditation. Die Positionen werden dabei für eine längere Zeit eingehalten. In der letzten Stufe werden die Positionsübungen zu einer spontanen »Meditation in Bewegung«.

Das integrative Yoga wurde von Swami Satchidananda entwickelt, einem Schüler des berühmten Swami Sivananda aus Rishikesh (Indien). Swami Satchidananda wurde auf dem Woodstock-Festival im Jahr 1969 berühmt, als er den Zuschauern beibrachte, die Silbe *Om* zu summen, und hat im Lauf der Jahre Tausende von Schülern unterrichtet. Wie der Name schon andeutet, will diese Variante die verschiedenen Aspekte von Körper und Geist durch eine Kombination von Positionen, Atemtechniken, Entspannung und Meditation vereinen. Die Funktion hat dabei Vorrang vor der Form.

Das Sivananda-Yoga ist eine Schöpfung des verstorbenen Swami Vishnudevananda, der ebenfalls Schüler von Swami Sivananda war und sein Sivananda Yoga Vedanta Center im Jahr 1959 in Montreal errichtet hat. Er hat mehr als 6000 Lehrer ausgebildet. Mittlerweile gibt es eine Menge Sivananda-Center in der ganzen Welt. Diese Variante besteht aus einer Serie von 12 Positionen – der so genannten Sonnengruß-Sequenz –, Atemübungen, Entspannung und dem Absingen von Mantras.

Ananda-Yoga basiert auf den Lehren von Paramahansa Yogananda und wurde von dessen Schüler Swami Kriyananda weiterentwickelt. Diese Variante soll den Schüler auf die Meditation vorbereiten und umfasst die von Yogananda im Jahr 1917 entwickelten Energieflussübungen, mit deren Hilfe sich die Körperenergie (Lebenskraft) bewusst auf bestimmte Organe oder Körperteile richten lässt.

Bikram-Yoga ist eine von Bikram Choudhury gelehrte Yogavariante. Bikram Choudhury wurde als Lehrer verschiedener Hollywood-Stars berühmt und lehrt am Yoga College of India in Beverley Hills, San Francisco und Tokio. Diese Variante verlangt von ihren Anhängern ein gewisses Maß an Fitness.

Kundalini-Yoga ist eine Variante des Hatha-Yoga und wurde vom Sikh-Meister Yogi Bhaja entwickelt. Ziel dieser Variante ist das Erwecken der Schlangenkraft (*Kundalini*) durch bestimmte Positionen, Atemtechniken, das Absingen von Mantras und Meditation. Yogi Bhajan, der im Jahr 1969 in die Vereinigten Staaten kam, ist der Gründer und das geistige Oberhaupt der Healthy, Happy, Holy Organization (3HO), die ihre Zentrale in Los Angeles hat und mit zahlreichen Zweigstellen auf dem ganzen Globus vertreten ist.

Hidden Language Yoga wurde von der inzwischen verstorbenen Swami Sivananda Radha entwickelt, einer in Deutschland geborenen Schülerin von Swami Sivananda. Dieser Yogastil ist nicht nur darauf ausgerichtet, das körperliche Wohlbefinden zu fördern, sondern beschäftigt sich auch mit dem Erkennen der eigenen Person. Er untersucht dabei die den verschiedenen Positionen zu Grunde liegenden Symbole. Das Hidden Language Yoga wird von verschiedenen Yogis im Yasodhara Ashram in British Columbia gelehrt.

Somatisches Yoga ist eine Schöpfung von Eleanor Criswell, einer Professorin an der Sonoma State University in Kalifornien, die Yoga bereits seit den frühen 60er-Jahren unterrichtet. Sie ist Herausgeberin des von ihrem verstorbenen Mann, Thomas Hanna, gegründeten Magazins *Somatics*. Bei somatischen Yoga handelt es sich um einen integrierten Lösungsansatz zur harmonischen Entwicklung von Körper und Geist, der sowohl auf traditionellen yogischen Prinzipien als auch auf modernen psychophysiologischen Forschungen beruht.

Sie werden wahrscheinlich auch andere Yogavarianten erwähnt finden, wie beispielsweise das Tri-Yoga (von Kali Ray entwickelt), White-Lotus-Yoga (entwickelt von Ganga White und Tracey Rich), Jivamukti (entwickelt von Sharom Gannon und David Life) und das Ishta-Yoga (das von Mani Finger entwickelt und in den Vereinigten Staaten durch seinen Sohn Alan populär gemacht wurde).

Stärken Sie sich mit Yoga

Externe Hilfen wie etwa Ärzte, Therapeuten und Medikamente können uns zwar bei größeren Krisen helfen, aber die Verantwortung für unsere Gesundheit und Zufriedenheit liegt ganz bei uns selbst. Insbesondere die Quelle für dauerhafte Zufriedenheit liegt in uns selbst. Yoga erinnert uns an diese Wahrheit und hilft uns, die inneren Kräfte zu mobilisieren, die uns ein verantwortliches und sinnvolles Leben ermöglichen.

So bewahren wir uns unsere Gesundheit und Zufriedenheit

Was ist Gesundheit? Die meisten Menschen werden diese Frage folgendermaßen beantworten: Gesundheit ist das Gegenteil von Krankheit. Aber Gesundheit ist mehr als die Abwesenheit von Krankheit. Gesundheit ist ein positiver Seinszustand. Gesundheit ist Ganzheit. Gesund zu sein bedeutet nicht nur, einen funktionierenden Körper und einen gesunden Geist zu besitzen, sondern auch, vor Lebenskraft zu pulsieren und mit der sozialen und physischen Umgebung verbunden zu sein. Und gesund sein bedeutet auch, glücklich und zufrieden zu sein.

Finden Sie heraus, was gesund sein wirklich bedeutet

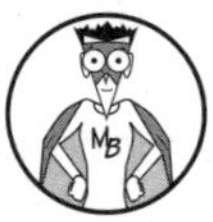

Da das Leben ständige Bewegung ist, können Sie sich auch die Gesundheit nicht als einen statischen Zustand vorstellen. Die perfekte Gesundheit ist ein Trugbild. Im Laufe des Lebens ist Ihr Gesundheitszustand ständigen Änderungen unterworfen. Selbst wenn Sie sich den Finger schneiden, wird dieses Gleichgewicht gestört. Ihr Körper reagiert auf den Schnitt mit einer Mobilisierung aller biochemischen Kräfte, um sich selbst zu heilen. Regelmäßiges Yoga kann die optimalen Bedingungen für diese Selbstheilung schaffen. Sie erreichen mit Yoga eine bestimmte Grundlage mit einem verbesserten Immunsystem, das Ihnen hilft, länger gesund zu bleiben, und Krankheiten schneller ausheilen lässt.

Heilen und nicht einfach nur behandeln

Beim Yoga ist die Heilung und nicht die Behandlung die Hauptsache. Wie jeder gute Arzt berücksichtigt Yoga auch die tiefer liegenden Ursachen. Diese versteckten Ursachen lassen sich sehr häufig im Geist finden oder in der Art, wie der Betreffende lebt. Aus diesem Grund empfehlen viele Yogameister auch eine Selbstanalyse.

Sorgen Sie aktiv dafür, gesund zu bleiben

Die meisten Menschen verhalten sich in Gesundheitsdingen eher passiv. Sie warten, bis etwas schief läuft und verlassen sich dann zur Lösung des Problems auf eine Pille oder einen Arzt. Yoga ermutigt Sie, die Initiative bei der Vermeidung von Krankheiten und der Wiederherstellung Ihrer Gesundheit zu übernehmen. Gesundheitskontrolle hat dabei nichts mit Selbstdiagnose und -behandlung zu tun, was beides sehr gefährlich sein kann. Sie sollen lediglich verantwortlich mit Ihrer Gesundheit umgehen. Jeder Arzt wird Ihnen bestätigen, dass die Heilung gefördert wird, wenn der Patient aktiv an diesem Prozess teilnimmt. So könnten Sie zum Beispiel zur Therapierung eines Magengeschwürs alle möglichen Medikamente nehmen, aber wenn Sie nicht lernen, sich richtig zu ernähren, ausreichend zu schlafen und Stress zu vermeiden, werden Sie über kurz oder lang einen Rückfall erleiden. Das heißt: Sie müssen Ihren Lebensstil ändern.

Von nichts kommt nichts

Die Computerbranche hat Tausende neuer Begriffe geprägt. Einer davon ist auch für Yogaanhänger relevant: *Gigo* (*G*arbage *I*n, *G*arbage *O*ut). Frei übersetzt bedeutet diese Abkürzung: Wenn man Müll eingibt, sollte man als Ergebnis auch nichts anderes als Müll erwarten. Mit anderen Worten:

- ✔ Erwarten Sie nicht, dass Sie sich mit Junk Food gesund ernähren könnten.
- ✔ Erwarten Sie nicht, mit einer negativen Einstellung glücklich werden zu können.
- ✔ Erwarten Sie von schlampig ausgeführten Yogaübungen keine guten Ergebnisse.
- ✔ Von nichts kommt nichts.

Yoga ist ein gutes Mittel, wenn man versteht, es richtig einzusetzen. Sie könnten zwar den neuesten und leistungsfähigsten Computer kaufen, aber wenn Sie ihn lediglich als Schreibgerät einsetzen, wird er niemals mehr als eine Schreibmaschine sein. Yoga funktioniert genauso: Welchen Nutzen Sie aus Yoga ziehen können, hängt davon ab, was Sie hineinstecken.

Seien Sie nicht voreingenommen! Lassen Sie sich davon überraschen, was Yoga Ihnen alles bieten kann. Begnügen Sie sich nicht mit diesem oder jenem Aspekt. Selbst nach jahrzehntelangem Yogastudium entdecken wir im Yoga immer wieder neue Seiten.

Erkennen Sie Ihr Potenzial mit Yoga

Setzen Sie Ihrem Potenzial und Ihren Entwicklungsmöglichkeiten keine Grenzen. Im Jahr 1865 lief Richard Webster die Meile in einer Zeit von 4 Minuten und 36,5 Sekunden. Im Jahr 1993 brauchte Noureddine Morcelli für diese Distanz nur noch 3:44:39 Minuten. Bei den ersten Olympischen Spielen der Neuzeit im Jahr 1896 in Athen erreichte Ellery Clark im Hochsprung 1,81 Meter. Hundert Jahre später verbesserte Charles Austin den Rekord bei den Olympischen Spielen in Atlanta auf 2,38 Meter. Dasselbe gilt auch für andere Sportarten.

Sie werden vielleicht niemals zu einem Weltklassesportler. Aber Sie (und wir) sind prinzipiell in der Lage, all das zu erreichen, was die großen Yogameister geschafft haben. Wir haben alle das gleiche menschliche Potenzial. Inwieweit Sie dieses Potenzial ausnutzen und umsetzen, hängt davon ab, wie entschlossen Sie vorgehen und ob es Ihnen gelingt, sich die Ihnen innewohnende Kraft und Weisheit zu erschließen.

Yoga ist zwar ein Geistestraining – aber nicht ausschließlich. Yoga schließt auch den Körper mit ein, der als großer Schatz angesehen wird. Yoga fordert Sie auf, sich mithilfe vernünftiger Ernährung und körperlicher Übungen sowie mit Ruhe und Schlaf um den Körper zu kümmern. Gleichzeitig postuliert Yoga aber auch, dass Sie nicht nur Körper, sondern auch Geist und nicht *nur* Geist, sondern auch ein noch größeres, über Körper und Geist hinausgehendes »Etwas« sind – das wir als *das eigentliche Wesen* bezeichnen.

Die Stärken des Yoga

Ashrita Furman, einer der Schüler des Yogameisters Sri Chinmoy, steht als Inhaber der meisten Weltrekorde im Guinness-Buch-der-Rekorde. Im Jahr 1997 hat der 39-jährige Ed Kelley – auch ein Chinmoy-Schüler – einen Ultramarathon über eine Strecke von 3100 Meilen in 47 Tagen, 15 Stunden, 19 Minuten und 56 Sekunden beendet. Derartige Leistungen sind nur in Zusammenarbeit mit einem gesunden Geist möglich. Und der Geist ist seit Jahrhunderten das Spielfeld der Yogameister.

Bei der Menninger Foundation in Topeka (USA) hat der inzwischen verstorbene Swami Rama im Jahr 1970 demonstriert, dass er die Funktion seines Herzmuskels mental steuern konnte. Er bewies außerdem eine sehr weitgehende Kontrolle über seine Gehirnströme. Er konnte Theta-Wellen erzeugen, die normalerweise nur im traumlosen Tiefschlaf auftreten. Und dennoch konnte er sich danach an die während dieses Experimentes stattfindenden Ereignisse im Labor besser erinnern als die Techniker und Experimentatoren. Mit ähnlichen Leistungen haben auch andere Yogameister Ärzte und Psychologen in Erstaunen versetzt.

Harmonisieren Sie Ihr Leben mit Yoga

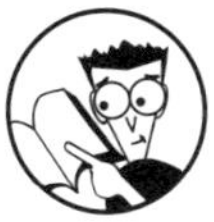

Die Hindutradition beschreibt Yoga als eine Disziplin des Ausgleichs, was nur eine Umschreibung für den Ausdruck des Ideals der Einheit durch Yoga ist. Alles in Ihnen muss harmonisch ablaufen, damit es ordnungsgemäß funktioniert. Ein disharmonischer Geist ist an sich schon störend, aber früher oder später führt er auch zu physischen Problemen. Ein nicht ausbalancierter Körper kann Ihre Gefühle und Gedankenprozesse sehr leicht aus dem Gleichgewicht bringen. Wenn Ihre Beziehungen zu anderen gespannt sind, belasten Sie damit nicht nur die anderen, sondern auch sich selbst. Um wenn Ihre Beziehung zur Umwelt nicht harmonisch ist, hat auch das ernste Auswirkungen auf alle anderen Menschen in Ihrer Umgebung.

Eine einfache Yogaübung namens »Baum« (die in Kapitel 9 beschrieben wird) kann Sie wieder ins Gleichgewicht bringen und für innere Ruhe sorgen. Selbst wenn die äußeren Bedingungen einen Baum dazu zwingen, schief zu wachsen, hält er seine Balance dadurch, dass er auf der entgegengesetzten Seite einfach einen Zweig wachsen lässt. In dieser Position lernen Sie, wie ein Baum zu stehen – perfekt ausbalanciert.

Mithilfe von Yoga können Sie dieses Prinzip auf Ihr Leben übertragen. Wann immer die Anforderungen und Zwänge des Lebens Sie zwingen, sich zu einer Seite zu verbiegen, wirken Ihre innere Stärke und geistige Harmonie als Gegengewichte. Sie werden sich über alle Widrigkeiten erheben und können niemals entwurzelt werden.

Auf die Plätze, fertig ... Yoga

2

In diesem Kapitel

- Jetzt müssen Sie sich entscheiden
- Entscheiden Sie sich für einen Yogastil, die richtigen Seminare und einen Lehrer
- Die erste Yogasitzung vorbereiten

In diesem Kapitel finden Sie alles, was Sie brauchen, um mit Yoga zu beginnen. Bevor Sie anfangen, holen Sie einmal tief Luft, atmen Sie langsam wieder aus und fragen Sie sich dann: Was erwarte ich eigentlich von Yoga? Wenn Sie sich ein paar Minuten mit den folgenden Themen beschäftigen, werden Sie diese Frage sicher beantworten können.

- ✔ Möchte ich Hatha-Yoga nur deshalb ausprobieren, weil es gerade modern ist?
- ✔ Suche ich nach einer Möglichkeit, Spannungen abzubauen?
- ✔ Bin ich hauptsächlich an körperlicher Fitness interessiert?
- ✔ Möchte ich einfach nur körperlich beweglicher werden?
- ✔ Bin ich von den Möglichkeiten der Meditation fasziniert?
- ✔ Interessieren mich die geistigen Aspekte von Yoga?
- ✔ Möchte ich mit Yoga körperliche Beschwerden lindern (Rückenprobleme, Bluthochdruck etc.)?

Nachdem Sie sich über Ihre Motivation und Erwartungen klar geworden sind, schreiben Sie sie am besten auf. Notieren Sie all Ihre Ziele, damit Sie sich auf Ihre individuellen Bedürfnisse konzentrieren können. Stellen Sie sich zum Beispiel vor, Sie wollten künftig besser mit Stress umgehen können. Dies ist Ihr *Ziel*. Um dieses Ziel erreichen zu können, müssen Sie Ihre persönliche Situation berücksichtigen. Wenn Sie eine vielbeschäftigte Mutter sind und wochentags höchstens eine halbe Stunde Ruhe am Abend haben (und am Wochenende vielleicht sogar eine ganze Stunde), müssen Sie natürlich Ihr Yogaprogramm ziemlich einfach gestalten. Das ist Ihr *Bedürfnis*.

Lassen Sie Ihren Gesundheitszustand überprüfen, bevor Sie mit Yoga (oder einem anderen Fitnessprogramm) beginnen. Konsultieren Sie Ihren Arzt, wenn Sie unter chronischen Krankheiten leiden. Auch bei Bluthochdruck, Herzproblemen, Arthritis oder chronischen Rückenschmerzen können Sie von Yoga profitieren. In ernsteren Fällen sollten Sie zusammen mit einem erfahrenen Yogatherapeuten die für Sie geeigneten Übungen zusammenstellen und Ihre Fortschritte überwachen.

Keine Ausflüchte, bitte!

Die meisten Menschen sind sich vollkommen im Klaren darüber, wie schnell die Zeit in den 24 Stunden vergeht, die ihnen täglich zur Verfügung stehen. Wenn Sie aber einmal genau hinschauen, werden Sie feststellen, dass nicht alles, was Sie so treiben, wirklich notwendig ist. Wahrscheinlich werden Sie dann auch merken, dass Sie in den ruhigen Minuten die Gelegenheit ungenutzt verstreichen lassen, sich neu aufzuladen oder Ihre inneren Energiequellen anzuzapfen. Da Sie sich aber dieses Buch vorgenommen haben und gerade jetzt diese Zeilen lesen, stehen die Chancen recht gut, dass Sie über *genug* Zeit verfügen, Yoga regelmäßig zu praktizieren.

All diejenigen, die denken, sie könnten kein Hatha-Yoga praktizieren, weil es körperliche Beweglichkeit verlangt oder auf andere Weise zu anstrengend ist, sollten einmal über folgende Tatsache nachdenken: Sie können steif wie ein Brett sein und trotzdem Yoga betreiben, denn der Sinn der yogischen Übungen liegt ja gerade darin, beweglich zu *werden*. Vergleichen Sie sich nicht mit den Yogis auf den Fotos in den Yogabüchern. Dort sind meistens nur Yogaexperten in Topform abgebildet. Dieses Buch konzentriert sich aber auf die Bedürfnisse von Anfängern.

Der Unterricht kann beginnen

So, Sie sind also sicher, dass Sie sich auf das Abenteuer mit Yoga einlassen wollen? Wie gehen Sie jetzt am besten vor? Um es in wenigen Worten zu sagen: Am besten suchen Sie sich einen geeigneten Yogakursus oder einen Lehrer, anstatt vollkommen allein auf diese Reise zu gehen. Einige Grundübungen lassen sich zwar auch durch die Lektüre eines Buches kennenlernen (dieses Buch sorgt zum Beispiel dafür), aber für ein vollständiges und sicheres Yogaprogramm sind die Anweisungen eines qualifizierten Lehrers erforderlich. Nach einigen Yogastunden und Ratschlägen eines Experten können Sie die Yogaübungen auch allein durchführen und die weiteren Möglichkeiten des Yoga entdecken. (Siehe auch den Abschnitt »Schule schwänzen« weiter unten.) Aber auch in diesem Fall sollten Sie hin und wieder einen Lehrer konsultieren, der Ihnen helfen kann, schlechte Angewohnheiten im Zusammenhang mit der Ausführung der verschiedenen Positionen und Übungen abzulegen. Nebenbei gesagt: Viele Yogaschulen bieten Einführungskurse (vier bis sechs Wochen) an. Sie müssen also nicht gleich das volle Programm belegen.

An wen kann ich mich wenden?

Wenn Sie in einer Großstadt leben, werden Sie wahrscheinlich mehrere Yogaseminare zur Auswahl haben. Wohnen Sie auf dem Lande, werden Sie allerdings ein bisschen mehr Energie aufwenden müssen, um das Richtige zu finden. Hier einige Vorschläge dazu, wie Sie den für Sie geeigneten Yogakursus finden können:

- ✔ Erzählen Sie Freunden und Bekannten, dass Sie an einem Yogakurs teilnehmen möchten. Wenn Sie Glück haben, werden einige Ihnen vielleicht gleich etwas von ihren eigenen Yogalehrern vorschwärmen.
- ✔ Schauen Sie sich die Schwarzen Bretter in Reformkost- und Ökoläden sowie in den öffentlichen Bildungseinrichtungen an.
- ✔ Fragen Sie in den Fitnesscentern, ob Yogakurse angeboten werden. Bevor Sie aber einen Kurs belegen, sollten Sie sich von der Qualifikation des Lehrers überzeugen. (Welche Ausbildung hat er selbst genossen? Kann er Diplome vorweisen?)
- ✔ Erkundigen Sie sich in der Stadt- oder Kreisbibliothek.
- ✔ Schauen Sie in den Gelben Seiten nach.

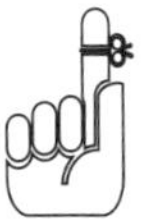

Bevor Sie sich für einen bestimmten Yogakursus entscheiden, sollten Sie sich unserer Meinung nach zunächst einige Anbieter etwas näher anschauen. Manche Yogaseminare geben die Telefonnummern ihrer Mitarbeiter heraus. Reden Sie also erst einmal am Telefon mit den betreffenden Menschen, bevor Sie die Örtlichkeiten besuchen. Wenn Sie ein Yogazentrum besuchen, folgen Sie Ihrer Intuition in Bezug auf den betreffenden Anbieter. Stellen Sie fest, wie das Personal Sie behandelt und wie Sie auf Ihre potenziellen Mitschüler reagieren. Schauen Sie sich das Yogazentrum in Ruhe an und versuchen Sie, dessen »Energie« zu fühlen. Der erste Eindruck ist meistens der richtige.

Stellen Sie sich für den Besuch eine Checkliste zusammen. Das scheint Ihnen vielleicht etwas übertrieben, aber diese Gründlichkeit muss Ihnen nicht peinlich sein. Wenn Sie nicht so auffällig vorgehen wollen, merken Sie sich die Punkte, die Sie kontrollieren wollen. Hier einige Vorschläge für Ihre Liste:

- ✔ Wie ist die Atmosphäre des Gebäudes oder des Unterrichtsraumes? Manche Lehrer werden Ihnen einen kurzen Besuch einer Unterrichtsstunde gestatten, manche lehnen das aber wegen der möglichen Ablenkung der Schüler ab. Wie ist mein erster Eindruck vom Lehrer?
- ✔ Möchte ich einen Lehrer oder eine Lehrerin – oder ist mir das Geschlecht egal?
- ✔ Welche Qualifikationsnachweise hat der Lehrer?
- ✔ Genießt der Lehrer beziehungsweise die Schule einen guten Ruf?
- ✔ Welchen Eindruck habe ich von den anderen Schülern?
- ✔ Entsprechen die Programme meinen Anforderungen?
- ✔ Wieviel Teilnehmer haben die Kurse? Kann der Lehrer genug Zeit für meine individuelle Betreuung aufbringen?
- ✔ Würde es mir Spaß machen, regelmäßig hierher zu kommen?
- ✔ Kann ich mir den Kursus finanziell leisten?

Hinterhofstudios und Wohnzimmerseminare

Viele Yogalehrer auf der ganzen Welt führen ihre Kurse im Wohnzimmer oder in kleinen Hinterhofstudios durch. Lassen Sie sich von dieser Praxis nicht abschrecken. Gerade hier können Sie einige der besten Gelegenheiten finden. Einige der engagiertesten Yogalehrer arbeiten auf diese Weise, weil sie mit dem Kommerz und der Verwaltung eines kompletten Yogazentrums nichts zu tun haben wollen. In kleinen Hinterhofstudios kann sich schneller ein bestimmtes Gemeinschaftsgefühl entwickeln. Außerdem werden Sie dort viel eher die persönliche Zuwendung des Lehrers erfahren, weil die Gruppen meistens kleiner als in kommerziell betriebenen Zentren sind.

Wenn Sie Anfänger sind, suchen Sie sich einen Anfängerkurs. Sie werden sich wahrscheinlich eher in einer Gruppe wohl fühlen, in der alle Teilnehmer den gleichen Kenntnisstand haben, als in einem Seminar, in dem Sie umgeben sind von erfahrenen Yogaanhängern, die die schwierigsten Übungen mühelos und elegant ausführen. Aber wie hoch der Kenntnisstand Ihre Gruppe auch immer sein mag – seien Sie offen. Keiner der fortgeschrittenen Schüler wird Sie schief anschauen oder erstmal feststellen wollen, ob der oder die »Neue« etwas taugt oder nicht. Wahrscheinlich werden Sie stattdessen den einen oder anderen ermutigenden Tipp bekommen.

Seien Sie als Anfänger vorsichtig bei Yogaseminaren, in denen Anfänger mit Fortgeschrittenen zusammengeworfen werden. Ihr Lehrer wird dann nicht in der Lage sein, Ihnen die zur sicheren Durchführung der Übungen nötige Aufmerksamkeit zukommen zu lassen. Aus dem gleich Grund empfehlen wir, sich von zu großen Seminaren (mit mehr als 20 Teilnehmern) fernzuhalten – wenigstens so lange, bis Sie ein gewisses Gefühl für die verschiedenen Übungen entwickelt haben. Viele der etwas erfahreneren Lehrer sind allerdings sehr beliebt, und deren Seminare sind dementsprechend stark besucht. Sie müssen selbst entscheiden, was Ihnen wichtiger ist.

Wenn Sie sich ein Yogazentrum näher anschauen, befragen Sie die Lehrer und anderen Mitarbeiter gründlich, um alle offenen Fragen auszuräumen. Finden Sie insbesondere heraus, welche Variante des Hatha-Yoga sie anbieten. Manche Varianten, wie beispielsweise das Ashtanga oder Power-Yoga, erfordern ein beträchtliches Maß an körperlicher Fitness. In diesem Buch behandeln wir in erster Linie die sanfte Hatha-Variante. Wir sehen aber auch ein, dass manche energische Menschen lieber yogische Routinen absolvieren, die sich durchaus mit einem normalen Fitnesstraining vergleichen lassen, das Kraft, Ausdauer, Beweglichkeit und ein gewisses Maß an Schweiß abverlangt.

Wenn Sie den in einer bestimmten Schule praktizierten Stil nicht kennen, zögern Sie nicht, deren Mitarbeiter um eine Erklärung zu bitten. (Siehe auch unsere Erklärungen der unterschiedlichen Stile in Kapitel 1.) Yogaanhänger sind normalerweise ziemlich freundliche Menschen und werden Ihnen bereitwillig alle Fragen beantworten. Falls das in dem einen oder anderen Fall nicht zutrifft, notieren Sie diesen Punkt in Ihrer geistigen Checkliste. Bedenken Sie dabei, dass auch normalerweise nette Menschen manchmal einen schlechten Tag haben können. Aber wenn Sie sich bei Ihrem ersten Besuch schon nicht willkommen fühlen, werden Sie wahrscheinlich auch später keine bessere Behandlung erfahren.

Öffentlich oder privat?

Entscheiden Sie sich, ob Sie Hatha-Yoga lieber in einer Gruppe oder bei einem Privatlehrer lernen wollen. Die meisten Menschen schließen sich wegen der geringeren Kosten und des durch das gemeinsame Üben mit anderen Menschen ausgelösten Motivationsschubes einem Gruppenunterricht an. Wenn Sie sich Privatstunden leisten können, können aber auch schon wenige Stunden beträchtlichen Nutzen bringen. Ganz wichtig: Wenn Sie ernsthafte Gesundheitsprobleme haben, müssen Sie mit einem Yogatherapeuten zusammenarbeiten. Hier eine Liste mit den Vorteilen des Privatunterrichts:

- ✔ Der Lehrer beschäftigt sich ausschließlich mit Ihnen.
- ✔ Sie haben Gelegenheit zur Interaktion mit Ihrem Lehrer.
- ✔ Ihre Routinen können bei richtiger Anleitung abwechslungsreicher ausfallen.
- ✔ Sie können sich mit den Übungen, die Ihnen Probleme bereiten, intensiver beschäftigen.
- ✔ Wenn Sie eher zurückhaltend sind oder sich leicht ablenken lassen, haben Sie bei dieser Art von Unterricht kein Problem.

Hier einige Vorteile des Gruppenunterrichts:

- ✔ Sie finden auch in der Gruppe Unterstützung.
- ✔ Ihre Motivation wird gesteigert, wenn Sie die Erfolge und Fortschritte anderer beobachten.
- ✔ Sie können Freundschaften mit Gleichgesinnten schließen.
- ✔ Gruppenunterricht belastet Ihren Geldbeutel weniger.

Hilfe, was soll ich bloß anziehen?

Yogaanhänger können zum Üben alles Mögliche an Bekleidung tragen. Was man anziehen sollte, hängt in erster Linie davon ab, wie schwierig die Übungen sind und wie warm der Übungsraum ist. Natürlich ist die Wahl der passenden Kleidung auch hier eine Sache des persönlichen Geschmacks. Eine Hand voll exzentrischer Gruppen praktizieren Yoga nackt, was aber eigentlich keine so gute Idee ist, weil es logischerweise einige Leute erheblich ablenkt. Außerdem kann man sich leicht eine Erkältung zuziehen. Selbst wenn Sie allein im stillen Kämmerlein üben, sollten Sie zum Schutz der Nieren und der Bauchorgane immer ein Kleidungsstück tragen, das diesen Bereich bedeckt.

Frauen tragen meistens Strumpfhosen, Shorts, ein Sweatshirt oder ein Top. Männer tragen in der Regel Shorts, ein Sweatshirt, T-Shirt oder Sporttrikot.

Das eigentlich Wichtige an der Bekleidung ist aber, dass sie sauber und bequem ist und dass Sie in ihr frei atmen und sich bewegen können. Wenn Sie auch hier auf Mode Wert legen, schauen Sie sich einfach mal in einem Sportgeschäft um.

Wenn Sie Ihre Übungen im Freien absolvieren oder in einem schlecht geheizten Raum, sollten Sie mit mehreren Lagen Sweatshirts und Trainingshosen beginnen, die Sie später ausziehen können, wenn Sie im Lauf der Übungen warm geworden sind. Eine Reservehose und Sweatshirt ist auch dann ganz praktisch, wenn Sie zum Entspannungs- oder Meditationsteil der Übungsstunde kommen.

Was gehört in die Yogatasche?

Stellen Sie nur vor Ihrer ersten Übungsstunde fest, auf welcher Art von Fußboden Sie Ihre Übungen durchführen werden. Wenn der Übungsraum mit einem Teppichboden ausgelegt ist, genügt ein Handtuch oder ein anderes Tuch, das auf dem Boden nicht verrutschen kann. Praktizieren Sie Ihre Übungen auf einem Parkettfußboden, werden Sie sicherlich etwas mehr Polsterung benötigen, besonders wenn Sie empfindliche Knie haben. In diesem Fall sollten Sie eine spezielle Yogamatte oder einen Teppichbodenrest mitbringen, der etwas länger als Sie selber und etwas breiter als Ihre Schultern ist. Wenn Sie sich leicht erkälten, bringen Sie eine Decke mit, in die Sie sich während der Entspannungsphasen einhüllen können. Eine zusammengefaltete Decke ist auch sehr hilfreich, falls Sie ein Kissen für die im Liegen durchgeführten Übungen brauchen. Wenn Ihr Lehrer Sie und Ihre persönlichen Bedürfnisse erst einmal näher kennengelernt hat, wird er Ihnen wahrscheinlich auch noch weitere Hilfsmittel empfehlen, mit denen Sie sich die Übungen erleichtern können. Wie wir in Kapitel 1 schon dargestellt haben, verwenden manche Yogaschulen – zum Beispiel das Iyengar-Yoga – mehr Hilfsmittel als andere. In der folgenden Aufstellung finden Sie einige Dinge, die Sie zu jeder Übungsstunde mitbringen sollten:

- ✔ Ihre eigene Yogamatte (oder einen Teppichrest)
- ✔ Ein Handtuch
- ✔ Eine Decke
- ✔ Reservebekleidung, die Sie anziehen können, wenn der Raum zu kalt ist, beziehungsweise ablegen können, wenn es Ihnen während des Unterrichts zu warm wird
- ✔ Eine Flasche Mineralwasser (um Ihren Elektrolythaushalt nach dem Unterricht wieder auszugleichen)
- ✔ Begeisterung, Motivation und gute Laune

Wenn Sie Ihr Yoga ernsthaft betreiben wollen (und auf Hygiene besonderen Wert legen), empfehlen wir, sich eine eigene Matte und anderes Zubehör anzuschaffen. Obwohl viele Yogazentren den Kursteilnehmern diese Gegenstände zur Verfügung stellen, sollten Sie sich ernsthaft überlegen, lieber die eigenen Sachen zu verwenden. Wenn Sie das erste Mal eine vom Vorgänger durchgeschwitzte Matte ausgerollt haben, werden Sie wissen, was wir meinen.

Was darf ein Yogakursus kosten?

Yoga-Gruppenunterricht ist im Allgemeinen recht preiswert. Die billigsten Kurse werden in der Regel von den Volkshochschulen und anderen öffentlichen Bildungseinrichtungen angeboten. Wenn Sie Glück haben, bietet auch Ihr Turnverein günstige Yogakurse an.

Vergleichen Sie die Preise der verschiedenen Anbieter. Sie brauchen dazu nicht mehr als ein Telefon, ein Fax oder einen Computer. Immer mehr Anbieter von Yogakursen stellen Ihre Angebote ins Internet. Dort werden Sie vielleicht keine Preise finden, wahrscheinlich aber eine E-Mailadresse oder Telefonnummer. Wenn Sie einen Anbieter in die nähere Auswahl genommen haben, fragen Sie nach Paket- oder Kombiangeboten. Damit fahren Sie meistens günstiger. Privatstunden sind natürlich erheblich teurer als ein Kursus in der Gruppe. Dabei müssen Sie schon mit einem Stundensatz rechnen, der im Bereich zwischen 150 und 250 DM liegt.

Der eine oder andere angehende Yogaschüler mag vielleicht der Meinung sein, dass Yogaunterricht eigentlich gratis sein sollte. So sehr wir es bedauern, müssen wir aber doch zugeben, dass auch Yogalehrer essen müssen und Rechnungen zu bezahlen haben. Leider nutzen manche Yogameister ihre Popularität aus und verlangen horrende Gebühren für ihre Kurse. Wann immer Sie bei einem Anbieter Kommerz wittern, sollten Sie vorsichtig sein. Aber wenn Sie mit dem Preis für einen bestimmten Yogakursus nicht zufrieden sind, suchen Sie sich einfach einen günstigeren Anbieter.

Wie lange dauert eine Yogastunde?

Yogastunden sind in der Regel zwischen 50 und 90 Minuten lang. Yogastunden in Fitnessclubs, Turnvereinen sowie die firmenintern angebotenen Yogakurse erstrecken sich meistens über 50 bis 60 Minuten. Anfängerstunden in Yogazentren sind normalerweise 70 bis 90 Minuten lang. Eine private Yogalektion dauert in der Regel eine volle Stunde.

Unisex oder gemischte Gruppen?

Alle uns bekannten Yogakurse sind gemischtgeschlechtliche Gruppen, wobei in jeder Sitzung durchschnittlich sieben Frauen auf drei Männer kommen. Bei den körperlich anstrengenderen Varianten des Hatha-Yoga sind sportliche Männer und Frauen zu gleichen Teilen vertreten.

Was zeichnet einen guten Lehrer aus?

Ein guter Yogalehrer sollte ein Beispiel dafür geben, worum es sich beim Yoga dreht: Er sollte ausgeglichen sein, die Positionen nicht nur perfekt beherrschen, sondern auch höflich und rücksichtsvoll gegenüber anderen sein und auf Ihre individuellen Bedürfnisse eingehen. Überprüfen Sie die Nachweise des Lehrers, um sicher zu gehen, dass er oder sie eine ordnungsgemäße Ausbildung oder ein Zertifikat für eine der anerkannten Yogatraditionen hat.

Wir empfehlen, einen großen Bogen um Lehrer zu machen, die lediglich einige Yoga-Workshops absolviert oder Ihre Diplome in 3-Tages-Kursen erworben haben. Oft sind dies – möglicherweise sogar exzellente – Aerobiclehrer oder Fitnesstrainer, die aber nur wenig Ahnung von Yoga haben. Halten Sie sich auch von den Feldwebeltypen fern, die einschüchternd auf Sie wirken und Ihnen das Gefühl vermitteln, Sie könnten den Leistungsanforderungen des Kurses nicht genügen. Nebenbei gesagt: Lassen Sie sich von Ihrem Lehrer niemals zu Positionen überreden oder gar zwingen, die Ihnen unangenehm sind oder Schmerzen bereiten.

Safety first!

Wie sicher ein Yogakursus ist, bestimmte letzten Endes immer Ihre persönliche Einstellung. Wenn Sie den Kursus in dem Bewusstsein besuchen, dass die anderen Teilnehmer und der Lehrer keine Konkurrenten sind und Sie sich keine Schmerzen zufügen sollen, werden Sie Ihre Yogaübungen sicher absolvieren können. Die populäre Maxime, dass ohne Schmerzen kein Erfolg möglich ist, gilt für Yoga nicht. Im Gegenteil: *Schmerzen sind negativ und verhindern den Erfolg.*

Natürlich müssen Sie damit rechnen, dass Ihnen Ihr Körper zu Anfang einigen Widerstand entgegen setzen wird – besonders dann, wenn Sie lange keinen Sport betrieben haben. Sie werden wahrscheinlich auch am Tag nach den ersten Übungen Muskelkater haben, der aber nur anzeigt, dass Ihr Körper sich an das neue Abenteuer anpasst. Die wichtigste Maßnahme zur Vermeidung von Verletzungen besteht darin, langsam vorzugehen. Es ist immer besser, etwas zu langsam vorzugehen, als einen Bänderriss zu riskieren. Ein guter Lehrer wird Sie immer dazu anhalten, Ihre Positionen langsam einzunehmen und den Widerstand Ihres Körpers mit Verstand zu überwinden. Das Prinzip, sich und anderen keine Verletzungen zuzufügen, ist einer der wichtigsten Tugenden des Yoga.

Falls Sie irgendwelche körperlichen Einschränkungen beachten müssen (z. B. wegen einer unlängst durchgeführten Operation, wegen Knie-, Nacken- oder Rückenproblemen) sollten Sie das Yogazentrum und den Lehrer darüber vorher informieren. Gerade beim Gruppenunterricht, in dem der Lehrer seine Aufmerksamkeit auf mehrere Teilnehmer aufteilen muss, ist es wichtig, den Lehrer rechtzeitig zu verständigen, um persönliche Verletzungen zu vermeiden.

Beachten Sie die Yoga-Etikette

Betrachten Sie Ihre Yogagruppe als ein Theater des Ausdrucks und der Erleuchtung. Und nun stellen Sie sich einmal vor, was mit Ihrer Freude am Yogaunterricht passiert, wenn Ihre Sinne von einem Anblick, einem Geräusch oder einem Geruch gestört werden, den oder das Sie als unangenehm oder – vielleicht noch schlimmer – als regelrecht ekelhaft empfinden.

In allen sozialen Umgebungen verlangt die Höflichkeit eine gewisse Sensibilität gegenüber den Gefühlen anderer. Dieselben Regeln für ein verantwortungsvolles Verhalten gelten auch für Ihre Teilnahme an einem Yogakursus. Betrachten Sie also die Verhaltensregeln, die Sie im Laufe einer lebenslangen sozialen Interaktion angesammelt haben, als notwendiges Rüstzeug für die nächste Yogastunde. Bevor Sie sich das nächste Mal auf den Weg zur Yogastunde machen, überprüfen Sie, ob Sie alles dabei haben, was zur Yoga-Etikette gehört:

- ✔ Erscheinen Sie pünktlich.
- ✔ Wenn Sie zu früh erscheinen, und die Schüler des vorigen Kurses noch bei der Entspannung oder beim Meditieren sind, respektieren Sie deren Ruhezeit.
- ✔ Lassen Sie Schuhe, Kaugummi, Handy, Beeper und alle schlechten Angewohnheiten vor der Tür.
- ✔ Versuchen Sie, direkt vor dem Unterricht nicht zu rauchen und keinen Alkohol zu trinken.
- ✔ Nehmen Sie vor Ihrer Yogalektion ein Bad.
- ✔ Beschränken Sie die Unterhaltung im Übungsraum auf ein Minimum – manche Leute kommen extra früh, um noch zu meditieren oder einfach nur zu ruhen.
- ✔ Ziehen Sie die Socken aus, wenn Sie auf einem glatten Fußboden üben. (Denken Sie aber daran, sie nicht Ihrem Nachbarn direkt unter die Nase zu legen.) Wenn Sie sich Ihrer Füße schämen (»Diese häßlichen, großen Dinger«), bedenken Sie, dass deren 26 Knochen die großartige Arbeit vollbringen, Ihren Körper den ganzen Tag lang zu tragen. Außerdem werden alle anderen Teilnehmer viel zu beschäftigt sein, um sich um Ihre Füße kümmern zu können.)
- ✔ Tragen Sie keinen übermäßig auffälligen Schmuck, der womöglich auch noch Geräusche macht.
- ✔ Achten Sie darauf, dass Ihre intimen Zonen ausreichend bedeckt sind, wenn Sie lose Shorts oder ein hautenges Outfit tragen.
- ✔ Legen Sie nicht zu viel Parfüm oder Eau de Cologne auf.
- ✔ Schränken Sie Ihren Knoblauchverzehr für den Tag ein, an dem Sie den Kursus besuchen.
- ✔ Setzen Sie sich nahe ans Fenster oder an die Tür, wenn Sie viel Luft brauchen.
- ✔ Setzen Sie sich in die Nähe des Lehrers, wenn Sie Hörprobleme haben. Viele Yogalehrer sprechen betont leiste, um die richtige Atmosphäre zu schaffen.
- ✔ Wenn Sie für die Übung irgendwelche Hilfsmittel verwendet haben, stellen Sie sie anschließend wieder an ihren Platz zurück.
- ✔ Bezahlen Sie den Lehrer rechtzeitig, ohne dass er Sie daran erinnern muss.

Es geht auch ohne Lehrer

Die Yogatraditionen werden normalerweise vom Lehrer an den Schüler weitergegeben. Es gibt allerdings auch einige Yogis und Yoginis, die sich ihre Kenntnisse selbst beigebracht haben. Diese unabhängigen Geister können all denen als Vorbild dienen, die Spaß daran haben, ein neues Wissensgebiet auf eigene Faust zu erkunden. Wenn Sie in einer abgelegenen Gegend wohnen, in der keine Gelegenheit für einen Gruppenunterricht besteht, sollten Sie den Mut nicht fallen lassen. Auch dann haben Sie verschiedene Möglichkeiten, die Reise in die Welt des Yoga zu beginnen. Hier eine Liste der Hilfsmittel, mit denen Sie Yoga im privaten Kämmerlein erlernen können:

- ✔ Audiokassetten
- ✔ Bücher
- ✔ Magazine
- ✔ Broschüren
- ✔ Zeitungen
- ✔ Fernsehen
- ✔ Videokassetten

Da Yoga eine motorische Fertigkeit ist, bevorzugen die meisten Menschen, die ohne Lehrer auskommen müssen, für das Üben die Anleitung über Videokassetten. Wenn Sie sich für die Möglichkeit entscheiden, empfehlen wir, eine bestimmte Routine zu lernen und dann nur auf die Stimme des Videolehrers zu hören anstatt auf den Bildschirm zu starren. Yoga legt mehr Wert auf innere Arbeit als auf äußerliche Aktivität. Das Anschauen eines Videos kann bei diesem Prozess nur stören. Sie werden besser vorankommen, wenn Sie nur auf die sozusagen körperlose Stimme achten. Nach den Prinzipien des Yoga ist das Auge ein aktives und sogar aggressives Sinnesorgan, während das Ohr ein eher passiver Rezeptor ist. Gerade das ist der Grund, warum auch Audiokassetten als Unterrichtsmittel gut funktionieren – vorausgesetzt, sie werden von informativen Illustrationen begleitet.

Wir empfehlen, sich lieber von einem guten Yogabuch als von Magazinen oder Zeitungen anleiten zu lassen, einfach weil das Schreiben eines Buches normalerweise eine eingehendere Beschäftigung mit dem Thema und dessen Präsentation verlangt. Sie sollten aber auch die Broschüren eines Hinterhofstudios nicht unterschätzen. Eine solche Publikation kann eine wahre Fundgrube sein, wenn sie aus einer seriösen Quelle stammt. Sie werden wahrscheinlich eine Menge informativer Broschüren kennen lernen, je weiter sich Ihr Yoga-Freundeskreis ausdehnt.

Die Schwierigkeit beim Eigenstudium besteht darin, dass Sie wahrscheinlich eine »formvollendete Position« nicht von einer schlecht ausgeführten Position unterscheiden können. Es dauert einige Zeit, bis Sie erkannt haben, wie Ihr Körper auf die Schwierigkeiten einer bestimmten Position reagiert, und bestimmen können, mit welchen Korrekturen Sie Ihren Körper in eine optimale Position bringen können. Manche Leute überprüfen ihre Positionen im Spiegel, aber auch damit lässt sich nur die eine Seite des Gesamtprozesses kontrollieren. Was aber noch wichtiger ist: Die Arbeit mit einem Spiegel schränkt den ganzen Prozess zu sehr auf Äußerlichkeiten ein.

Gewöhnen Sie sich daran, sich aus dem Inneren heraus zu überprüfen. Das heißt: Erfühlen Sie Ihren Körper von innen her. Solange Sie das noch nicht perfekt beherrschen, sollten Sie sich, wenn möglich, an einen kompetenten Lehrer halten. Er oder sie kann Sie objektiv und von allen Seiten kontrollieren und Ihnen deshalb Hinweise auf die spezifischen Widerstände und Bedürfnisse Ihres Körpers geben.

Welche Qualitäten sollte ein engagierter Yogi haben?

Die traditionelle Übungszeit für Yoga beträgt 24 Stunden an jedem Tag der Woche. Aber selbst erfahrenste Yogis führen ihre Positionen und anderen Übungen nicht länger als ein paar Stunden täglich aus. (Manche praktizieren auch gar keine körperlichen Übungen, sondern widmen sich ausschließlich der Meditation.) Der eine oder andere unter Ihnen wird vielleicht eine feste Zeit für seine täglichen Yogaübungen reservieren können. Für viele aber wird eine solche Festlegung unmöglich sein. Sie können von Yoga aber auch dann profitieren, wenn Sie nur zwei Mal pro Woche an einem Yogakursus teilnehmen. Selbst wenn Sie nur einmal in der Woche Zeit finden, Yoga zu treiben, können Sie etwas Ruhe in Ihren hektischen Tagesablauf bringen. Auch während des Tages bieten sich viele Gelegenheiten, eine oder zwei Yogapositionen oder Atemübungen durchzuführen – im Auto oder in der Kaffeepause und sogar beim Einkaufen.

Wie viel Zeit Sie für Ihre Positionsübungen reservieren, ist davon abhängig, welche Ziele Sie verfolgen und wie Ihr Tagesablauf aussieht. Je beschäftigter Sie bei der Arbeit, mit Ihren Pflichten im Haushalt oder im gesellschaftlichen Leben sind, desto weniger Zeit bleibt für Yoga übrig. Sie sollten aber mit wenigstens 15 Minuten an zwei Tagen in der Woche beginnen und versuchen, diese 15 Minuten im Laufe der nächsten drei Monate auf eine halbe Stunde zu erweitern. Wenn Sie mehr Zeit für Yoga erübrigen können, sollten Sie versuchen, täglich zu üben. Setzen Sie sich dabei aber ein realistisches Ziel, um die Übungen nicht in Stress ausarten zu lassen. In diesem Fall würden Sie nämlich vorzeitig aufgeben und könnten die Vorteile gar nicht mehr genießen. Denken Sie auch an Folgendes: Auch wenn Sie im Alltag nicht viel Zeit haben – was Sie in einer Yogasitzung lernen, können Sie jederzeit und überall anwenden.

Wie viel Zeit Sie für Yoga erübrigen wollen, ist Ihre persönliche Entscheidung – kein Grund, sich wegen einer bestimmten Entscheidung schuldig zu fühlen. Schuldgefühle sind kontraproduktiv und haben beim Yoga keinen Platz.

Die richtige Tageszeit für Yoga

Seit Jahrhunderten waren Sonnenaufgang und Sonnenuntergang die Zeiten für Yogaübungen, weil sie als besonders günstig angesehen wurden. Heutzutage durchkreuzt ein geschäftiger Tagesablauf aber die besten Absichten: Seien Sie deshalb realistisch und legen Sie Ihre Yogaübungen in die Zeit, die Ihnen persönlich am besten passt. Bedenken Sie dabei aber, dass die Chance, ein bestimmtes Fitnessziel zu erreichen, statistisch um 30 Prozent höher liegt, wenn Sie die Übungen morgens absolvieren. Aber wichtiger, als sich an eine festgelegte Zeit zu halten, ist, dass Sie in Ihrem Tagesablauf überhaupt einen Termin für Yoga reservieren können – und sich dann auch daran halten.

Wenn Sie immer zur gleichen Tageszeit üben, wird daraus bald eine positive Gewohnheit, die Ihnen die Einhaltung Ihres Yogafahrplans erleichtert.

Essen vor der Yogasitzung

Egal, ob Sie an einem Yogakursus teilnehmen oder im stillen Kämmerlein üben – die Regeln zum Essen vor den Übungen sind ähnlich wie die Empfehlungen, die für die meisten körperlichen Aktivitäten gelten. Auch nach dem leichtesten Essen (Obst und Fruchtsäfte) sollten Sie wenigsten eine Stunde warten, bevor Sie mit den Übungen beginnen. Nach einem etwas umfangreicheren Essen mit Gemüse und Vollkornbestandteilen sollten Sie zwei Stunden warten. Und nach einem schweren Essen mit Fleisch sollten Sie mindestens drei bis vier Stunden warten. Unmittelbar nach dem Kursus etwas essen zu gehen, ist ganz in Ordnung. Dieser Imbiss mit anderen Kursusteilnehmern kann sich zu einer netten Gewohnheit entwickeln, bei der Sie möglicherweise Freunde fürs Leben finden können. (Bedenken Sie, dass Sie bei Privatstunden auf diesen geselligen Aspekt eines Yogakurses verzichten müssen.)

Führen Sie ein Yogatagebuch

Ein Tagebuch ist eine gute Möglichkeit, Ihre Yogafortschritte aufzuzeichnen. Außer Ihren körperlichen Erfahrungen können Sie auch Ihre Erkenntnisse, Ideen und Träume niederschreiben – sowohl die Träume, die Sie im Schlaf besuchen, als auch diejenigen, die Sie bewusst produzieren. Die regelmäßig durchgeführten Übungen werden Sie nach einer bestimmten Zeit verändern – sowohl was Ihren Körper angeht als auch was Ihr Innenleben und Ihre Lebensführung betrifft. Ein Tagebuch kann dazu beitragen, Yoga besser zu verstehen und gleichzeitig Erkenntnisse über sich selbst zu gewinnen.

Teil II

So bereiten Sie sich auf die Übungen vor

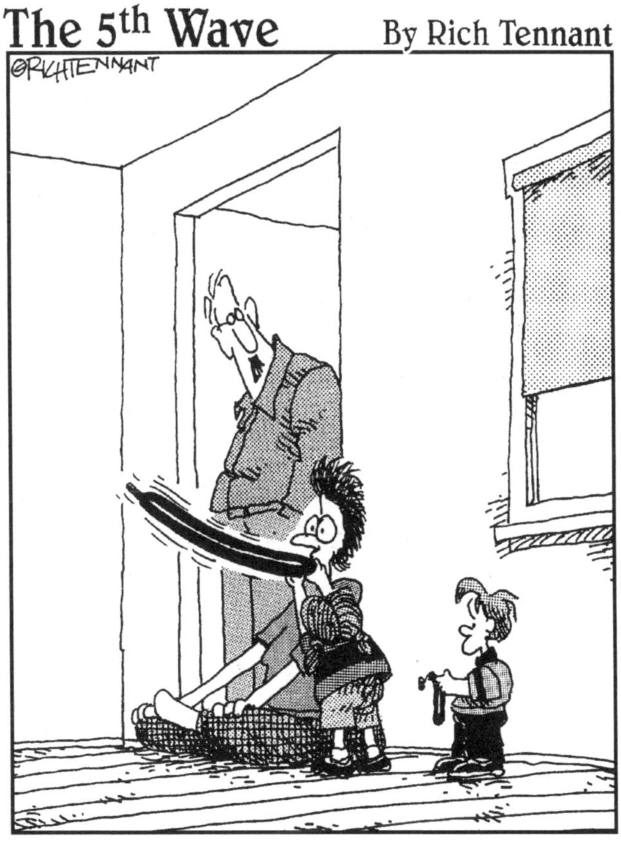

»Hört auf, Kinder. Wir haben euch gebeten, so was nicht zu tun, wenn Mama ihre Atemübungen macht!«

In diesem Teil...

Falls Sie das Buch an dieser Stelle beginnen wollen, empfehlen wir, lieber doch noch einmal kurz zurückzublättern und die Kapitel von Teil I zu lesen, weil Sie dort wichtige Basisinformationen über Yoga finden.

In diesem Teil stellen wir Ihnen einige wichtige Regeln zur Vorbereitung vor, mit denen Sie Ihre Übungen so sicher wie möglich machen können. Danach präsentieren wir Ihnen die beiden Säulen, auf denen Hatha-Yoga basiert: Entspannung und bewusstes Atmen.

Die richtige Vorbereitung

3

In diesem Kapitel

- Die richtige Einstellung zu Yoga
- Vergessen Sie die Konkurrenz!
- Die eigene Körpersprache verstehen lernen
- Finden Sie Ihren eigenen Weg!

Was Sie tun und wie Sie es tun, ist in Yoga gleichermaßen wichtig – und sowohl der Körper als auch der Geist ist an Ihren Handlungen beteiligt. Yoga berücksichtigt die Tatsache, dass Sie nicht nur aus Körper bestehen, sondern ein psychophysiologisches Wesen mit einem Körper und einem Geist sind. Die volle Beteiligung des Geistes an selbst den einfachsten körperlichen Handlungen versetzt Sie erst in die Lage, Ihr ganzes Potenzial als Mensch zu erschließen.

Dieses Kapitel behandelt die richtige Einstellung den Übungen gegenüber – insbesondere gegenüber den yogischen Positionen. Unter anderem untersuchen wir hier das Konkurrenzdenken, das in Yoga keinen Platz hat. Wir wollen Sie ermutigen, Ihr eigenes Tempo herauszufinden, damit Sie sich nicht selbst unter Druck setzen und Verletzungen riskieren. Wir betonen hier auch die Bedeutung der Funktion gegenüber der Form, und schlagen vor, dass Sie die »Idealform« einer Übung am besten an Ihre persönlichen Bedürfnisse anpassen.

Yoga ist kein militärischer Drill, sondern ein kreatives Erlebnis, bei dem Sie aufgefordert sind, all die erstaunlichen Kräfte des Geistes zu aktivieren und gleichzeitig die yogischen Möglichkeiten zu erkunden und zu genießen.

Die richtige Einstellung entwickeln

Ihre Einstellung sagt eine Menge über Sie und Ihren sozialen Hintergrund aus. Einstellungen sind dauerhafte psychische Tendenzen, die sich nicht nur in Ihrer Sprache, sondern auch in Ihrem Verhalten ausdrücken. Yoga fordert Sie auf, Ihre Grundeinstellungen gegenüber dem Leben zu überprüfen und dabei die falschen herauszufinden, um sie durch bessere und geeignetere Ansichten zu ersetzen.

Ausgeglichenheit in allen Lebenslagen ist eine der Haltungen, die Sie als Erstes entwickeln sollten.

Eine ausgeglichene Haltung bedeutet in diesem Zusammenhang, dass Sie Ihre Yogaübungen Schritt für Schritt ausbauen und nicht etwa sofortige Perfektion erwarten können. Es bedeutet aber auch, dass Sie Ihre Übungen nicht auf falschen Annahmen aufbauen sollen, einschließlich der Vorstellung, dass sich beim Yoga alles darum dreht, den Körper zu einem einzigen Knoten zu verschlingen. Im Gegenteil: Yoga versucht gerade, die physischen, geistigen und emotionalen Knoten zu lösen.

Yoga ist keine Knotenkunde

Viele Menschen lassen sich durch die Fotos in bestimmten Publikationen abschrecken, in denen Yogaanhänger in komplizierten Positionen mit verknoteten Gliedmaßen abgebildet sind.

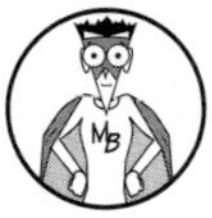

In diesen Publikationen wird allerdings meistens verschwiegen, dass die meisten der dort vorgestellten Yogis seit Jahren mehrere Stunden täglich geübt haben, um diese Stufe zu erreichen. Vertrauen Sie uns! Sie müssen sich nicht in Bretzelform verknoten können, um die unbestreitbaren Vorteile von Yoga genießen zu können. Sie werden keinen zusätzlichen therapeutischen Nutzen daraus ziehen, wenn Sie in einer Rückwärtsbeuge die Zehen die Ohren berühren lassen oder auf einem Bein stehen und das andere wie einen Fahnenmast über Ihren Kopf heben.

Beim sportlichen Yoga – einer der in Kapitel 1 erwähnten Varianten – sind mehr als 2000 Positionen möglich. Viele von ihnen erfordern so viel Kraft und Beweglichkeit, dass nur Spitzenturner sie fehlerfrei ausführen können. Diese Positionen sehen tatsächlich faszinierend aus, wenn Sie meisterhaft ausgeführt werden, aber deren gesundheitlicher Nutzen ist derselbe wie bei den ungefähr 20 Grundpositionen der Routine eines normalen Yogaanhängers. Wenn Sie also nicht vorhaben, an Yogawettbewerben teilzunehmen, müssen Sie sich um die in Magazinen und Bücher abgebildeten, Aufsehen erregenden Positionen nicht kümmern. Die meisten dieser Positionen sind außerdem Erfindungen der Neuzeit. Die wahren Yogameister haben sich jedoch seit Jahrhunderten mit einer Hand voll Positionen begnügt, die sich im Lauf der Zeit bewährt haben.

Das Geheimnis der Zahl

Die traditionellen Sanskrit-Texte über Hatha-Yoga geben an, dass 8.400.000 Positionen existieren – eine Zahl, die der Anzahl aller auf dem Globus lebenden Wesen entsprechen soll. Von diesen, so wird behauptet, sind nur 84 für den Menschen nützlich und 32 besonders wichtig.

Die Zahl 84 hat symbolischen Wert und ist das Produkt aus 12 x 7. Die Zahl 12 repräsentiert einen vollen chronologischen Zyklus (wie bei den Monaten des Jahres oder den 12 Tierkreiszeichen). Die Zahl 7 steht für die strukturelle Vollkommenheit (wie bei den 7 Energiezentren oder *Chakras* des menschlichen Körpers – siehe Kapitel 17).

Lassen Sie sich nicht hetzen

Wenn Sie nicht von Natur aus schon besonders gelenkig sind, werden Sie Ihre Beweglichkeit und körperliche Kraft nur mit regelmäßiger Übung verbessern können. Wir empfehlen dabei einen stufenweisen Ansatz. In den Kapiteln 6 bis 15 stellen wir Ihnen alle Vorbereitungs- und Zwischenschritte vor, die zur endgültigen Form der verschiedenen Positionen führen. Der verstorbene Yogameister T. Krishnamacharya aus Madras (Indien) – Schöpfer der meisten bekannteren Varianten des modernen Hatha-Yoga – hat darauf hingewiesen, wie wichtig es ist, die einzelnen Yogaübungen auf die speziellen Bedürfnisse des Einzelnen zuzuschneiden. Nach seinen Empfehlungen sollten Yogalehrer die physischen Voraussetzungen, den emotionalen Zustand und die Beschäftigung jedes einzelnen Yogyschülers bei ihren Anweisungen berücksichtigen. Dem können wir von ganzem Herzen zustimmen. Der beste Rat, den wir Ihnen geben können, ist deshalb sehr einfach: Gehen Sie langsam aber energisch vor!

Wenn Sie Yoga aus Büchern lernen wollen, wählen Sie Ihre Lektüre sorgfältig aus. Überprüfen Sie genau, ob in den Beschreibungen der Übungen der Hinweis steht, dass die Entwicklung einer bestimmten Position auf keiner Stufe Beschwerden oder Schmerzen verursachen darf. Einen Yogaanfänger in den mittleren Jahren aufzufordern, die endgültige Form einer Position einzunehmen, ohne angemessene Übergänge und Gewöhnungsphasen, ist ein sicheres Rezept für eine Katastrophe. In fast allen Büchern über Hatha-Yoga (mit Ausnahme dieses Buches) werden Sie zum Beispiel den Kopfstand an sehr prominenter Stelle herausgehoben finden. Diese Position ist bei uns Bewohnern der westlichen Hemisphäre so etwas wie ein Symbol für Yoga geworden. Ein Kopfstand ist eine sehr starke Position, das ist sicher, eignet sich aber eigentlich nur für Fortgeschrittene. Da dieses Einsteigerbuch schwerpunktmäßig Übungen behandelt, die sowohl durchführbar als auch sicher sind, haben wir den Kopfstand hier nicht aufgenommen. Nähere Einzelheiten darüber erfahren Sie in Kapitel 11, in dem wir Ihnen sichere Umkehrübungen vorstellen werden. Dort zeigen wir Ihnen mehrere Varianten, die einfacher und risikolos durchzuführen sind.

Schicken Sie den Schiedsrichter nach Hause

Amerikaner und Europäer wachsen in einer Umgebung mit hohem Konkurrenzdruck auf. Von klein auf werden wir dazu angehalten, mehr zu leisten, uns stärker anzustrengen, wenn wir Erfolg haben wollen. In Sportarten wie Fußball, Handball und Basketball wird die Jugend auf Wettbewerb getrimmt. Obwohl Wettbewerb in unserer Gesellschaft durchaus seine Berechtigung hat, ist der wirklich brutale Ellbogenkampf bis zum Sieg sowohl für Sie selbst als auch für andere schädlich. Derartige Verhaltensweisen haben keinen Platz im Yoga.

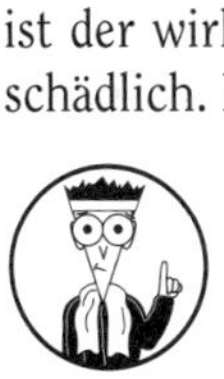

Vor vielen Jahren kam einmal ein Mann mittleren Alters in unseren Unterricht. Er war zwar ein freundlicher, aber extrem ehrgeiziger Bursche, der sich selbst nicht schonte. Er kündigte gleich am Anfang an, dass er vorhabe, die Lotusposition innerhalb weniger Wochen zu beherrschen, und strengte sich im Unterricht entsprechend an. Wir haben ihn wiederholt aufgefordert, doch etwas langsamer vorzugehen. Nach einigen Sitzungen ließ er sich nicht mehr blicken. Erst später erfuhren wir von einem gemeinsamen Freund, dass er seine Frau gebeten hatte, sich auf seine Beine zu setzen, um sie in die Lotusposition zu zwingen. Bei dieser Übung hatte er erhebliche Knieverletzungen davongetragen.

Beim Yoga dreht sich alles um Frieden, Ruhe und Harmonie – das genaue Gegenteil von Konkurrenzdenken. Im Yoga müssen Sie gegen niemanden, am wenigsten gegen sich selbst kämpfen oder irgendein Ziel mit Gewalt erreichen. Im Gegenteil: Sie sollen rücksichtsvoll mit sich selbst und anderen umgehen. Vor allem aber sollen Sie mit Ihrem Körper zusammenarbeiten, anstatt ihn in irgendwelche Positionen zu zwingen, und nicht gegen Ihren Geist ankämpfen. Yoga ist eine sanfte Kunst. Und gerade in dieser Sanftheit liegt die Stärke.

Tun Sie sich keinen Zwang an!

Die Vorstellung, dass Leistung immer mit Schmerzen verbunden sein muss, stachelt manche Menschen zu noch größerem Ehrgeiz an. Yoga verlangt von Ihnen nicht, Masochist zu werden. Schmerzen und Beschwerden sind zwar Teil des Lebens, aber diese Erkenntnis bedeutet nicht, dass Sie alles daran setzen müssten, auch tatsächlich Schmerzen und Beschwerden zu erleiden. Im Gegenteil: Das Ziel von Yoga besteht gerade darin, Leiden zu überwinden. Zwingen Sie Ihren Körper deshalb nicht mit Gewalt zu irgendwelchen Positionen, sondern führen Sie ihn langsam zum Ziel. Unser Motto lautet: Schmerzen verboten!

Stellen Sie sich selbst in einer Position vor

Wir empfehlen Ihnen, sich vor der Ausführung die betreffende Position vor Augen zu führen. Bevor Sie die Kobra- oder Dreiecksposition einnehmen oder in den Schulterstand gehen, stellen Sie sich 10 Sekunden lang vor, wie Sie langsam die Position einnehmen. Halten Sie sich die Position so lebhaft wie möglich vor Augen. Auf diese Art und Weise beziehen Sie auch Ihre geistigen Kräfte in die Übung mit ein.

Yoga – sicher und gesund

Bei der Beschäftigung mit den verschiedenen Yogapositionen werden Sie im Laufe der Zeit ein Bewusstsein für die Kommunikation entwickeln, die zwischen Körper und Geist stattfindet. Fühlen Sie sich befreit von den Beschwernissen des grausamen Lebens um Sie herum? Wie empfinden Sie Ihre Stärke, Bewegung und Stetigkeit? Hören Sie auf Ihren eigenen Rhythmus, und erkennen Sie dessen Bedeutung. Damit machen Sie Ihre Yogaübungen zu einem friedlichen, ruhigen und sicheren Erlebnis. Und diese positive Nachricht ist es, worum es sich beim Yoga dreht.

Die Wahrheit über die perfekte Position

Manche modernen Hatha-Yoga-Schulen behaupten von sich, sie könnten Ihnen die perfekten Positionen schnell und bequem beibringen. Wie aber kann es eine perfekte Position geben, wenn wir doch alle unterschiedlich sind? Sollte ein 15 Jahre alter Sportler eine Position oder eine Folge von Positionen nach denselben Richtlinien üben wie ein 60 Jahre alter Rentner? Sicherlich nicht! Außerdem: Die betreffenden Schulen sind sich untereinander nicht einig, wie die perfekte Position aussehen sollte. Um es ganz deutlich zu sagen: Die perfekte Position ist ein Mythos.

Wie es der große Yogameister Patanjali vor 2.000 Jahren ausgedrückt hat, muss eine Position nur zwei Voraussetzungen erfüllen: Sie muss erstens ausgeglichen und zweitens bequem sein. Wie könnte man es einfacher und besser sagen? Obwohl Patanjali dabei in erster Linie (und vielleicht sogar auch ausschließlich) an meditative Positionen gedacht hat, gilt sein Rezept dennoch für alle Positionen.

- ✔ **Eine ruhige und ausgeglichene Position:** Damit ist eine Position gemeint, die für eine bestimmte Zeit gleichmäßig gehalten wird. Das Wichtige ist dabei aber nicht die eingefrorene Bewegung. Ihre Position ist dann ausgeglichen, wenn Ihr Geist ausgeglichen ist. So lange Ihre Gedanken sich überschlagen, und Ihre negativen Emotionen nicht unter Kontrolle sind, ist auch Ihr Körper unruhig und unausgeglichen. Wenn Sie erst einmal etwas mehr Erfahrung in der Selbstbeobachtung haben, werden Sie feststellen, dass das Gedankenkarussell in Ihrem Kopf auch Ihren Körper nicht zur Ruhe kommen lässt. Dieses Spannungen sind es, die Yoga als Unausgeglichenheit bezeichnet.

Bequeme Position: Eine Position ist bequem, wenn sie nicht langweilig oder beschwerlich, sondern anregend ist und Sie sie genießen können. Eine bequeme Position verstärkt das Prinzip der Klarheit – *Sattva* – in Ihnen (siehe Kapitel 1).Verwechseln Sie aber Bequemlichkeit nicht mit Schlampigkeit. *Sattva* und Freude sind eng miteinander verbunden. Je präsenter *Sattva* in Ihrem Körper-Seele-Komplex ist, desto entspannter und glücklicher werden Sie sein.

Hören Sie auf Ihren Körper

Niemand kennt Ihren Körper so genau wie Sie. Je länger Sie Yoga praktizieren, desto besser werden Sie erkennen, wo Ihre Grenzen bei den einzelnen Positionen liegen. Jede Position ist eine eigene spezielle Herausforderung. Idealerweise sollten Sie im Yoga Ihre körperlichen und emotionalen Grenzen erforschen und erweitern können, ohne Beschwerden oder Verletzungen riskieren zu müssen.

Manche Lehrer sprechen von einem *Grenzbereich*, in dem die Yogaübungen stattfinden sollten. Die Grenze liegt an dem Punkt, an dem die Intensität der Übung zwar eine Herausforderung ist, aber keine Schmerzen oder ungewöhnliche Beschwerden verursacht. Die Idee ist dabei, die Grenze graduell (d.h. langsam und sorgfältig) zu verschieben und neue Gebiete zu erschließen. Um in diesem Grenzbereich üben zu können, müssen Sie lernen, sich selbst und die Rückmeldungen Ihres Körpers zu beobachten.

Jede Yogasitzung ist auch eine Übung in vorurteilsfreier Selbstbeobachtung. Hören Sie auf das, was Ihr Körper Ihnen mitzuteilen hat. Von Ihren Muskeln, Sehnen, Bändern, Knochen und Ihrer Haut werden laufend Signale an Ihr Gehirn geschickt. Trainieren Sie sich darauf, diese Signale bewusst wahrzunehmen. Sie sollen sich mit Ihrem Körper in einem Dialog befinden, anstatt in einem Monolog zu verharren, der sich mit dem eigenen Geist beschäftigt und den Körper nicht beachtet. Achten Sie besonders auf die Signale von Ihrem Nacken, Rücken, von der Beckenmuskulatur, vom Bauch und eventuellen Problembereichen Ihres Körpers (wie z.B. dem Knie oder dem chronisch verspannten Schulterbereich).

Um die Schwierigkeit einer Yogaposition einzuordnen, können Sie eine Skala von 1 bis 10 verwenden, wobei die 10 die Schmerzgrenze darstellt. Stellen Sie sich vor, dass bei Stufe 8 ein rotes Warnlicht blinkt und eine Alarmglocke läutet. Beachten Sie die Signale und verhalten Sie sich entsprechend. Achten Sie besonders auf Ihre Atmung. Wenn das Atmen schwerer wird, ist das normalerweise ein Zeichen dafür, dass Sie auf dem besten Wege sind, eine Grenze zu überschreiten. Sie selber können am besten erkennen, was Ihr Körper Ihnen mitzuteilen versucht.

Anfänger fangen bei bestimmten Positionen häufig an zu zittern. Normalerweise treten diese unwillkürlichen Bewegungen in den Armen und Beinen auf. Sie sind jedoch kein Grund zur Sorge, solange Sie sich nicht überanstrengen. Das Zittern ist lediglich ein Zeichen dafür, dass Ihre Muskeln auf neue Belastungen reagieren. Aber anstatt sich damit zu beschäftigen, dass Sie sich wie ein Wackelpudding anfühlen, verlängern Sie Ihre Atemzüge und konzentrieren Sie sich auf Ihr Inneres. Wenn das Zittern zu stark wird, sollten Sie ein wenig langsamer treten oder die Position beenden.

Wer langsam fährt, kommt auch ans Ziel

Alle Bewegungen innerhalb der Positionen sollen langsam ausgeführt werden. Leider haben wir aber meistens unsere Automatik eingeschaltet. Unsere Bewegungen sind aber in aller Regel unbewusst viel zu schnell und nicht besonders elegant. Wir stolpern, stoßen irgendwo an und sind uns unseres Körpers meistens gar nicht bewusst. Für die Yogapositionen müssen Sie eine andere Einstellung entwickeln. Hier die Vorteile der Langsamkeit:

- ✔ Sie steigern Ihre Konzentration und versetzen sich dadurch in die Lage, auf die Signale Ihres Körpers zu hören und im Grenzbereich üben zu können (siehe vorigen Abschnitt).
- ✔ Sie verringern das Risiko von Muskel- und Bänderrissen und vermeiden eine Überlastung des Herzens. Mit anderen Worten: Ihre Übungen werden weitaus sicherer.
- ✔ Sie werden die entspannende Wirkung sehr viel schneller spüren.
- ✔ Sie geraten nicht außer Atem, und Ihre Atmung verbessert sich insgesamt.
- ✔ Sie aktivieren mehr Muskelgruppen, um die Belastung aufzuteilen.

Die besten Resultate erzielen Sie, wenn Sie Ihre Positionen langsam und mit gleichmäßiger Geschwindigkeit üben und sich dabei ruhig auf Ihre Atmung und die Bewegungen innerhalb der Positionen konzentrieren (siehe Kapitel 5). Widerstehen Sie der Versuchung, schneller zu werden, sondern kosten Sie jede Position voll aus. Denken Sie daran, sich hin und wieder zu entspannen und in die Gegenwart zurückzukehren. Wenn das Atmen schwerer wird oder Sie müde werden, legen Sie eine Pause ein und machen Sie erst weiter, wenn Sie sich wieder erholt haben.

Wenn Sie merken, dass Sie Ihr Programm zu eilig abspulen, legen Sie eine Pause ein, und fragen Sie sich, warum Sie es so eilig haben. Wenn Sie einen triftigen Grund haben wie beispielsweise eine bevorstehende Verabredung, sollten Sie besser Ihr Programm kürzen und sich auf wenige, aber wichtige Übungen konzentrieren. Haben Sie aber nur das unbestimmte Gefühl, irgendwie unter Zeitdruck zu stehen, gegen das Sie nichts tun können, sollten Sie Ihre Yogasitzung komplett verschieben und stattdessen bewusstes Atmen (siehe Kapitel 5) praktizieren, während Sie sich um Ihre anderen Angelegenheiten kümmern.

Wenn Sie jedoch durch Ihr Programm hetzen, weil Ihnen langweilig ist oder Sie aus irgendeinem Grund abgelenkt sind, sollten Sie eine Pause einlegen und sich daran erinnern, warum Sie überhaupt Yoga betreiben. Bauen Sie Ihre Motivation wieder auf und machen Sie sich klar, dass Sie genug Zeit für Ihre Übungen haben. Es gibt auf der Welt keinen Grund zur Eile. Langeweile ist ein sicheres Zeichen dafür, dass Sie sich von Ihrem eigenen körperlichen Erleben losgelöst haben und nicht auf die Gegenwart konzentriert sind. Nehmen Sie anschließend Ihre Yogaübungen wieder mit voller Konzentration auf. Wenn Sie mehr als eine geistige Erinnerung brauchen, verwenden Sie eine der in Kapitel 4 gezeigten Entspannungsübungen, um wieder Tritt zu fassen. Wie wir in Kapitel 5 zeigen, kann auch die yogische Atmung in Kombination mit einer der Ruhepositionen wunderbar beruhigend wirken.

Funktion oder Form: Die Übung der nachgiebigen Glieder

Beim Yoga ist wie im richtigen Leben die Funktion wichtiger als die Form. Ganz besonders Anfänger müssen die Positionen an ihre persönlichen Bedürfnisse anpassen, um möglichst frühzeitig in ihrer Yogakarriere von den Übungen profitieren zu können.

Einer der wirksamsten Anpassungsmechanismen sind die von uns so genannten *nachgiebigen Glieder*. Dabei nehmen Sie sich die Freiheit, Ihre Arme und Beine bei den verschiedenen Übungen leicht gebeugt zu lassen, anstatt sie voll auszustrecken. Sie müssen sich nicht als Schwächling führen, wenn Sie Ihrem Körper behilflich sind, die Funktion einer bestimmten Position zu erreichen. Gebeugte Arme und Beine sehen zwar nicht besonders gut aus, erleichern aber Ihrer Wirbelsäule die Arbeit. Die primäre mechanische Funktion einer Vorwärtsbeuge im Stehen besteht im Strecken des unteren Wirbelsäulenabschnitts. Wenn Sie einen gesunden Rücken haben, nehmen Sie sich einen Moment Zeit, um zu sehen, was wir mit dieser auch für Anfänger sicheren, angepassten Position meinen.

1. **Stellen Sie sich gerade hin, beugen Sie sich nach vorne (ohne sich dabei Gewalt anzutun) und versuchen Sie, mit Ihrem Kopf die Knie zu berühren und die Handflächen auf den Boden zu bekommen.**

   Nur die wenigsten Anfänger schaffen diese Übung.

2. **Stellen Sie sich jetzt wieder gerade hin, stellen Sie Ihre Füße in Hüftbreite auseinander und beugen Sie sich noch einmal nach vorne. Beugen Sie jetzt aber die Beine so weit, dass Sie mit den Handflächen den Boden und mit dem Kopf fast die Knie berühren können. (siehe Abbildung 3.1b).**

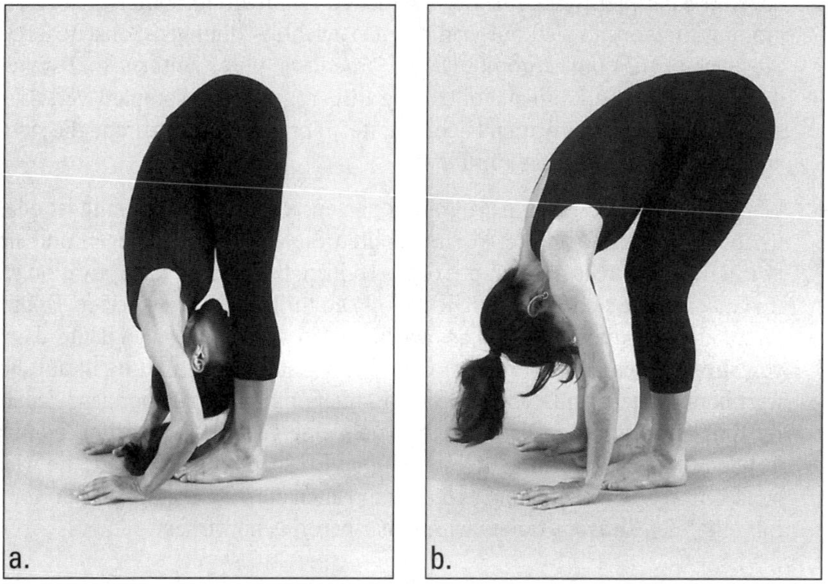

Abbildung 3.1: Die klassische Form (a) und die modifizierte Anfängerform mit nachgiebigen Gliedern (b).

Wenn Sie erst etwas beweglicher sind – was ganz sicher passieren wird – werden Sie die Beine immer weiter strecken können und sich dabei der Idealhaltung immer weiter annähern. Probleme mit dem Rücken treten hierbei immer dann auf, wenn Wochenendyogis – inspiriert durch junge gelenkige Yogalehrer – die Sitzvariante der Rumpfbeuge mit gestreckten Beinen versuchen und dabei zu weit gehen.

Es ist durchaus in Ordnung, die Arme und Beine zu beugen, um dadurch den beabsichtigten Zweck einer Position zu erreichen. Besonders bei Anfängern ist ein Nachgeben sicherer als der Versuch, sofort die endgültige Form zu erreichen.

Gehen Sie die Übungen mit offenen Augen an

In den einschlägigen Yogakonferenzen wird immer wieder die Frage erörtert, ob man die Augen während einer Yogaübung offen oder geschlossen haben sollte. Um es kurz zu machen: Wenn es Ihnen nichts ausmacht, die Augen zu schließen, empfehlen wir, sie beim Üben geschlossen zu halten. Sie werden sich dabei besser konzentrieren und auf die Signale Ihres Körpers lauschen können. Bei Positionen im Stand oder bei Balanceübungen sollten Sie jedoch beide Augen offen haben.

Mit ein wenig Übung werden Sie sich auch mit offenen Augen konzentrieren können. Yoga will unter anderem auch die Einstellung fördern, dass man sich den Herausforderungen des Lebens mit offenen Augen stellen soll. Yogis und Yoginis möchten wissen, was vor ihnen liegt. Aus diesem Grund führen viele erfahrene Anhänger ihre Übungen mit geöffneten Augen durch. Erfahrene Meditationsyogis können sogar in tiefste Meditation versinken, ohne die Augen schließen zu müssen. Wundern Sie sich nicht über deren leeren Gesichtsausdruck: Sie haben Ihr Bewusstsein völlig aus der äußeren Welt zurückgezogen und es auf eine andere Ebene gebracht. Wenn Sie die verschiedenen Positionen und Atemübungen beherrschen, werden Sie unter Umständen bald etwas Ähnliches erleben können.

Entspannt wie eine Nudel: Die Kunst, Stress abzubauen

4

In diesem Kapitel

- Das Wesen des Stress
- Der richtige Umgang mit Stress
- Entspannen Sie Ihren Körper
- Der Weg zur geistigen Ruhe

Das Leben – und nicht nur das Leben in der modernen Zeit – ist naturgemäß voller Stress. Selbst ein unbelebter Gegenstand wie zum Beispiel ein Stein ist Stress unterworfen. Aber nicht jede Form von Stress ist schlecht für Sie.

Psychologen unterscheiden zwischen *Distress* (schlechter Stress) und *Eustress* (guter Stress). Yoga kann Ihnen helfen, den Distress zu lindern und den guten Stress, der Ihr Leben verbessert, zu maximieren. Eine kreative Herausforderung zum Beispiel, die Ihre Vorstellungskraft und Begeisterung anregt und weder Angstgefühle noch Schlaflosigkeit verursacht, ist ein positives Ereignis. Sogar eine lustige Feier ist streng genommen eine Stresssituation. Aber eine Feier ist nicht die Art von Stress, die Sie umbringt – jedenfalls nicht, wenn die Feier in einem angemessenen Rahmen bleibt. Auf der anderen Seite sind Nichtstun und Langeweile eine Form von negativem Stress.

In diesem Kapitel erklären wir, wie Sie den negativen Stress nicht nur mit verschiedenen yogischen Entspannungstechniken, sondern auch durch die Entwicklung einer positiven Einstellung und guter Angewohnheiten kontrollieren können.

Was ist Stress eigentlich?

Stress ist ein fester Bestandteil unseres Lebens. Manche Schätzungen gehen davon aus, dass 80 Prozent aller Krankheiten durch Stress verursacht werden. Der Endokrinologe Hans Seyle, ein Pionier der Stressforschung, unterschied drei Phasen des Stresssyndroms: Alarm, Widerstand und Erschöpfung. *Alarm* kann eine harmlose Aktivität wie etwa das Heraustreten aus einem warmen Haus in die Kälte oder der Empfang eines beunruhigenden Telefonanrufs ausgelöst werden. Beide Situationen verlangen vom Körper eine Anpassung, die Überwindung eines Widerstandes. Wenn die Belastung des Körpers zu lange andauert, beginnt die Erschöpfungsphase, die bis zu einem kompletten Zusammenbruch von Körper (z.B. Herzanfall, Bluthochdruck, Versagen des Immunsystems) und Geist (z.B. Nervenzusammenbruch) gehen kann.

Schlechter Stress erzeugt ein Ungleichgewicht sowohl im Körper als auch im Geist, was zu Muskelanspannung und einer schnellen und flachen Atmung führt. Unter Stress arbeiten unsere Adrenalindrüsen mit Hochdruck. Das Ergebnis ist ein zu geringer Sauerstoffgehalt des Blutes – die Körperzellen leiden unter Unterversorgung. Konstanter Stress löst die Kampf-oder-Flucht-Reaktion aus und versetzt Sie in einen dauernden Zustand der Wachsamkeit, der einen großen Teil der Körperenergie verbraucht.

Wegen der gnadenlosen Anforderungen, die das moderne Leben an uns stellt, leben viele Menschen unter Dauerstress. Wie kann man damit umgehen? Yoga bietet eine dreistufige Lösung:

- Korrigieren Sie Ihre Stress verursachenden Einstellungen.
- Ändern Sie die Angewohnheiten, die den Stress in Ihr Leben bringen.
- Lösen Sie vorhandene Spannungen. Wiederholen Sie diese Übung regelmäßig.

Stress kann sich auch ohne einen offensichtlich unangenehmen Auslöser entwickeln. Selbst eine Geburtstagsfeier kann Stress verursachen – meistens wegen einer verborgenen Angst (z. B. wegen der Tatsache, dass schon wieder ein Jahr vergangen ist). Stress baut sich so langsam und unbemerkt auf, dass Sie ihn erst bemerken, wenn seine Symptome zu Tage treten.

Ungesunde Einstellungen korrigieren

Yoga arbeitet sowohl mit dem Körper als auch mit dem Geist und wird dadurch zu einem starken Gegenmittel für genau die Einstellungen, die Sie anfällig für Stress machen. Dazu gehören Egoismus, übertriebener Ehrgeiz, Perfektionismus und das Gefühl, alles sofort und selber tun zu müssen. In all diesen Fällen versucht Yoga, negative Gedanken und Einstellungen durch eine positive geistige Haltung zu ersetzen. Yoga hilft Ihnen zu verstehen, dass es für alles einen Platz und eine Zeit gibt, und fordert Sie auf, freundlich mit sich umzugehen.

Schlechte Angewohnheiten ändern

Alles im Universum folgt dem Muster von Ebbe und Flut, auf das man sich jederzeit verlassen kann. Die Jahreszeiten wechseln, aus Babies werden Erwachsene und schließlich alte Menschen. Die Weisheit des Yoga empfiehlt, dasselbe natürliche Muster auf Ihr persönliches Leben zu übertragen. Sie verbringen sehr viel Zeit damit, ernsthaft zu arbeiten, aber dennoch müssen Sie hin und wieder auch Zeit zum Spielen haben. Tatsächlich sollten Sie sich die Zeit nehmen, *um einfach nur zu sein*, keine Erwartungen zu haben und keine Schuld zu fühlen. Sie tun damit Ihrer geistigen und körperlichen Gesundheit einen Gefallen. Arbeit und Ruhe, Spannung und Entspannung müssen stets in einem ausgewogenen Verhältnis zueinander stehen.

Spannungen abbauen

Yoga sorgt mit seinen verschiedenen Techniken wie beispielsweise Atemübungen und verschiedenen Positionen (siehe Teil III) und insbesondere Entspannungstechniken für den Abbau von Spannungen. Atem- und Haltungsübungen sind eine Art von *aktiver* oder *dynamischer* Entspannung, letztere bilden eine Form von *passiver* Entspannung.

Entspannungstechniken

Das Sanskrit-Wort für Entspannung lautet *Shaithilya* und bezeichnet den Abbau körperlicher und geistiger Spannungen – die Knoten, die Sie unwillkürlich binden, wenn Sie sich dem Fluss des Lebens entgegenstellen. Diese Knoten funktionieren wie die Knicke in einem Schlauch, die das Wasser daran hindern, frei zu fließen. Wenn Sie die Muskeln in einen ständigen Alarmzustand halten, verbrauchen Sie einen großen Teil Ihrer wertvollen Energien, die dann nicht mehr zur Verfügung stehen, wenn sie wirklich benötigt werden. Durch bewusste Entspannung trainieren Sie Ihre Muskeln darauf, sich zu entspannen, wenn sie nicht gebraucht werden. Und nur entspannte Muskeln können auf die vom Gehirn gesendeten Signale reagieren und all die von ihnen geforderten Aufgaben effektiv erledigen.

So entspannen Sie sich richtig

Entspannung ist nicht dasselbe wie Nichtstun. Auch wenn wir denken, wir täten nichts, ist es doch meistens so, dass wir ständig unbewusst nicht benutzte Muskelpartien aktivieren. Entspannung ist eine bewusste Handlung, die irgendwo zwischen Anstrengung und Nichtanstrengung liegt. Um richtig entspannen zu können, müssen Sie diese Fertigkeit verstehen und üben.

Obwohl Sie für Entspannungsübungen eigentliche keine Hilfsmittel brauchen, sollten Sie trotzdem Folgendes beachten:

- ✔ Üben Sie in einer ruhigen Umgebung, wo Sie von anderen oder dem Telefon nicht gestört werden können.
- ✔ Legen Sie sich ein kleines Kissen unter den Kopf und ein großes unter die Knie, um sich die liegenden Positionen zu erleichtern.
- ✔ Sorgen Sie dafür, dass sie nicht auskühlen. Stellen Sie, wenn nötig, vor den Übungen die Heizung an, oder legen Sie sich unter eine Decke. Legen Sie sich auf keinen Fall auf den kalten Boden, was zu Nierenschäden führen kann.
- ✔ Üben Sie die Entspannungstechniken niemals mit vollem Magen.

Tiefenentspannung: Die Totenstellung

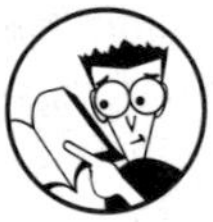

Die einfachste und gleichzeitig schwierigste aller Yogaübungen ist die Totenstellung – *Sawasana* oder *Mritatsana*. Diese Übung ist einfach, weil Sie nicht einen einzigen Körperteil bewegen müssen, und gleichzeitig die schwierigste, weil Sie Ihre Gliedmaßen wirklich nicht bewegen dürfen. Die Totenstellung ist eine Übung, in der der Geist die Materie beherrschen soll. Die einzigen Hilfsmittel, die Sie hierfür benötigen, sind Ihr Körper und Ihr Geist.

Gehen Sie folgendermaßen vor:

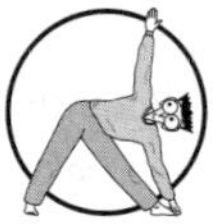

1. **Legen Sie sich flach auf den Rücken. Lassen Sie Ihre Arme ausgestreckt und entspannt mit den Handflächen nach oben (oder nach unten, wenn es Ihnen bequemer ist) an Ihrer Seite ruhen.**

   Schieben Sie sich bei Bedarf ein kleines Kissen unter den Kopf und als zusätzliche Erleichterung ein großes Kissen in die Kniekehlen.

2. **Schließen Sie die Augen.**

   In Abbildung 4.1 erkennen Sie, wie die Totenposition aussehen muss.

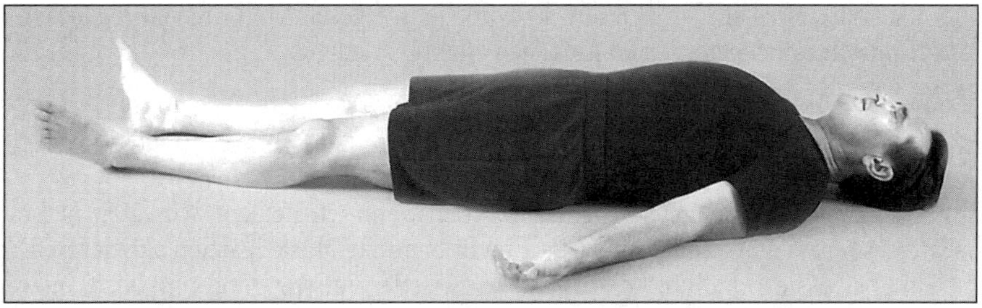

Abbildung 4.1: Die Totenposition ist die beliebteste aller Yogaübungen.

3. **Konzentrieren Sie sich auf die Absicht, sich zu entspannen.**

   Manche Leute finden es ganz hilfreich, sich vorzustellen, an einem sonnigen Tag an einem weißen Strand zu liegen.

4. **Machen Sie ein paar tiefe Atemzüge, und verlängern Sie bei jedem Atemzug das Ausatmen.**

5. **Ziehen Sie die Muskeln in Ihren Füßen für einige Sekunden zusammen, und entspannen Sie sie anschließend wieder bewusst.**

   Machen Sie dasselbe mit den Muskeln in den Waden und nacheinander mit der Oberschenkel-, Gesäß-, Bauch-, Brust-, Rücken-, Hand-, Unterarm-, Oberarm-, Schulter-, Nacken- und Gesichtsmuskulatur.

6. **Überprüfen Sie regelmäßig, ob alle anderen Muskeln entspannt sind.**

   Wahrscheinlich werden Sie eine leichte Spannung um die Augen und in der Kopfhaut feststellen. Entspannen Sie auch Ihren Mund und die Zunge.

7. **Konzentrieren Sie sich auf das stärker werdende Gefühl der Spannungsfreiheit, und atmen Sie ruhig und frei durch.**

8. **Bevor Sie am Ende der Übung die Augen wieder öffnen, führen Sie sich noch einmal Ihre Vorstellung vor Augen, um das entspannte Gefühl so lange wie möglich zu genießen.**

9. **Öffnen Sie Ihre Augen, recken und strecken Sie sich einmal gemütlich und stehen Sie dann auf.**

Führen Sie diese Übung 10 bis 30 Minuten lang durch. Je länger, desto besser.

Lassen Sie sich von Ihrem Körper führen

Lassen Sie die Entspannungsübung ganz natürlich enden – Ihr Körper weiß am besten, wann er entspannt genug ist und wird Sie ganz natürlich aus der Entspannung herausführen. Wenn Ihnen jedoch nur eine bestimmte Zeit für die Übung zur Verfügung steht, stellen Sie Ihren geistigen Wecker auf 15 oder 20 Minuten ein. Wenn Sie sich lieber von einem Geräusch daran erinnern lassen wollen, wieder in den normalen Wachzustand zurückzukehren, stellen Sie sich einen Wecker – aber möglichst einen, der Sie nicht mit viel Getöse weckt und einen gewaltigen Adrenalinschub auslöst.

So bleiben Sie bei der Übung wach

Wenn Sie das Gefühl haben, dass Sie kurz vor dem Einschlafen sind, bringen Sie Ihre Füße etwas näher zusammen. Konzentrieren Sie sich in regelmäßigen Abständen auf Ihre Atmung, und überprüfen Sie, ob Sie weiterhin gleichmäßig und unbeschwert atmen. Gegen ein Nickerchen ist im Allgemeinen nichts einzuwenden. Wenn Sie allerdings unter Schlaflosigkeit leiden, sollten Sie sich Ihren Schlaf lieber für die Nacht aufsparen. Ohnehin ist der Nutzen der bewussten und wachen Entspannung größer als jedes Nickerchen. Das Gute an der Entspannung ist die Tatsache, dass Sie die ganze Übung bewusst erleben und sie auch bis zu einem gewissen Maß kontrollieren können. In der Entspannung lernen Sie Ihren eigenen Körper besser kennen. Sie können Stress und Spannungen besser entdecken und etwas dagegen unternehmen. Nach dieser Übung werden Sie sich nicht schläfrig fühlen, weil Sie, ohne es zu merken, einen viel tieferen als den normalen Schlaf erlebt haben. Denken Sie daran: Schlaf bringt nicht immer Entspannung – eine Tatsache, die jeder von uns schon einmal erlebt hat, wenn er mit dem Gefühl aufgewacht ist, im Schlaf Schwerstarbeit geleistet zu haben.

Entspannungsübung für den Nachmittag

Wenn am Nachmittag Ihre Energie nachlässt, versuchen Sie einmal folgende Übung, mit der sich Stress hervorragend vertreiben lässt. Sie können die Übung sowohl zu Hause als auch im Büro durchführen. Sorgen Sie nur vorher dafür, dass Sie nicht gestört werden. Für diese Übung brauchen Sie einen Stuhl und eine oder zwei Decken sowie ein Handtuch. Planen Sie fünf bis zehn Minuten ein.

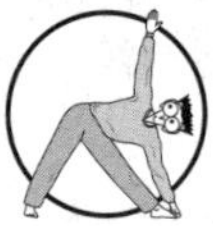

1. **Legen Sie sich auf den Boden, und legen Sie die Beine auf einen Stuhl (siehe Abbildung 4.2).**

   Sorgen Sie dafür, dass Ihre Beine und Ihr Rücken bequem liegen und keine Beschwerden bereiten. Die Beine sollten in einem Abstand von etwa 35 bis 40 Zentimeter auseinander liegen. (Sie können die Beine auch auf ein Bett legen.) Wenn Ihnen keine der Positionen angenehm ist, legen Sie sich einfach mit angewinkelten Knien auf den Rücken. Falls Ihr Kopf nicht bequem auf dem Boden aufliegt und Ihre Halsmuskulatur angespannt ist, oder wenn Ihr Hals zu weit nach hinten gestreckt ist, stützen Sie den Kopf mit einer zusammengefalteten Decke ab.

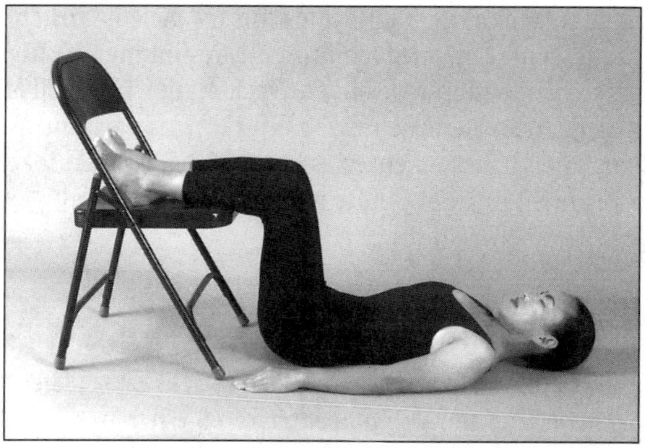

Abbildung 4.2: Atmen Sie lang ein und dann so lang wie möglich wieder aus.

2. **Breiten Sie eine der mitgebrachten Decken über dem Körper und den Beinen aus.**

   Sie dürfen Ihren Körper nicht zu schnell auskühlen lassen, was nicht nur unbequem ist und Ihre Entspannung stören, sondern auch zu Muskelkrämpfen und Nierenproblemen führen kann.

3. **Legen Sie das gefaltete Handtuch über Ihre Augen.**
4. **Ruhen Sie für einen Moment, und gewöhnen Sie sich dabei an die Position.**

5. **Stellen Sie sich einen großen Ballon in Ihrem Bauch vor. Atmen Sie durch die Nase ein, und stellen Sie sich dabei vor, damit den imaginären Ballon aufzublasen. Lassen Sie beim Ausatmen durch die Nase die Luft aus dem eingebildeten Ballon wieder heraus.**

   Wiederholen Sie die diese Übung mehrere Male, bis Sie Ihnen keine Schwierigkeiten mehr macht.

6. **Lassen Sie bei jedem Atemzug das Einatmen etwas länger werden.**

   Atmen Sie lange ein und noch länger aus.

7. **Wiederholen Sie diesen Vorgang mindestens 30 Mal.**

8. **Führen Sie zum Ende der Übung Ihre Atmung langsam wieder in den Normalzustand zurück, und ruhen Sie dann noch für ungefähr eine Minute. Genießen Sie dabei das entspannte Gefühl.**

   Stehen Sie langsam wieder auf.

Die magischen Dreiecke

Auch die folgende Entspannungstechnik nutzt Ihre Vorstellungskraft. Wenn es Ihnen leicht fällt, sich etwas vorzustellen, werden Sie diese Übung angenehm und erfrischend finden. Für diese Übung brauchen Sie einen Stuhl und eventuell eine Decke. Planen Sie fünf Minuten ein.

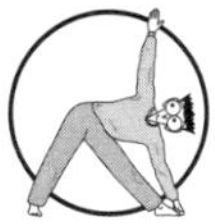

1. **Setzen Sie sich gerade auf einen Stuhl. Setzen Sie Ihre Füße in einem bequemen Abstand voneinander auf den Boden und lassen Sie Ihre Handflächen auf den Knien ruhen (siehe Abbildung 4.3).**

   Falls Ihre Füße den Boden nicht erreichen, legen Sie die gefaltete Decke als Unterstützung unter die Füße.

2. **Atmen Sie durch die Nase.**

3. **Schließen Sie die Augen, und konzentrieren Sie Ihre Aufmerksamkeit auf einen Punkt in der Mitte Ihrer Stirn, kurz oberhalb der Augenbrauen.**

   Achten Sie darauf, die Stirn nicht zu runzeln und die Augen nicht zusammenzukneifen.

4. **Stellen Sie sich so lebhaft wie möglich ein Dreieck vor, das den Punkt auf der Stirn und Ihre beiden Handrücken miteinander verbindet.**

   Nehmen Sie alle Erscheinungen und Farben zur Kenntnis (aber denken Sie nicht weiter daran), die vor Ihrem geistigen Auge ablaufen, während Sie sich auf das Dreieck konzentrieren. Atmen Sie nun ungefähr acht Mal ein und aus, und lösen Sie dann das Dreieck wieder auf.

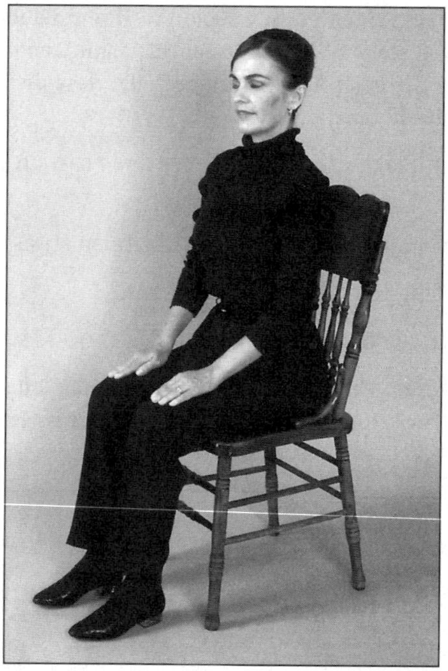

Abbildung 4.3: Konzentrieren Sie sich auf die Teile des Dreiecks, die schwer zu verbinden sind.

5. **Stellen Sie sich ein Dreieck vor, das durch Ihren Bauchnabel und Ihre beiden großen Zehen gebildet wird.**

   Halten Sie sich dieses Bild 10 bis 12 Atemzüge lang vor Augen. Wenn sich das Dreieck an einem Punkt nicht schließen lässt, konzentrieren Sie sich so lange verstärkt auf diesen Punkt, bis das Dreieck wieder komplett ist.

6. **Der letzte Schritt ist etwas komplizierter: Halten Sie Ihre Augen weiterhin geschlossen, und stellen Sie sich wieder das erste Dreieck vor, das aus dem Punkt auf Ihrer Stirn und den beiden Handrücken gebildet wird.**

   Wenn Sie dieses Bild klar vor Augen haben, versuchen Sie, sich gleichzeitig auch das zweite Dreieck vorzustellen. Stellen Sie sich 12 bis 15 Atemzüge lang beide Dreiecke gleichzeitig vor, und lösen Sie sie anschließend auf.

Vor dem Schlaf kommt die Entspannung

Wenn Sie unter Schlaflosigkeit leiden oder endlich einmal wieder eine Nacht lang durchschlafen wollen, kann Ihnen die folgende Übung helfen. Viele Menschen halten nicht bis zum Ende dieser Entspannungsübung durch, sondern schlafen vorher ein. Für diese Übung brauchen Sie folgende Hilfsmittel: ein Bett oder eine andere bequeme Schlafgelegenheit, zwei Kissen und eine oder zwei Decken. Planen Sie fünf bis zehn Minuten für die Übung ein.

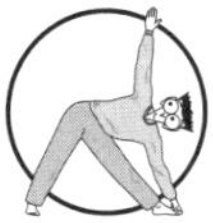

1. **Legen Sie sich auf den Rücken und ziehen Sie die Decke über sich.**

   Sie können die Beine ausstrecken oder anwinkeln. Wenn Sie lieber mit angewinkelten Knien liegen, sollten die Fußsohlen flach auf der Matratze aufliegen.

2. **Legen Sie eines der Kissen unter den Kopf, und behalten Sie das zweite in Ihrer Reichweite.**

3. **Schließen Sie die Augen und fangen Sie an, durch die Nase zu atmen. Atmen Sie doppelt so lange aus wie ein.**

   Atmen Sie regelmäßig und unbeschwert. Versuchen Sie nicht, den Atem auf einen bestimmten Körperteil zu richten. Sie sollten das 1:2-Verhältnis von Ein- und Ausatmen ohne Schwierigkeiten durchhalten können.

4. **Atmen Sie acht Mal auf dem Rücken ein und aus. Drehen Sie sich dann auf Ihre rechte Seite, und legen Sie das zweite Kissen zwischen Ihre Knie.**

   Machen Sie in dieser Position 16 Atemzüge im oben beschriebenen Verhältnis.

5. **Drehen Sie sich dann auf Ihre linke Seite, und machen Sie in dieser Position 32 Atemzüge im oben beschriebenen Verhältnis.**

Schlafen wie ein Yogi (Yoga Nidra)

Der yogische Schlaf ist eine sehr effektive Entspannungstechnik. Diese Übung können Sie durchführen, wenn Sie gelernt haben, die Entspannungsreaktionen zu beherrschen. Wenn diese Technik richtig angewendet wird, kann der yogische Schlaf so erholsam wie ein normaler Schlummer sein – mit dem Unterschied, dass Sie die ganze Zeit über bei vollem Bewusstsein sind.

Diese Übung zeichnet sich unter anderem dadurch aus, dass Sie sich, wie weiter unten beschrieben, in relativ kurzer Folge auf die verschiedenen Körperteile konzentrieren. Dabei müssen Sie jeden Körperteil im Geist benennen und dann versuchen, ihn so stark wie möglich zu fühlen.

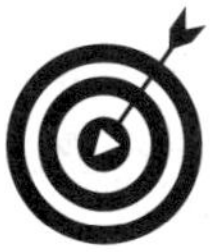

Zu Anfang wird es Ihnen bestimmt schwer fallen, bestimmte Körperteile tatsächlich zu fühlen. Lassen Sie sich dadurch nicht entmutigen, sondern richten Sie Ihre Aufmerksamkeit in schneller Folge auf die verschiedenen Gliedmaße und Körperteile. Wenn Sie in dieser Technik etwas versierter geworden sind, können Sie den Wechsel etwas verlangsamen und jeden Körperteil deutlicher fühlen. Nach einiger Übung können Sie auch die inneren Organe in diesen Kreislauf aufnehmen.

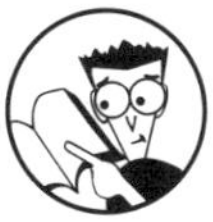

Diese Übung sollten Sie am besten vor dem Schlafengehen durchführen. Der yogische Schlaf ist nämlich eine gute Technik, bewusste Träume anzuregen und das Gefühl der Körperlosigkeit während des Schlafes zu erleben. Als bewusste Träume werden Träume bezeichnet, in denen Sie merken, dass Sie träumen. Die großen Yogameister verlässt das Bewusstsein auch im Schlaf nicht.

Nur die besten Absichten

Die Yoga-Nidra-Technik ist ein gutes Hilfsmittel zur Neuprogrammierung Ihres Gehirns, weil Sie mit ihrer Hilfe eine tiefere Schicht Ihres Geistes erreichen können. Dieser Vorstoß in die tieferen Schichten wird dadurch erreicht, dass Sie eine Absicht formulieren. Das Sanskrit-Wort für Absicht lautet *Samkalpa,* das außerdem auch »Wunsch« oder »Wille« bedeutet. Eine Absicht kann Ihr Streben nach Erleuchtung zum Wohl aller Menschen sein, Ihr Wunsch, Ärger, Eifersucht, Unfreundlichkeit oder negative Emotionen zu überwinden, oder einfach der Wunsch sein, gesund zu werden oder zu bleiben. Diese Absicht darf natürlich nicht im Widerspruch zu den hohen moralischen Prinzipien des Yoga stehen. Nehmen Sie Ihre Absicht ernst und wiederholen Sie sie mindestens ein Dutzend Mal am Anfang und am Ende der Übung.

Gehen Sie zum Üben des yogischen Schlafes folgendermaßen vor:

1. **Legen Sie sich flach auf den Rücken. Legen Sie die Arme an die Seite und lassen Sie die Handflächen nach oben zeigen. (Wenn es Ihnen angenehmer ist, können Sie die Handflächen auch auf den Boden legen.) Siehe Abbildung 4.1.**

   Legen Sie sich ein Kissen als Stütze unter den Nacken und ein weiteres Kissen unter die Knie.

2. **Schließen Sie die Augen.**

3. **Formulieren Sie eine klare Absicht.**

4. **Atmen Sie ein paar Mal tief ein und aus, wobei das Ausatmen betont werden soll.**

5. **Beginnen Sie mit der rechten Körperhälfte und konzentrieren Sie sich nacheinander in schneller Folge auf alle Körperteile: Zuerst nacheinander auf die Finger, dann auf die Handfläche, den Handrücken, die ganze Hand, den Unterarm, Ellbogen, Oberarm, Schultergelenk, Schulter, Nacken, die verschiedenen Teile des Gesichts (Stirn, Augen, Nase, Kinn usw.), Ohr, Kopfhaut, Hals, Brust, Schulterblatt, Hüfte, Oberbauch, Unterbauch, Genitalien, Gesäß, die ganze Wirbelsäule, Oberschenkel, Knie und Kniekehle, Schienbein, Wade, Fußgelenk, Fußspann, Ferse, Sohle und alle Zehen nacheinander.**

6. **Konzentrieren Sie sich auf den gesamten Körper.**

7. **Wiederholen Sie den Zyklus ein oder zwei Mal, bis Sie das gewünschte Maß an Entspannung erreicht haben. Beenden Sie jeden Kreislauf mit der Konzentration auf den ganzen Körper.**

8. **Konzentrieren Sie sich auf den ganzen Körper und den umgebenden Raum.**

   Nehmen Sie die Stille und den Frieden in sich auf.

9. **Halten Sie sich noch einmal Ihre ursprüngliche Absicht vor Augen.**
10. **Bereiten Sie sich geistig auf die Rückkehr ins normale Bewusstsein vor.**
11. **Bewegen Sie einen Moment lang langsam die Finger. Holen Sie einmal tief Luft, und öffnen Sie dann die Augen.**

Für die Yoga-Nidra-Übung gibt es kein Zeitlimit, es sei denn, Sie legen eines für sich fest. Wenn Sie anschließend noch etwas zu erledigen haben, sollten Sie sich einen (möglichst sanften) Wekker stellen.

Gesund werden durch richtiges Atmen

5

In diesem Kapitel

- Das Wichtigste über richtiges Atmen
- Einzelheiten über den Atmungsvorgang
- Atmung und Bewegung koordinieren
- Positionsübungen mit Stimmunterstützung
- Traditionelle Methoden der Atmungssteuerung

Die alten Yogameister haben die Nützlichkeit der kontrollierten Atmung schon vor einigen Tausend Jahren entdeckt und im Hatha-Yoga ein System für die bewusste Atemkontrolle entwickelt. In diesem Kapitel werden wir Sie mit den Geheimnissen der alten Meister bekannt machen. Im alten Sanskrit ist das Wort für »Atem« dasselbe wie für »Leben« – *Prana* – ein Hinweis darauf, welche Bedeutung Yoga der Atmung für das körperliche Wohlbefinden beimisst.

In diesem Kapitel zeigen wir Ihnen, wie Sie bewusstes Atmen mit verschiedenen Yogapositionen kombinieren können. Darüber hinaus stellen wir Ihnen einige Atemübungen vor, die Sie auf einem Stuhl oder – wenn Sie sich fit genug fühlen – in einer der yogischen Sitzpositionen durchführen können. Denken Sie daran, jede Position mit der richtigen Atemübung zu beginnen und zu beenden. Diese Kombination kann den wohltuenden Effekt auf den Körper und die Seele erheblich verstärken. Yoga ohne *Prana* wäre zu vergleichen mit dem Versuch, einen leeren Topf auf den Herd zu stellen und auf ein köstliches Mahl zu warten.

Atmen Sie sich gesund

Betrachten Sie Ihre Atmung als Ihren besten Freund. An jedem Tag Ihres Lebens atmen Sie etwa 20.000 bis 30.000 Mal ein und aus. Wahrscheinlich sind Sie sich des Atmens gar nicht bewusst – es sei denn, Sie haben irgendwelche Bronchien- oder Lungenprobleme. Und wie bei einer engen Freundschaft ist es auch beim Atmen: Es ist so selbstverständlich und deshalb langweilig. Und in dieser Selbstverständlichkeit liegt die Gefahr. Um es ganz klar zu sagen: Das automatische Atmen ist nicht unbedingt ein Vorteil, denn automatisch bedeutet nicht optimal. Tatsächlich sind die Atemgewohnheiten der meisten Menschen ziemlich schlecht und alles andere als effektiv. Sie sammeln eine Menge verbrauchter Luft in ihren Lungen, die so unproduktiv wie eine langweilige Beziehung ist. Schlechtes Atmen verursacht und fördert bekanntermaßen Stress. Und umgekehrt führt Stress zu flachen und kurzen Atemzügen, was wiederum den Angstlevel anhebt.

Sie können Stress mithilfe einfacher yogischer Atemübungen abbauen. Richtiges Atmen lädt unter anderem Ihr Blut mit Sauerstoff auf, der wiederum Ihre Körperzellen ernährt und zur allgemeinen Gesundheit beiträgt. Flache Atemzüge können die vier Liter Blut in Ihren Adern nicht ausreichend mit Sauerstoff versorgen. Als Resultat sammeln sich Giftstoffe in den Zellen an. Ohne recht zu wissen, warum, fühlen Sie sich geistig träge und niedergeschlagen. Außerdem führen diese Giftstoffe zu organischen Fehlfunktionen. Kein Wunder, dass man allein mit der richtigen Atemtechnik die Funktionen von Körper und Geist so wirksam beeinflussen kann.

Im Yoga wird das bewusst gesteuerte Atmen zu folgenden Zwecken eingesetzt:

✔ Sie können es zusammen mit den verschiedenen Positionen verwenden, um deren Effekte zu verstärken und den Geist auf die Meditation vorzubereiten.

✔ Sie können es zur Vitalitätssteigerung als eigene Übung einsetzen.

✔ Sie können es als Heilmethode einsetzen, bei der Sie den Atem bewusst auf einen bestimmten Körperteil oder ein Organ lenken, um eine Energieblockade zu lösen und die Heilung zu erleichtern. Dies ist das yogische Gegenstück zur Akupunktur.

Achten Sie auch beim Atmen auf Qualität

Bevor Sie jetzt sofort drastische Änderungen an Ihrer Atemtechnik vornehmen, sollten Sie sich noch etwas gedulden und zuerst einmal Ihren Atemstil analysieren. Vielleicht wäre es hilfreich, Ihre Atemgewohnheiten einige Tage lang zu beobachten und dabei zu notieren, wie sich Ihre Atmung in den verschiedenern Situationen verändert. Stellen Sie sich zur Überprüfung Ihrer Atemgewohnheiten die folgenden Fragen:

✔ Ist meine Atmung flach? Bewegen sich mein Bauch und mein Brustkorb nur wenig, wenn ich meine Lungen mit Luft fülle?

✔ Gerät meine Atmung häufig aus dem Takt?

✔ Gerate ich leicht außer Atem?

✔ Geht mein Atem manchmal sehr mühsam?

✔ Atme ich im Allgemeinen zu schnell?

Wenn Sie eine dieser Fragen mit Ja beantwortet haben, sind Sie ein idealer Kandidat für das yogische Atmen. Aber auch wenn Sie alle Fragen mit Nein beantworten können, kann bewusstes Atmen Ihrer körperlichen und geistigen Gesundheit nur gut tun.

Übrigens: Männer holen durchschnittlich 12 bis 14 Mal pro Minute Atem, Frauen ungefähr 14 bis 15 Mal. Eine signifikant schnellere Atmung – die normalerweise im Zusammenhang mit *Brustatmung* auftritt – wird als Hyperventilation bezeichnet und führt zu einem Kohlensäuremangel. (Ihr Körper benötigt dieses Gas, um das Säure-Alkali-Gleichgewicht des Blutes aufrecht zu erhalten.)

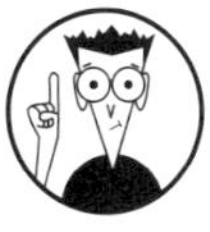

Die kosmische Seite der Atmung

In den alten Yogaschriften wird angegeben, dass wir durchschnittlich 21.600 Mal am Tag Luft holen. Diese Zahl, die auch von modernen Forschungen anerkannt wird, hat einen tiefen Symbolwert. Hier der Grund: 21.600 ist ein Fünftel von 108.000. Die Zahl 108 oder eine Vielzahl von 108 hat in Indien eine spezielle Bedeutung. Sie bezieht sich unter anderem auf die astronomische Tatsache, dass der Abstand zwischen Erde und Sonne 108 Mal so groß ist wie der Durchmesser der Sonne. Diese Symbolik wird auch durch die 108 Perlen des von vielen Yogaanhängern in Indien verwendeten Rosenkranzes dargestellt. Eine ganzer Zyklus des Rosenkranzes steht für eine symbolische Reise von der Erde zur Sonne, d.h. vom normalen zu einem höheren Bewusstsein. Und nicht zufällig ist auch die Anzahl der Atemzüge pro Tag gerade ein Fünftel von 108.000, weil 5 die mit dem Element Luft verbundene Zahl ist.

Diese Korrelation zwischen dem Körper-Geist-Komplex und dem Universum ist nur eine von vielen Übereinstimmungen, die die alten Yogameister herausgefunden haben.

Entspannung mit ein paar tiefen Atemzügen

Denken Sie einmal daran, wie oft Sie den Satz »So, nun hol' erstmal tief Luft und entspann' dich« schon gehört haben. Dieser Rat ist deshalb in aller Munde, weil er tatsächlich funktioniert. Schmerzkliniken setzen Atemübungen zur Schmerzlinderung ein. In Frauenkliniken lernen beide Elternteile Yoga-Atemtechniken, die den Geburtsvorgang erleichtern sollen. Seit den 70-er Jahren bringen so genannte Stress-Gurus Unternehmensmanagern yogische Atemtechniken bei.

Versuchen Sie einmal folgende einfache Übung, um die segensreichen Effekte des richtigen Atmens kennenzulernen.

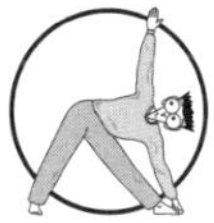

1. **Setzen Sie sich bequem auf einen Stuhl.**
2. **Schließen Sie Ihre Augen, und stellen Sie sich einen Schwan vor, der majestätisch über einen stillen See gleitet.**
3. **Lassen Sie Ihrem Atem jetzt in einer langsamen und ruhigen Bewegung kommen. Wenn möglich, sollten Sie bei dieser Übung durch die Nase atmen.**

   Falls Sie gerade eine verstopfte Nase haben, versuchen Sie eine Kombination von Mund- und Nasenatmung. Ist auch das nicht möglich, atmen Sie einfach durch den Mund.
4. **Atmen Sie ungefähr 20 Mal langsam ein und aus, und verlängern Sie die Atemzüge dabei ständig. Kehren Sie anschließend langsam zu Ihrer normalen Atmung zurück.**

5. **Bleiben Sie anschließend noch einen Moment mit geschlossenen Augen sitzen, und werden Sie sich des besseren Allgemeinbefindens bewusst.**

   Können Sie sich jetzt vorstellen, wie wohl Sie sich erst nach 10 oder 15 Minuten yogischer Atemübungen fühlen würden?

Denken Sie an Ihre Sicherheit

Freuen Sie sich auf die beruhigende und heilende Wirkung des yogischen Atmens, aber beachten Sie auch folgende Sicherheitstipps:

- Wenn Sie Probleme mit der Lunge (wie etwa eine Erkältung oder Asthma) oder Herzbeschwerden haben, sollten Sie Ihren Arzt konsultieren, bevor Sie sich mit yogischen Atemübungen – auch unter Aufsicht eines erfahrenen Yogatherapeuten – beschäftigen.
- Führen Sie Ihre Atemübungen nur in einer gemäßigt temperierten Umgebung durch.
- Versuchen Sie, Ihre Atemübungen in sauberer Luft durchzuführen. Praktizieren Sie die Atemübungen am besten an der frischen Luft oder an einem offenen Fenster. Negative Ionen sind bei vernünftiger Dosierung gut für die Gesundheit. Positive Ionen werden von Fernsehgeräten und Computerbildschirmen abgestrahlt und gelten als mögliche Ursache für Müdigkeit, Kopfschmerzen und Atemprobleme.
- Strengen Sie sich beim Atmen nicht an. Bleiben Sie bei den Atemübungen immer völlig entspannt.
- Übertreiben Sie nicht! Befolgen Sie die Anweisungen für die betreffenden Übungen.
- Tragen Sie zu den Übungen keine einengenden Hosen oder Gürtel.

Die Vorteile der yogischen Atmung

Neben körperlicher Entspannung und geistiger Ruhe bietet die yogische Atmung ein breites Spektrum anderer Vorteile:

- Sie verbessert Ihren Stoffwechsel. (Die beste Vorsorge gegen Gewichtszunahme.)
- Sie aktiviert Muskeln, die auch für eine bessere Haltung sorgen. Mit yogischer Atmung vermeiden Sie die steife und zusammengesunkene Haltung, die die meisten Menschen im fortgeschrittenen Alter einnehmen.
- Sie hält das Lungengewebe elastisch, was Ihnen ermöglicht, mehr Sauerstoff für die Ernährung Ihrer 50 Trillionen Körperzellen aufzunehmen.

- ✔ Sie sorgt für ein harmonisches Funktionieren Ihrer inneren Organe, in denen viele Krankheiten ihren Ursprung haben.
- ✔ Sie stärkt Ihr Immunsystem.
- ✔ Sie beseitigt Angstzustände und Verspannungen.

Durch die Nase atmen

Egal, was andere Ihnen erzählen mögen – der yogische Atem geht immer durch die Nase, sowohl beim Ein- als auch beim Ausatmen. Yogis und Yoginis benutzen den Mund traditionell zum Essen und die Nase zum Atmen. Wir wollen Ihnen drei gute Gründe für die Nasenatmung nennen:

- ✔ Die Atmung wird verlangsamt, weil Sie nur durch zwei kleine Öffnungen atmen können. Langsamkeit wird im Yoga großgeschrieben.
- ✔ Die Luft wird beim Durchgang durch die Nase gefiltert und erwärmt. Im Idealfall enthält unsere Atemluft nur Staubpartikel, im schlimmsten Fall all die Giftstoffe einer normalen Großstadt.

Nach den traditionellen Yogatexten soll die Nasenatmung das Energiezentrum – in Sanskrit: *Ajna-Cakra* – stimulieren, das sich in den Nebenhöhlen zwischen den Augenbrauen befindet. Diese Stelle ist der Punkt, an dem sich der linke (kühlende) und der rechte (erwärmende) Strom der Lebensenergie treffen, die beide direkt auf das Nerven- und das Drüsensystem wirken. Diese beiden Ströme werden weiter unten im Abschnitt »Mal rechts, mal links« behandelt.

Hilfe, ich kann nicht durch die Nase atmen!

Der eine oder andere unter Ihnen wird vielleicht wegen eines gesundheitlichen Problems nicht durch die Nase atmen können. Aber keine Angst! Yoga ist sehr flexibel. Wenn Ihnen das Atmen im Liegen schwer fällt, setzen Sie sich einfach hin. Auch die Tageszeit kann Ihr Atemschema beeinflussen. So wäre es zum Beispiel möglich, dass Ihre Nase aufgrund einer Allergie morgens verstopft ist, was sich im Laufe des Tages aber wieder gibt. Diese Unterschiede können natürlich nur Sie selbst feststellen. Probieren Sie einige Möglichkeiten aus, bevor Sie sich für eine bestimmte Technik entscheiden. Versuchen Sie, durch die Nase ein- und durch den Mund auszuatmen. Wenn das nicht funktioniert, atmen Sie einstweilen nur durch den Mund, und kümmern Sie sich nicht weiter darum. Merke: Kummer und Sorgen sind immer kontraproduktiv.

Sollte man nicht immer durch die Nase atmen?

Viele von uns treiben Sport oder nehmen an anderen körperlichen Aktivitäten teil, von denen jede eigene Regeln in puncto Atmung hat, die Sie auch befolgen sollten. Für die Mehrzahl aller sportlichen Aktivitäten – Laufen, Gehen, Gewichtheben usw. – wird empfohlen, durch die Nase ein-

und durch den Mund auszuatmen. Der Grund: Bei diesen Tätigkeiten müssen große Mengen Luft ausgetauscht werden.

Sparen Sie sich – jedenfalls vorerst – das yogische Atmen für die Yogaübungen auf. Wenn Sie etwas mehr Erfahrungen gesammelt haben, können Sie die yogische Atmung für alle Aktivitäten anwenden. Dann können Sie deren beruhigende und reinigenden Effekte den ganzen Tag lang genießen.

Wie funktioniert denn nun die yogische Atmung?

Die meisten Menschen praktizieren eine sehr flache Brust- oder Bauchatmung. Yogisches Atmen besteht aus sehr tiefen Atemzügen, die sowohl den Bauch als auch den Brustkasten erweitern. Sie erfolgt entweder von der Brust aus abwärts oder von Bauch aus aufwärts. Beide Techniken sind erlaubt und haben sich bewährt (siehe Abbildung 5.2 und 5.3).

Beim yogischen Atmen wird sehr viel tiefer als normal geatmet und dadurch mehr Sauerstoff in Ihren Körper befördert. Wundern Sie sich nicht, wenn Ihnen bei diesen Übungen am Anfang etwas schwindelig wird. Legen Sie dann einfach eine kurze Pause ein. Denken Sie immer daran: Es gibt im Yoga keinen Grund zur Eile.

Sowohl bei der Bauch- als auch bei der Brustatmung wird der Bauch beim Ausatmen eingezogen. Vom mechanischen Standpunkt aus betrachtet, sieht die yogische Atmung folgendermaßen aus: Sie bewegt die Wirbelsäule und aktiviert sämtliche Muskeln und Organe des Atmungsapparats, zu denen in erster Linie das Zwerchfell, die Bauchmuskeln, die Lunge und das Herz gehören. Bei der Kontraktion wird das Zwerchfell nach unten gezogen, wodurch den Lungen mehr Raum zum Einatmen gegeben wird. Der Brustkasten wird merklich erweitert. Bei der Entspannung bewegt das Zwerchfell sich zurück in seine obere Position und treibt dabei die Luft aus den Lungen.

Das Zwerchfell ist eine bogenförmige Muskelmembran, die die Lunge und das Herz von der Bauchhöhle mit der Leber, den Nieren und den anderen Bauchorganen trennt. Diese Membran ist am unteren Rand des Rippenbogens und über zwei sehr starke Muskeln an den ersten vier Lendenwirbeln befestigt. Das Zwerchfell und die Brustmuskulatur aktivieren die Lungen, die ja keine eigenen Muskeln haben.

Das Zwerchfell und die Emotionen

Das Zwerchfell dient vielen Menschen als »Deckel«, unter dem sie unverdaute und unangenehme Gefühle wie Ärger oder Angst verschließen. Dauernde Anspannung macht jedoch das Zwerchfell unflexibel und blockiert den freien Energiefluss zwischen dem Bauch und der Brust. Yogisches Atmen stellt die Flexibilität und die Funktion des Zwerchfells wieder her und entfernt die Hindernisse im Fluss der psychosomatischen Energie (oder Lebenskraft). Mithilfe yogischer Atmung können Sie Ihre Gefühle befreien und sie in Ihr Leben integrieren.

Die Tiefenatmung wirkt nicht nur auf die Brust- und Bauchorgane, sondern hat auch Auswirkungen auf das so genannte »Bauchgefühl«. Seien Sie deshalb nicht überrascht, wenn ein paar Seufzer laut werden und möglicherweise sogar Tränen fließen, wenn sich die Spannungen im Laufe Ihrer Atmungsübungen lösen. Dies ist das beste Zeichen dafür, dass Sie den Muskelpanzer um Ihren Bauch und Ihr Herz ablegen. Anstatt sich Sorgen zu machen oder peinlich berührt zu sein, sollten Sie sich lieber an Ihrer neu gewonnenen Freiheit erfreuen. Yogaanhänger wissen genau, dass auch ganze Kerle weinen.

Die verschiedenen Formen der yogischen Atmung

Wenn Ihre Gesundheit unter Ihrer flachen und hektischen Atmung leidet, ist die yogische Atmung das beste Heilmittel. Auch wenn Sie keine andere Yogaübung absolvieren, wird das yogische Atmen – in Kombination mit Entspannungsübungen – Ihnen unschätzbaren Gewinn bringen.

Bauchatmung

Bevor Sie sich mit dem kompletten yogischen Atmungszyklus beschäftigen, versuchen Sie zunächst einmal folgende Übung:

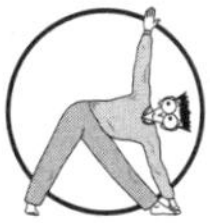

1. **Legen Sie sich flach auf den Rücken. Legen Sie eine Hand auf die Brust und die andere auf den Bauch (siehe Abbildung 5.1).**

   Wenn Sie eine Spannung im Nacken fühlen oder Ihr Kinn in dieser Position zu stark nach oben zeigt, legen Sie ein Kissen oder eine gefaltete Decke unter den Kopf. Wenn Ihr Rücken nicht bequem liegt, schieben Sie sich einfach ein großen Kissen unter die Knie.

2. **Atmen Sie 15 bis 20 Mal langsam ein und aus.**

   Strecken Sie beim Einatmen den Bauch heraus und ziehen Sie ihn während des Ausatmens wieder ein. Versuchen Sie dabei aber, den Brustkorb möglichst nicht zu bewegen. Ihre Hände dienen bei dieser Übung als Bewegungsmelder.

3. **Legen Sie zwischen Ein- und Ausatmen eine kleine Pause ein.**

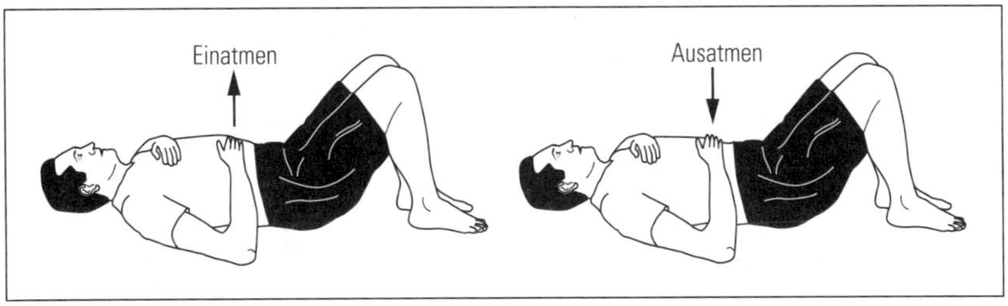

Abbildung 5.1: Die Bauchatmung trainiert das Zwerchfell und bereitet Sie auf den kompletten yogischen Atemzyklus vor.

Bauch-Brust-Atmung

Die Bauch-Brust-Atmung (siehe Abbildung 5.2) trainiert sowohl die Brust- und Zwerchfellmuskeln als auch die Lunge und füllt Ihren Körper mit reichlich Sauerstoff und Lebenskraft (*Prana*). Ihre Körperzellen werden sprühen vor Energie und auch Ihr Gehirn wird für diese Extraration Sauerstoff dankbar sein. Diese Atemtechnik können Sie vor Ihren Entspannungsübungen einsetzen, vor und während der verschiedenen Yogapositionen – im Grunde genommen immer dann, wenn Sie sich danach fühlen. Sie müssen sich dazu nicht notwendigerweise hinlegen, wie es für die folgende Übung empfohlen wird. Sie können die Atemtechniken im Sitzen und sogar beim Laufen üben. Nach einiger Zeit wird die Übung Ihnen vielleicht sogar zur zweiten Natur werden.

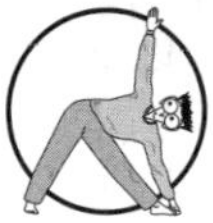

1. **Legen Sie sich mit angewinkelten Knien auf den Boden und entspannen Sie sich. Die Füße sollten eine Hüftbreite weit auseinander stehen.**

   Wenn Sie eine Spannung im Nacken fühlen oder Ihr Kinn in dieser Position zu stark nach oben zeigt, legen Sie sich ein Kissen oder eine gefaltete Decke unter den Kopf. Wenn Ihr Rücken nicht bequem liegt, schieben Sie sich ein großes Kissen unter die Knie.

2. **Atmen Sie ein und strecken Sie dabei zuerst den Bauch heraus, erweitern Sie dann den unteren Rippenbogen und pumpen Sie zum Schluss den Brustkorb auf.**

   Legen Sie eine Pause von einigen Sekunden ein.

3. **Entspannen Sie beim Ausatmen zunächst die Brust- und Schultermuskeln, und ziehen Sie dann langsam und stetig den Bauch ein.**

   Legen Sie wieder eine Pause von einigen Sekunden ein.

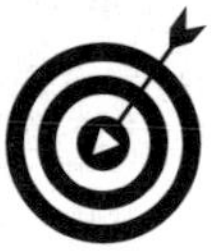

Noch wertvoller werden diese und andere Übungen, wenn Sie Ihren Geist mit einbeziehen. *Fühlen* Sie, wie die Luft in Ihre Lunge strömt. *Fühlen* Sie, wie Ihre Muskeln arbeiten. *Fühlen* Sie Ihren Körper als Ganzes. Halten Sie sich vor Augen, wie die wertvolle Lebensenergie in Ihre Lunge und jede einzelne Zelle Ihres Körpers dringt, wie sie Sie verjüngt und vitalisiert. Um diese Übung noch intensiver zu erleben, schließen Sie dabei die Augen. Sie können auch eine Hand auf den Bauch legen, um zu kontrollieren, wie er sich beim Einatmen wölbt.

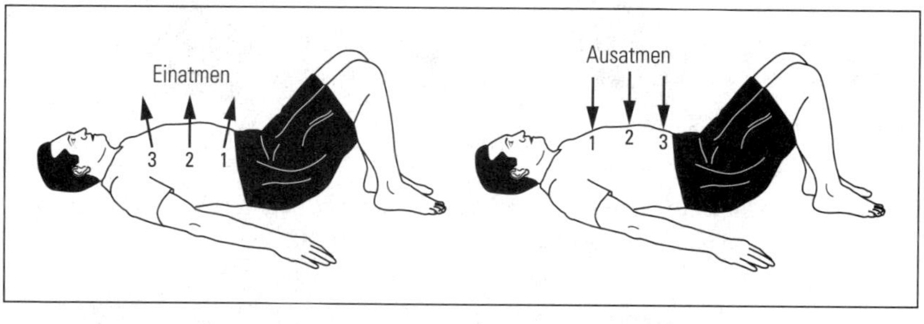

Abbildung 5.2: Die klassische Yogaatmung

Brust-Bauch-Atmung

Wir Bewohner der westlichen Hemisphäre sitzen zu viel und beugen uns zu oft nach vorne. Unsere tägliche Sitzroutine beginnt schon frühmorgens im Badezimmer, wenn wir uns zum Zähneputzen oder Rasieren über das Waschbecken beugen. Danach sitzen wir am Frühstückstisch, danach im Zug, Bus oder Auto auf dem Weg zur Arbeit. Bei der Arbeit verbringen wir unsere Zeit damit, gebeugt vor dem Computerbildschirm oder der Schreibmaschine zu hocken. Wenn wir abends nach Hause kommen, setzen wir uns zum Abendessen hin und danach geht's wahrscheinlich vor den Fernseher oder den Heimcomputer.

Mithilfe der Brust-Bauch-Atmung können Sie Ihre Wirbelsäule automatisch gerade biegen und dadurch einen Ausgleich für das gebeugte Sitzen den ganzen Tag über schaffen. Diese Atemübung ist außerdem ein guter Anfang und ein ruhiger Ausklang für die verschiedenen Yogapositionen. Die Brust-Bauch-Atmung ist auch ein ausgezeichneter Energiebringer am Morgen, den Sie schon nutzen können, noch bevor Sie aus dem Bett springen. Für den späten Abend ist diese Übung jedoch nicht zu empfehlen, weil Sie danach wahrscheinlich zunächst keinen Schlaf finden werden.

Die folgende Übung ist eine Ergänzung zur Bauch-Brust-Atmungsübung (siehe Abbildung 5.2) Wie bei jener Übung können Sie die Brust-Bauch-Atmung sowohl im Liegen als auch beim Laufen praktizieren.

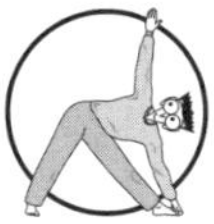

1. **Legen Sie sich mit angewinkelten Knien auf den Boden und entspannen Sie sich. Die Füße sollten eine Hüftbreite weit auseinander stehen.**

   Wenn Sie eine Spannung im Nacken fühlen oder Ihr Kinn in dieser Position zu stark nach oben zeigt, legen Sie sich ein Kissen oder eine gefaltete Decke unter den Kopf. Wenn Ihr Rücken nicht bequem liegt, schieben Sie sich ein großes Kissen unter die Knie.

2. **Atmen Sie ein, indem Sie den Brustkorb in einer fließenden Bewegung von oben nach unten aufpumpen, und führen Sie diese Bewegung bis in den Bauch hinein fort (siehe Abbildung 5.3a).**

   Legen Sie eine Pause von einigen Sekunden ein.

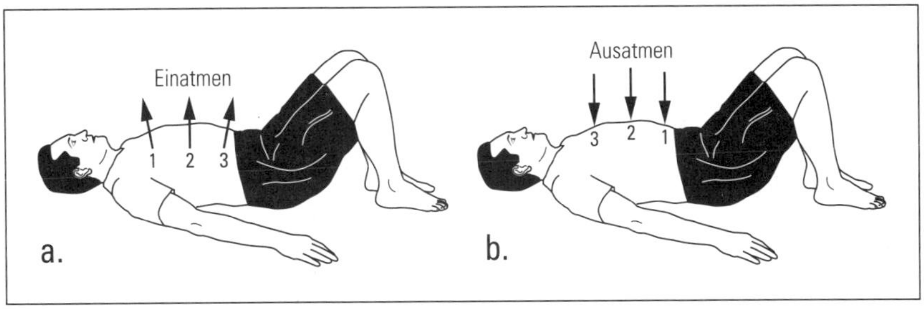

Abbildung 5.3: Die Brust-Bauch-Atmung

3. **Ziehen Sie beim Ausatmen zunächst den Bauch langsam ein und lassen Sie dann Ihren Brustkorb wieder zusammensinken (siehe Abbildung 5.3b).**

   Legen Sie wieder eine Pause von einigen Sekunden ein.

4. **Wiederholen Sie diese Sequenz.**

Fokusatmung für Anfänger

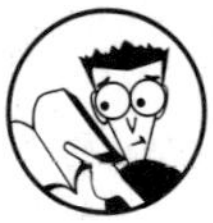

Wenn Sie Probleme mit dem Rhythmus des kompletten yogischen Atmungszyklus haben, sollten Sie es zunächst mit einer einfacheren Methode versuchen, die wir *Fokusatmung* nennen. Von der Fokusatmung können Sie anschließend problemlos zu den schwierigeren Atemübungen aufsteigen.

Phase 1

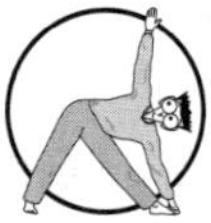

Folgen Sie bei den Yogaübungen einfach unseren Hinweisen darauf, wann Sie bei den einzelnen Positionen ein- und ausatmen, wann Sie nur durch die Nase atmen und wann Sie Ihre Atemzüge verlängern sollen. Mehr müssen Sie gar nicht tun! Kümmern Sie sich nicht darum, an welchem Punkt die Atemzüge beginnen und enden sollen, sondern atmen Sie langsam und gleichmäßig. (Die Positionen stellen wir Ihnen in Teil III vor.)

Phase 2

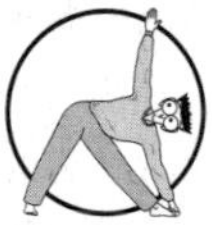

Wenn Sie mit den Übungen der Phase 1 vertraut sind, beginnen Sie jetzt damit, nach dem Ein- und Ausatmen jeweils eine kurze Pause von ein oder zwei Sekunden einzulegen.

Phase 3

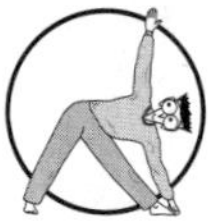

Wenn Sie mit den Praktiken von Phase 1 und 2 vertraut sind, beginnen Sie, den Bauch beim Einatmen einzuziehen – ohne Gewalt und Übertreibung.

Pausen einlegen

Wenn Sie ganz normal und flach atmen, werden Sie feststellen, dass Sie zwischen Ein- und Ausatmen eine kleine Pause einlegen. Diese Pause ist für das yogische Atmen sehr wichtig. Auch wenn diese Pause nur ein oder zwei Sekunden andauert, ist sie jedoch immer auch ein natürlicher Moment der Ruhe und Meditation. Wenn Sie sich auf diesen Moment konzentrieren, werden Sie sich der Einheit zwischen Körper, Atmung und Geist bewusst, die alle drei zu den Schlüsselelementen von Yoga gehören. Mit der Hilfe eines Lehrers können Sie lernen, diese Pause während der verschiedenen Yogaübungen zu verlängern und dadurch den positiven Effekt zu verstärken.

Partnerschaft im Yoga: Atmung und Bewegung

Im Hatha-Yoga ist das Atmen genauso wichtig wie die Positionen, die wir in Teil III beschreiben. Die Art und Weise, wie Sie beim Einnehmen, beim Halten und beim Beenden einer Position atmen, hat großen Einfluss auf die Wirksamkeit der betreffenden Übung.

Man könnte die Atmung mit den Bonusmeilen aus der Fliegerei vergleichen. Je bewusster Sie atmen, desto größer sind die positiven Auswirkungen auf Ihre Gesundheit. Hier einige wichtige Regeln:

- ✔ Begleiten Sie mit der Atmung die Bewegungen der verschiedenen Positionen. Die Atmung ist der Bewegung immer um ein paar Sekunden voraus. Das bedeutet: Zuerst atmen Sie ein beziehungsweise aus, und danach führen Sie die Bewegung durch.
  - Beim Einatmen wird der Körper geöffnet und erweitert.
  - Beim Ausatmen zieht sich der Körper zusammen.
- ✔ Ein- und Ausatmen enden jeweils mit einer kurzen Pause.
- ✔ Am Anfang sollte sich die Dauer der Bewegungen innerhalb einer Position am Ein- und Ausatmen orientieren. Wenn Sie zum Beispiel beim Einatmen die Arme anheben und vor der endgültigen Position keine Luft mehr haben, halten Sie für einen kurzen Augenblick den Atem an, atmen Sie dann langsam aus, und senken Sie dabei die Arme. Mit einiger Übung werden Ihre Atemzüge langsam länger.
- ✔ Machen Sie Ihre Atmung zu Ihrem Lehrer. Immer wenn das Atmen schwer wird, sollten Sie eine Pause einlegen.
- ✔ Versuchen Sie, zu fühlen, wie Ihr Atem in den Bereich des Körpers hineinströmt, den Sie mit einer bestimmten Position gerade bearbeiten.

Die vier Richtungen der Atmung

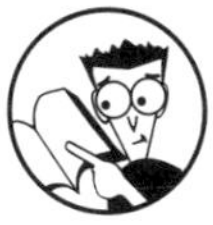

Sie können Ihren Körper in vier Richtungen bewegen:

- ✔ Sie können ihn vorwärts beugen.
- ✔ Sie können ihn rückwärts beugen (strecken).
- ✔ Sie können ihn seitwärts beugen.
- ✔ Sie können ihn verdrehen.

Die meisten Menschen halten den Atem bei einer Bewegung an. Beim Yoga aber soll die Bewegung dem natürlichen Fluss des Atems folgen. Befolgen Sie die folgenden Regeln:

- ✔ Bei Rückwärtsbeugen sollten Sie immer einatmen. (siehe Abbildung 5.4a)
- ✔ Bei Vorwärtsbeugen sollten Sie immer ausatmen. (siehe Abbildung 5.4b)
- ✔ Bei Seitwärtsbeugen sollten Sie immer ausatmen. (siehe Abbildung 5.4c)
- ✔ Bei Körperdrehungen sollten Sie immer ausatmen. (siehe Abbildung 5.4d)

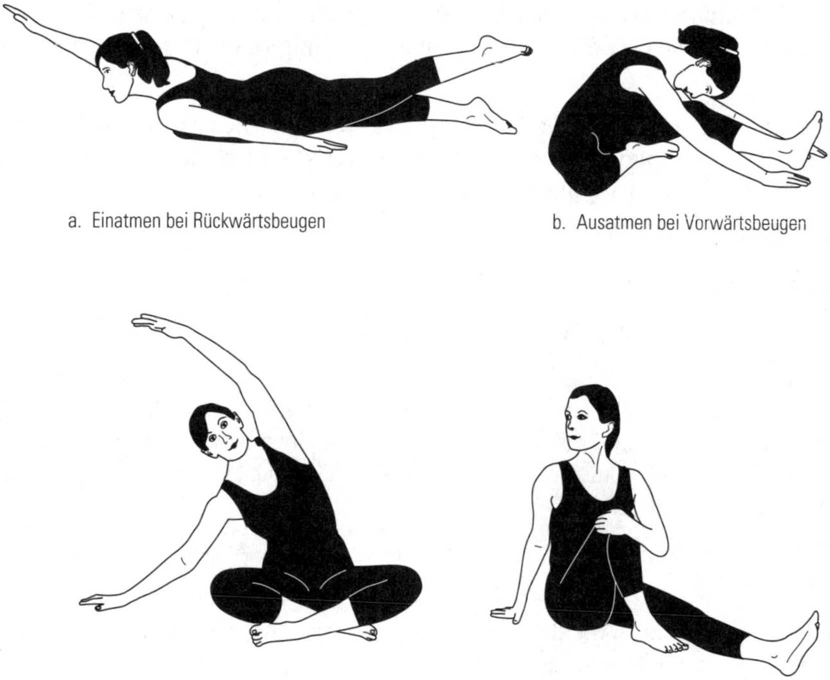

a. Einatmen bei Rückwärtsbeugen

b. Ausatmen bei Vorwärtsbeugen

c. Ausatmen bei Seitwärtsbeugen

d. Ausatmen bei Körperdrehungen

Abbildung 5.4: Richtiges Atmen während der Positionen ist sehr wichtig.

Die Unterschiede zwischen bewegten und ruhigen Positionen

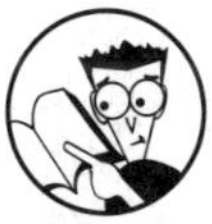

Die meisten Bücher beschreiben stationäre oder gehaltene Positionen (*Asanas*) in aller Ausführlichkeit. Bevor Sie aber lernen, wie Sie eine Position halten, sollten Sie sich unserer Meinung nach zunächst einmal damit vertraut machen, wie Sie in diese Position hinein- und wieder herauskommen. Befolgen Sie dabei aber immer die Regeln zum Atmen und zur Bewegung, die wir Ihnen im letzten Abschnitt vorgestellt haben. Wenn Sie dann Ihre Positionen problemlos einnehmen und beenden können, versuchen Sie, die betreffende Position für einige Augenblicke einzuhalten – ohne den Atem anzuhalten oder den Atemrhythmus zu verändern. Folgende Gründe sprechen dafür, zuerst zu lernen, eine bestimmte Position einzunehmen und wieder ordnungsgemäß zu beenden, und erst danach die Position zu halten versuchen:

- ✔ Sie können Ihre Muskeln und Gelenke auf die Position vorbereiten, indem Sie die Blutzufuhr zu diesen Bereichen verstärken.
- ✔ Sie können die enge Verbindung zwischen Körper, Atmung und Geist besser erleben.
- ✔ Wenn Sie einen Muskel vor der Streckung entweder durch sanften Widerstand (isotonisch) oder durch Druck gegen eine feste Kraft (isometrisch) anspannen, ist die darauf folgende Streckung weitaus intensiver als bei einer statischen Position. Wenn Sie dieses Phänomen einmal selbst erleben wollen, versuchen Sie die folgende Übung mit einem Partner (siehe Abbildung 5.5).

Ein kleines Wunder

1. **Legen Sie sich auf den Rücken, winkeln Sie das linke Bein an, und setzen Sie den linken Fuß auf den Boden. Strecken Sie das rechte Bein leicht gebeugt in die Luft.**

   Bitten Sie Ihren Partner, sich an Ihr Fußende zu stellen und die Flexibilität Ihrer Kniesehne zu testen. Dazu sollte er Ihr rechtes Bein vorsichtig in Richtung Ihres Oberkörpers drücken. Denken Sie daran, bei dieser Übung locker zu bleiben und nichts zu übertreiben (siehe Abbildung 5.5a).

2. **Bringen Sie Ihr rechtes Bein wieder zurück in die Ausgangsposition, und drücken Sie mit dem Fuß gegen die Hand des Partners (siehe Abbildung 5.5b).**

   Der stehende Partner soll Ihrem rechten Fuß zunächst kräftigen Widerstand entgegensetzen (isometrisch) und danach Ihrem Fuß einen gewissen Spielraum für Bewegungen lassen (isotonisch). Beide Tests haben denselben Effekt: Der Druck des Partners auf Ihren Fuß führt zu einer Anspannung Ihrer Muskeln. Diese Anspannung sollten Sie für etwa zehn Sekunden aufrechterhalten.

3. **Nach ungefähr zehn Sekunden können Sie Ihr Bein wieder entspannen. Bitten Sie Ihren Partner anschließend, Ihr rechtes Bein noch einmal zu strecken. Vielleicht bemerken Sie schon eine Verbesserung (siehe Abbildung 5.5c).**

Versuchen Sie nicht, Ihren Partner zurückzustoßen. Drücken Sie nur so stark, bis Sie die Muskelanspannung spüren. Entspannen Sie Ihr Bein nach etwa Sekunden, und bitten Sie Ihren Partner dann, Ihr Bein noch einmal zu strecken (siehe Abbildung 5.5c). Sie werden angenehm überrascht sein, wie weit sich Ihr Bein jetzt strecken lässt.

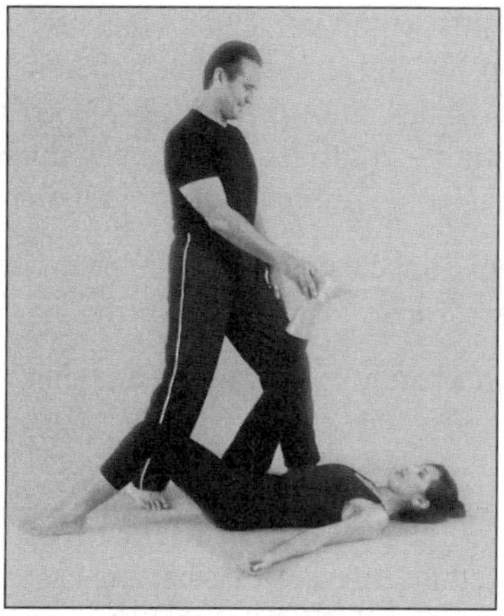

Testen Sie die Flexibilität Ihrer Kniesehne.

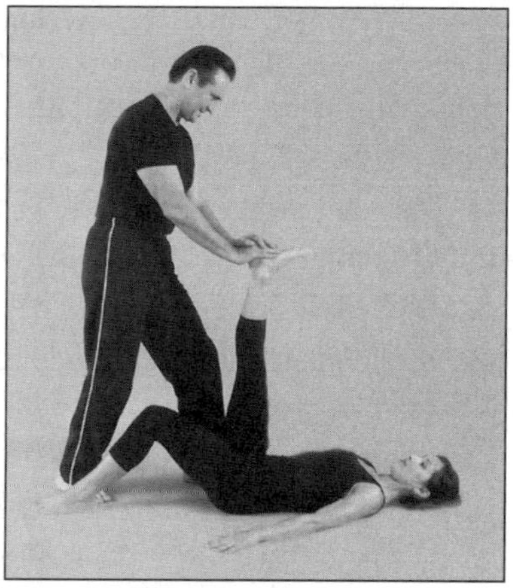

Leisten Sie Widerstand mit Ihrer Ferse.

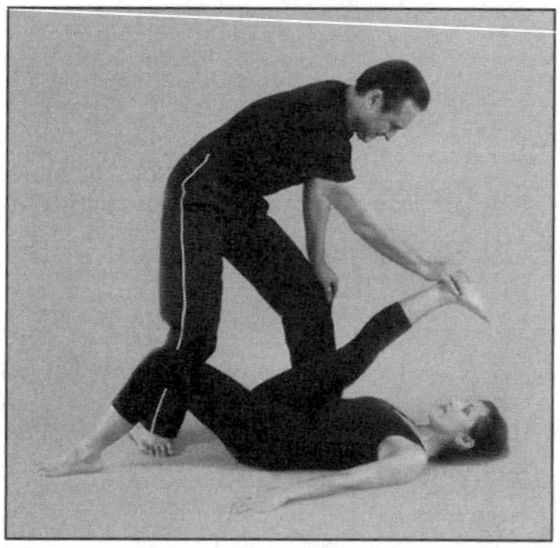

Probieren Sie das Ergebnis aus.

Abbildung 5.5: So können Sie Ihre Gelenkigkeit testen.

Das richtige Verhältnis zwischen Bewegung und Stillstand

In allen hier vorgestellten Übungen geben wir an, wie oft bestimmte Bewegungen wiederholt und wie lange die Positionen gehalten werden sollten. Nach einiger Übung werden Sie ein Gefühl dafür bekommen, was bei Ihnen am besten funktioniert. Was für Sie das richtige Maß ist, hängt unter anderem auch von Ihrer aktuellen Form ab. Als Daumenregel empfehlen wir bei dynamischen Positionen mindestens drei, aber nie mehr als acht Wiederholungen. Natürlich können sich ein Programm zusammenstellen, das ausschließlich aus dynamischen Positionen besteht, aber wir empfehlen immer eine Kombination aus dynamischen und statischen Positionen.

Wir geben Ihnen häufig die Anweisung, eine Position sechs bis acht Atemzüge lang zu halten, was auf ungefähr 30 Sekunden herausläuft. Denken Sie daran, gleichmäßig weiterzuatmen, wenn Sie eine Position halten.

Wie kombiniere ich Atmung und Bewegung?

Die Pfeile in der folgenden Übung und in allen anderen Abbildungen dieses Buches geben die Richtung der Bewegung an und beschreiben, ob Sie dabei ein- oder ausatmen sollen.

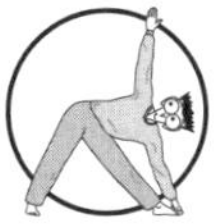

1. **Legen Sie sich mit angewinkelten oder ausgestreckten Beinen bequem auf den Rücken.**

   Lassen Sie die Arme mit nach oben weisenden Handflächen an der Seite ruhen (siehe Abbildung 5.6a).

2. **Atmen Sie durch die Nase ein, und heben Sie nach ein bis zwei Sekunden die Arme langsam (und synchron mit der Atmung) nach hinten, bis sie den Boden hinter Ihrem Kopf berühren. (siehe Abbildung 5.6b).**

   Lassen Sie Ihre Arme leicht gebeugt ruhen.

3. **Wenn Sie das Ende der Einatmungsphase erreicht haben, legen Sie eine Pause von ein oder zwei Sekunden ein – auch wenn die Arme noch nicht auf dem Boden hinter Ihnen liegen. Atmen Sie danach langsam durch die Nase aus, und bringen Sie die Arme wieder in die Ausgangsposition zurück.**

4. **Wiederholen Sie diesen Bewegungsablauf in einem langsamen Rhythmus.**

   Denken Sie daran, sich beim Einatmen zu öffnen und beim Ausatmen wieder zu schließen.

Nachdem Sie diese Übung einige Male wiederholt haben, können Sie sie mit den weiter vorne empfohlenen Atemtechniken kombinieren. Verwenden Sie entweder die Fokusatmung, die Bauchatmung (siehe Abbildung 5.1), die Bauch-Brust-Atmung (siehe Abbildung 5.2) oder die Brust-Bauch-Atmung (siehe Abbildung 5.3). Probieren Sie alle Kombinationen aus, und finden Sie heraus, welche Ihnen am besten gefällt.

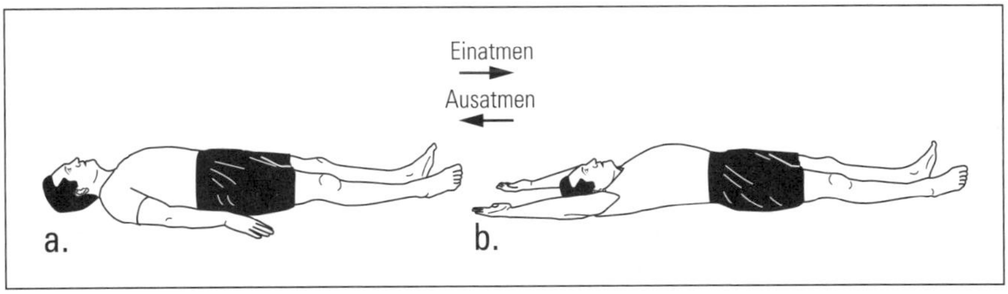

Abbildung 5.6: Jede Bewegung wird von der Atmung begleitet.

Die yogische Atmung

Töne gehören zu den wichtigsten Mitteln, mit denen Yoga die Vibrationen Ihres Körpers und Geistes aufeinander abstimmt. Tatsächlich besteht sogar eine der ältesten und wirksamsten

Yogatechniken aus der ständigen Wiederholung spezieller Laute. In diesem Abschnitt zeigen wir Ihnen, wie Sie diese Technik mit der bewussten Atmung kombinieren können. Am besten fangen Sie dazu mit den sanft klingenden Silben *ah, ma,* und *sa* an. Wir fordern Sie an dieser Stelle nicht auf, diese Silben zu singen, obwohl auch das Absingen von Mantras ein großartiges Erlebnis sein kann. Versuchen Sie folgende Übung, die Sie auf dem Boden liegend oder auf einem Stuhl sitzend ausführen können.

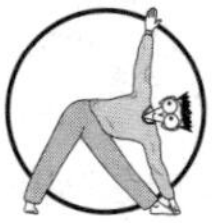

1. **Holen Sie einmal tief Luft, und sagen Sie beim Ausatmen langsam die Silbe *ah*.**

   Verlängern Sie diese Silbe bis zum Ende des Ausatmens. Atmen Sie zum Ausruhen einmal normal aus und ein, und wiederholen Sie diese Übung danach weitere vier Mal.

2. **Entspannen Sie sich für einige Augenblicke, und verwenden Sie für die nächste Übung die Silbe *ma*.**

   Entspannen Sie sich wieder, und wiederholen Sie den ganzen Vorgang noch einmal mit der Silbe *sa*. Bleiben Sie nach diesem Zyklus einige Minuten lang ruhig sitzen, und Sie werden feststellen, wie entspannt Sie sich fühlen.

Zur echten Yogaatmung gehört eigentlich auch ein Kehllaut, der einen Teil der traditionellen Übung der Uijayi-Atemkontrolle bildet. (Das Sanskrit-Wort *Uijayi* bedeutet so viel wie »siegreich«.) Diese fortgeschrittene Technik wird oft fälschlich als *Lautatmung* bezeichnet. Der Uijayi-Laut entsteht durch eine leichte Einengung der Kehle während des Einatmens und Ausatmens. Dabei wird ein leichter Zischlaut erzeugt, der so ähnlich klingen soll wie die Atmung eines Babys oder ein leichtes Schnarchen. Diese Technik lässt sich am leichtesten beim Ausatmen erlernen. Danach kann man sie nach und nach auch auf die Einatemphase übertragen. Wenn Sie den Laut auf die richtige Weise hervorbringen, werden Sie eine leichtes Ziehen in der Bauchregion bemerken. Diesen Ton sollten nur Sie allein hören, nicht aber jemand, der mehr als einen Meter entfernt steht. Auf keinen Fall dürfen Sie sich dabei so anstrengen, dass sich Ihr Gesicht verzerrt! Wenn Ihnen der Kehlton jetzt nicht sofort gelingen will, verschieben Sie ihn auf später. Sie haben keinen Grund zur Eile.

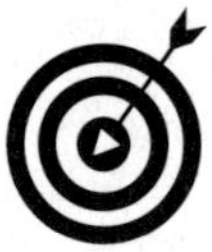

Der Uijayi-Ton wird mit geschlossenem Mund erzeugt.

Die Lautatmung stimuliert das Energiezentrum in der Kehle und ist sehr entspannend. Manche Autoren geben außerdem an, dass die Lautatmung den Herzschlag verlangsamt, den Blutdruck senkt und zu einem tieferen und erholsameren Schlaf führt.

Atemkontrolle auf traditionelle Weise

Das Hatha-Yoga kennt verschiedene Methoden zur Atemkontrolle, die aber alle eher zu den Übungen für Fortgeschrittene gehören und traditionell erst nach einer intensiven Reinigung von Körper und Geist angewandt werden. Einige westliche Lehrer haben diese Methoden auch in ihre

Anfängerkurse integriert, was aber nach unseren Erfahrungen zu früh ist. Von allen Methoden gibt es jedoch drei, die mit einigen Änderungen und Vorsichtsmaßnahmen auch für Anfänger geeignet sind.

Das traditionelle Hatha-Yoga legt großen Wert auf das Anhalten des Atems – was für Anfänger nicht so gut geeignet ist. In diesem Abschnitt behandeln wir nur solche Techniken, die jeder gesunde Mensch ohne Risiko durchführen kann.

Links rein und rechts wieder raus – oder umgekehrt

Forscher haben in Laboruntersuchungen herausgefunden, was die Yogameister seit hunderten, wenn nicht sogar tausenden von Jahren wissen: Wir alle atmen nicht gleichmäßig durch beide Nasenlöcher. Das jeweils dominante Nasenloch wechselt alle zwei bis drei Stunden. Es deutet alles darauf hin, dass das Atmen durch das linke Nasenloch die Funktionen der linken Hirnhälfte beeinflusst (insbesondere die Sprachfähigkeit), während das Atmen durch das rechte Nasenloch mit der rechten Hälfte verbunden ist und räumliche Fähigkeiten beeinflusst.

Die Technik, bei der abwechselnd durch das linke und rechte Nasenloch geatmet wird, sollten Anfänger nach folgendem Muster üben:

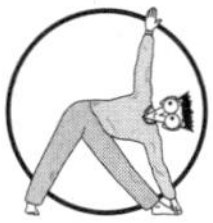

1. **Setzen Sie sich gerade auf einen Stuhl, oder nehmen Sie eine der weiter hinten behandelten yogischen Sitzpositionen ein.**
2. **Stellen Sie fest, durch welches Nasenloch Sie mehr Luft bekommen, und beginnen Sie diese Übung mit diesem Nasenloch.**

   Wenn Sie durch beide Nasenlöcher gleichermaßen gut atmen können, umso besser. Beginnen Sie in diesem Fall mit dem linken Nasenloch.
3. **Legen Sie die rechte Hand so an die Nase, dass der Daumen neben dem rechten Nasenloch und der kleine sowie der Ringfinger neben dem linken Nasenloch liegen. Biegen Sie den Zeige- und den Mittelfinger nach innen auf den Handballen.**

   Hinweis: Einige Yogaquellen geben an, dass der Zeige- und der Mittelfinger auf eine Stelle zwischen den Augenbrauen (das so genannte dritte Auge) gelegt werden sollen. Wir empfehlen aber die andere Methode, weil sie bequemer ist.
4. **Schließen Sie ein Nasenloch, zählen Sie im Geist bis fünf, und atmen Sie dabei gleichmäßig, aber kräftig durch das offene Nasenloch ein (siehe Abbildung 5.7).**
5. **Öffnen Sie das Nasenloch, schließen Sie das andere Nasenloch und atmen Sie aus. Zählen Sie auch dabei im Geist bis fünf.**
6. **Atmen Sie durch dasselbe Nasenloch wieder ein, und zählen Sie dabei bis fünf. Atmen Sie danach durch das andere Nasenloch wieder aus und so weiter.**

   Wiederholen Sie diesen Vorgang zehn bis 15 Mal.

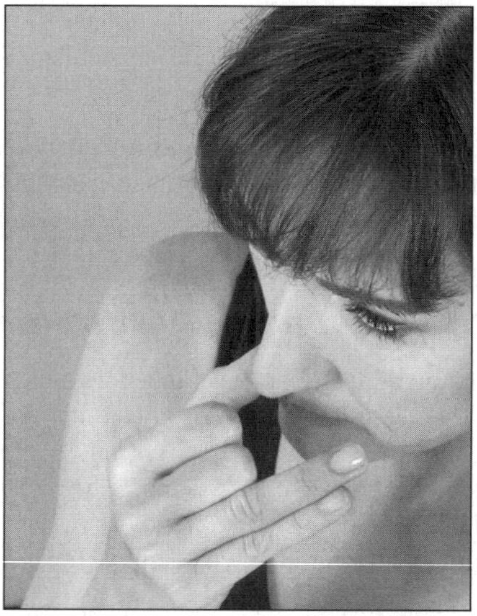

Abbildung 5.7: Die korrekte Handhaltung zum Schließen der Nasenlöcher

Wenn Sie Ihre Lungenkapazität später ein wenig gesteigert haben, können Sie das Ein- und Ausatmen verlängern. Denken Sie aber daran, nichts zu erzwingen. Steigern Sie die Dauer der gesamten Übung langsam von anfangs drei bis auf 15 Minuten.

Der kühlende Atem

Diese Technik, die in Sanskrit *Shitali* genannt wird, hat Ihren Namen von dem kühlenden Effekt, den sie auf den Körper und den Geist haben soll. Der kühlende Atem soll Fieber senken, Hunger stillen, Durst löschen und Milzkrankheiten heilen können. Üben Sie diese Technik folgendermaßen:

1. **Setzen Sie sich in einer bequemen Yogaposition auf einen Stuhl, und entspannen Sie sich.**
2. **Formen Sie Ihre Zunge zu einer Art Röhre und stecken Sie die Zungenspitze ein Stück weit aus dem Mund heraus.**
3. **Atmen Sie langsam durch die durch Ihre Zunge gebildete Röhre ein und durch die Nase wieder aus.**

   Wiederholen Sie diesen Vorgang zehn bis 15 Mal.

Wenn Sie aus Ihrer Zunge keine Röhre bilden können – diese Fähigkeit ist erblich bedingt –, können Sie auch den »Krähenschnabel« üben. Bei dieser Technik spitzen Sie den Mund, und atmen dann durch die so entstandene kleine Mundöffnung ein und wie beim *Shitali* durch die Nase wieder aus.

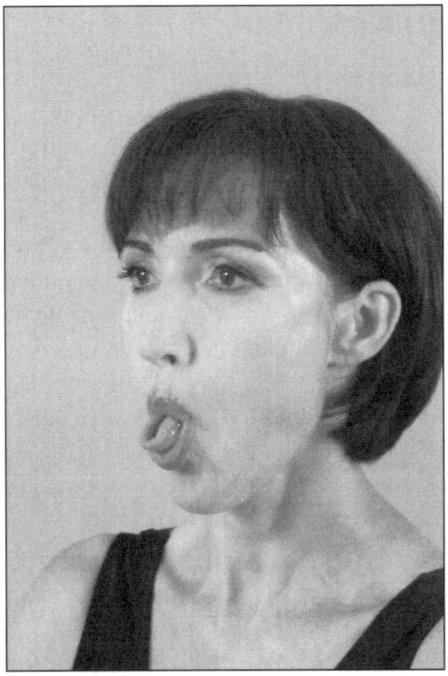

Abbildung 5.8: Für den kühlenden Atem wird die Luft durch die zu einer Röhre geformten Zunge eingeatmet.

Shitkari – durch den Mund einatmen

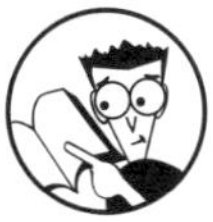

Eine andere Technik, bei der auch durch den Mund eingeatmet wird, nennt sich *Shitkari*. Der Effekt ist der gleiche wie beim kühlenden Atem. Setzen Sie sich dazu aufrecht und entspannt hin, und gehen Sie dann folgendermaßen vor:

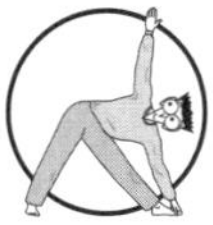

1. **Öffnen Sie den Mund, halten Sie aber die Zähne geschlossen, so als wollten Sie sich die Schneidezähne putzen.**
2. **Drücken Sie Ihre Zungenspitze gegen den Gaumen hinter den oberen Schneidezähnen.**

   Halten Sie Ihre Augen geschlossen, und denken Sie daran, das Gesicht nicht zu verziehen.
3. **Atmen Sie durch die Zähne ein und durch die Nase wieder aus.**

   Wiederholen Sie diesen Vorgang ungefähr zehn bis 15 Mal.

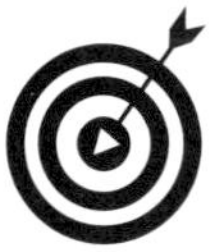

Wenn Ihre Zähne hitze- und kälteempfindlich sind, führen Sie diese Übung besser nicht in einer kalten Umgebung durch. Diese und andere Kühlmethoden lassen sich am besten bei warmem Wetter durchführen.

Kapala-bhati – Gehirnwäsche nach Yogi-Art

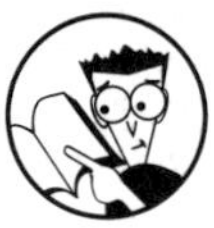

Kapala Bhati bedeutet wörtlich übersetzt »Kopfleuchte«. Der kuriose Sanskrit-Name erklärt sich aus der Tatsache, dass diese Technik den Kopf erhellt und ein gewisses Schwindelgefühl verursacht – besonders dann, wenn man diese Übung übertreibt. Manchmal wird diese Atemmethode auch mit der Balgentechnik gleichgesetzt – einer Technik für Fortgeschrittene, bei der sehr schnell ein- und ausgeatmet wird. *Kapala-bhati* gehört zu den Vorbereitungsübungen des traditionellen Hatha-Yoga. Bei dieser Technik atmet der Yogaanhänger in kurzen stakkatoartigen Atemzügen, wobei das Ausatmen betont wird. *Kapala-bhati* ist eine sehr vitalisierende Übung, mit der Sie körperliche und geistige Müdigkeit bekämpfen und den Körper aufwärmen können. (Denken Sie aber daran, diese Übung nicht in einer kalten Umgebung durchzuführen.) Sie sollten diese Übung außerdem nicht abends durchführen, wenn Ihnen Ihr Schlaf etwas wert ist. Bevor Sie die folgende Übung versuchen, sollten Sie gelernt haben, Ihren Bauch beim Einatmen zu entspannen und ihn beim Ausatmen einzuziehen. Verkürzen Sie das Ausatmen nach und nach.

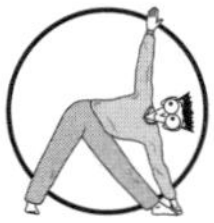

1. **Setzen Sie sich, wenn möglich, mit gekreuzten Beinen auf den Boden. Halten Sie Ihren Rücken gerade, und lassen Sie Ihre Hände im Schoß ruhen.**

2. **Machen Sie zunächst ein paar tiefe Atemzüge. Atmen Sie danach 15 bis 20 Mal schnell durch die Nase aus und ein.**

   Wiederholen Sie diesen Vorgang zwei Mal. Ziehen Sie bei jedem Ausatmen, das etwa eine halbe Sekunde dauern sollte, den Bauch ein.

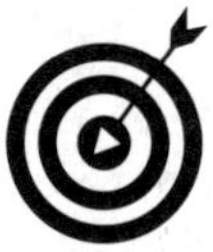

Wenn während des *Kapala-bhati* die Gesichts- oder Schultermuskulatur angespannt werden, führen Sie die Übung nicht ordnungsgemäß aus. Denken Sie daran, dass Sie bei dieser Übung entspannt sein und die Bauchmuskeln alle Arbeit erledigen lassen sollen.

Teil III

Praktische Übungen

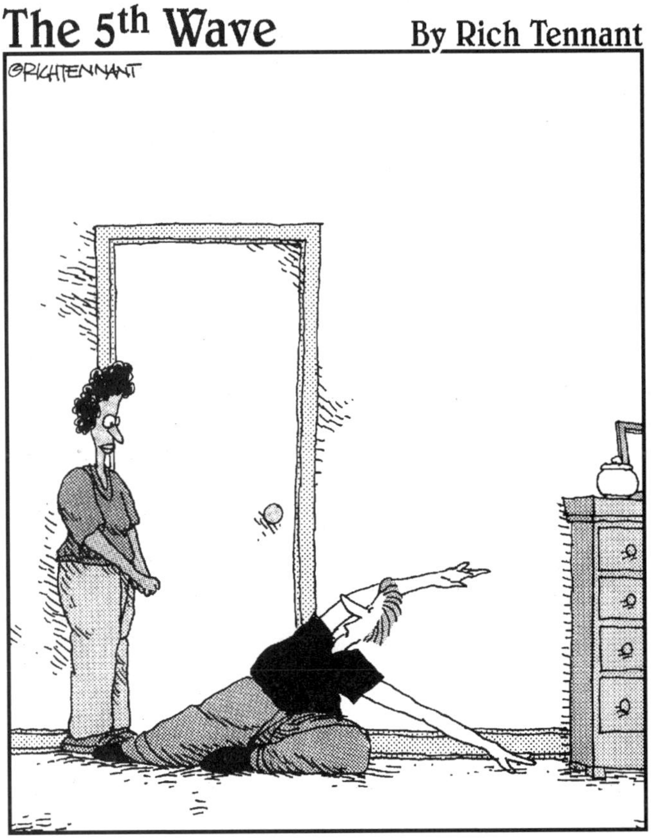

»Diese Position bringt innere Ruhe. Außerdem kommt man so hervorragend an die Sachen ran, die unter den Schrank gerutscht sind.«

In diesem Teil...

In diesem Teil geht es etwas lebhafter zu. Wir hoffen, dass Sie die Kapitel von Teil II aufmerksam gelesen haben, um gut vorbereitet in die nächsten zehn Kapitel dieses umfangreichen Teils zu starten.

Wir werden Ihnen hier Dutzende von Hatha-Yoga-Haltungen vorstellen, die für ein abgerundetes und abwechslungsreiches Programm erforderlich sind. Der besseren Übersicht halber haben wir die Haltungen und Übungen in mehrere Kategorien unterteilt: Übungen im Sitzen und Stehen, Rumpfbeugen, Drehübungen, Balanceübungen und Umkehrpositionen sowie einige dynamische Übungen. Wir haben außerdem verschiedene Routinen zusammengestellt, die Sie in der vorgeschlagenen Form durchführen oder nach Herzenslust variieren und für sich selbst so angenehm wie möglich machen können.

Alles zu seiner Zeit

6

In diesem Kapitel

- Einen persönlichen Yogaplan erstellen
- Zeitliche und mentale Voraussetzungen
- Vor der Sitzung aufwärmen
- Spannungen mit Ausgleichssübungen abbauen
- Ruhepausen einlegen

Die Kunst, die richtige Reihenfolge der Yogaübungen festzulegen, wird im Sanskrit *Vinyasa-krama* genannt. *Vinyasa* bedeutet »Platzierung«, *krama* bedeutet so viel wie »Schritt« oder »Prozess«. Bevor Sie mit den verschiedenen Yogapositionen herumexperimentieren, sollten Sie aber wissen, wie Sie sie korrekt miteinander kombinieren. Nur wenn Sie die Positionen in der richtigen Reihenfolge einnehmen, werden Sie maximalen Nutzen aus Ihren Hatha-Yogaübungen ziehen können.

Je mehr Sie selber über die richtige Reihenfolge der Übungen wissen, desto besser. Die richtige Kombination der Positionen zu ermitteln lässt sich etwa vergleichen mit dem Versuch, die richtige Kombination für einen Banksafe herauszufinden. Sie kennen vielleicht alle enthaltenen Ziffern, aber wenn Sie die Kombination nicht kennen, werden Sie die Tür zu den im Tresor verborgenen Schätzen niemals öffnen können. In diesem Kapitel geben wir Ihnen diese Kombination, nämlich die wichtigsten Regeln für die Reihenfolge der Positionen.

Ohne Plan geht nichts

Die Reihenfolge der Positionen hängt vom Format der geplanten Yogasitzung ab, das wiederum davon abhängt, welche Ziele Sie anstreben. Was wollen Sie mit Ihrer Yogaübung erreichen? Sind Sie nur interessiert an einem einfachen Programm zur Stresslinderung oder wollen Sie ein umfangreiches Fitnessprogramm zusammenstellen? Nachdem Sie Ihr Ziel definiert haben, müssen Sie einen Plan entwickeln, der Sie auf intelligente und sichere Weise an Ihr Ziel bringt. Ein guter Plan muss folgende Aspekte berücksichtigen:

- ✔ Womit fange ich an?
- ✔ Welche Aktivität kommt als nächste?
- ✔ Wie viel Zeit habe ich?

Woher komme ich?

Nichts steht wirklich still. Jeder Moment ist einzigartig. Dasselbe Prinzip gilt auch für Ihren Körper-Geist-Komplex, der sich ebenfalls in ständigem Wandel befindet. Zu einer intelligenten Praktizierung von Yoga gehört es, sich selbst ständig zu beobachten. In welchem körperlichen und geistigen Zustand befinden Sie sich, wenn Sie sich auf eine Yogasitzung vorbereiten? Wenn Sie zum Beispiel von einer vorhergehenden körperlichen Aktivität Muskelkater haben, sollten Sie mehr Zeit für das Aufwärmen verwenden. Wenn Sie kurz vorher ein emotional aufwühlendes Telefonat geführt haben, sollten Sie sich vor der Sitzung einen Moment hinlegen und entspannen. Auf welche Weise man an eine Yogasitzung herangehen sollte, wird von vielen persönlichen Faktoren bestimmt. Beobachten Sie sich selbst und passen Sie die Yogasitzung an die aktuellen Bedürfnisse an.

Wohin gehe ich?

So wichtig wie der Ausgangspunkt sind auch die nach der Yogasitzung geplanten Aktivitäten. Mit anderen Worten: Was haben Sie nach der Sitzung vor? Müssen Sie danach zurück an die Arbeit oder haben Sie einen anderen wichtigen Termin?

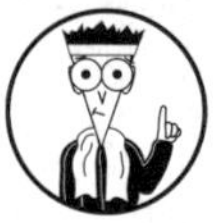

Am Anfang meiner Laufbahn, als ich noch keine Ahnung davon hatte, dass man eine bestimmte Reihenfolge beachten sollte, erhielt ich einen Anruf von einem hochrangigen Mitarbeiter eines großen Unternehmens. Er hatte von einem Verwandten über mich erfahren, und bat mich, ihn in seinem Büro für eine private Yogastunde aufzusuchen. Er beklagte sich über zu viel Stress. Ich übte mit ihm deshalb 30 Minuten lang verschiedene Yogapositionen. Zum Schluß forderte ich ihn auf, sich auf den Rücken und seine Füße auf einen Stuhl zu legen. Ich bedeckte seine Augen und forderte ihn dann auf, lange auszuatmen. Als Resultat ergab sich für ihn eine lange ausgedehnte Entspannung. Er entspannte sich so sehr und sah so zufrieden aus, dass ich es nicht übers Herzu brachte, ihn zu unterbrechen, als es für mich Zeit wurde, wieder zu gehen. Da er mich bereits bezahlt hatte, verließ ich ihn. Ich dachte, er hätte bestimmt nichts dagegen, seine Entspannung auch ohne mich weiter zu genießen. Leider aber hatte er vorher versäumt, mir zu erzählen, dass er kurz nach der Übungsstunde auf einer Vorstandssitzung eine Präsentation geben sollte. Nachdem ihn seine Sekretärin geweckt hatte und er seine Präsentation begann, war er noch derartig abwesend, dass der eine oder andere Teilnehmer ihn des Drogenkonsums verdächtigte. Die Moral der Geschichte: Bezahle den Yogalehrer nie im Voraus. Nein, im Ernst: Bei der Planung einer Yogasitzung muss man immer auch die danach folgenden Aktivitäten berücksichtigen.

So viel Zeit muss sein

Eines der größten Probleme für Einsteiger besteht darin, sich die für eine Yogasitzung nötige Zeit freizuhalten. In Kapitel 5 haben wir beschrieben, dass man seine Yogaübungen niemals übereilt durchführen oder das Gefühl haben sollte, unter Zeitdruck zu stehen. Schätzen Sie deshalb realistisch ein, was Sie machen können, ohne dabei an die Zeit denken zu müssen. Schaffen Sie sich eine zeitfreie Zone – wie kurz diese auch immer sein mag –, in der Sie an nichts anderes als an Ihre Yogaübungen denken müssen.

Wenn Sie an Gruppenübungen teilnehmen, müssen Sie mit 60 bis 90 Minuten für eine Sitzung rechnen. Wenn Sie Privatstunden nehmen, sollten Sie mindestens 15 bis 30 Minuten einplanen. Wann immer es Ihnen möglich ist, sollten Sie sich eine volle Stunde für eine Yogasitzung gönnen.

Wie lange auch immer eine Yogasitzung dauert – nehmen Sie sich immer etwas Zeit zum Ausruhen und Entspannen. Tatsächlich können sogar allein schon die drei bis fünf Minuten für eine entspannende Atemübung bei einem besonders vielbeschäftigten Menschen sehr wertvoll sein.

Nachdem Sie Ihre Ziele definiert haben (siehe Kapitel 2), können Sie sich darum kümmern, mithilfe der Regeln zur richtigen Kombination der Positionen einen optimalen Übungsablauf festzulegen. Wenn Sie sich an folgendes Grundmuster halten, können Sie nichts falsch machen:

- ✔ Aufwärmen oder Vorbereitungsphase
- ✔ Einnahme der Hauptpositionen
- ✔ Ausgleichsübungen
- ✔ Ruhephase

Wenn Sie die Schritt-für-Schritt-Anweisungen sorgfältig befolgen, können Sie Verletzungen vermeiden und optimal von den Übungen profitieren. Nehmen Sie alle Positionen langsam ein, und beenden Sie umgekehrt auch alle Positionen langsam. Legen Sie nach jedem Ein- beziehungsweise Ausatmen eine Pause ein. (Einzelheiten über das richtige Atmen finden Sie in Kapitel 5.)

In diesem Kapitel stellen wir Ihnen einige Vorbereitungs-, Kompensations- und Ruheübungen vor. Die eigentlichen Positionen werden in den anderen Kapiteln dieses Teils behandelt.

Aufwärmübungen als Einleitung einer Yogasitzung

Vor jeder körperlichen Übung steht das Aufwärmen. Yoga macht da keine Ausnahme. Bevor Sie im Fitnessstudio mit dem Gewichtheben beginnen, wird Ihr Trainer Sie auffordern, zuerst einige lockere Platzrunden auf dem Laufband zu drehen. Bevor Sie im Abenteuerurlaub an einer anstrengenden Wanderung teilnehmen, wird der Leiter Sie wahrscheinlich vorher auffordern, einige Streck- und Auflockerungsübungen zu absolvieren. Ziel der Lockerungsübungen ist die Verbesserung der Blutzirkulation in den Körperteilen, die bei der betreffenden Aktivität beansprucht werden, und die mentale Beschäftigung mit diesen Körperteilen. Was die yogischen von den allgemeinen Lockerungsübungen unterscheidet, ist die Tatsache, dass sie langsam und in Kombination mit bewusster Atemkontrolle durchgeführt werden. Hier einige Vorteile der yogischen Aufwärmübungen:

- Sie fördern die Konzentration auf die folgenden Hauptübungen.
- Mit ihrer Hilfe können Sie Ihren Körper testen, bevor Sie mit den eigentlichen Positionen beginnen.
- Sie erhöhen die Temperatur und die Blutzirkulation in den Muskeln und Gelenken.
- Sie bereiten den Körper auf die größeren Anforderungen der yogischen Übungen vor und verringern die Gefahr von Muskelrissen. Sie verbessern die Versorgung mit Sauerstoff und anderen Nährstoffen und sorgen so für eine größere Ausdauer bei den folgenden Übungen.
- Sie sind eine Vorsorgemaßnahme gegen Muskelkater.

Yogische Aufwärmpositionen werden normalerweise dynamisch und vor den eigentlichen Übungen ausgeführt. Die sichersten yogischen Aufwärmübungen sind einfache Vorwärtsbeugen oder bestehen aus Übungssequenzen, bei denen der Körper geöffnet und zusammengefaltet wird. In Abbildung 6.1 sehen Sie einige der von uns empfohlenen Aufwärmübungen. Sie haben die Auswahl unter mehreren Liege-, Sitz- und Standpositionen. Das Aufwärmen muss nicht notwendigerweise langweilig und monoton sein.

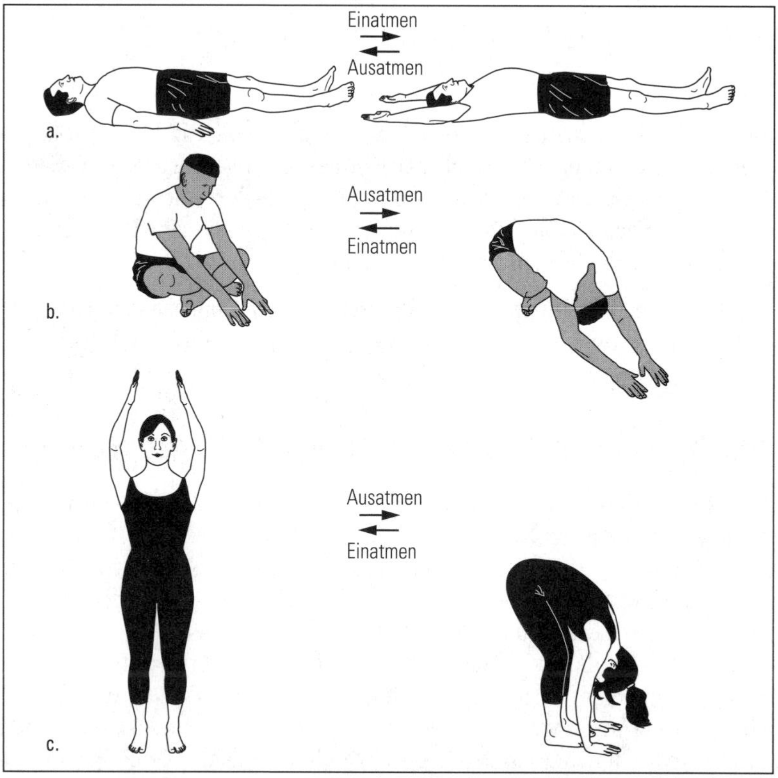

Abbildung 6.1: Einfache Vorwärtsbeugen im Sitzen, Liegen oder Stehen sind eine gute Vorbereitung.

Falls Sie Bandscheibenprobleme haben, sind Vorwärtsbeugen vielleicht nicht die beste Aufwärmmethode. Konsultieren Sie in diesem Fall vorher Ihren Arzt!

Neben dem Aufwärmen zu Beginn einer Sitzung werden Vorbereitungspositionen auch im Verlauf einer bestimmten Routine eingesetzt, um die Wirkung der Hauptpositionen zu verstärken. (In Abbildung 6.2 sehen Sie einige Beispiele.) Der Beinheber wird zum Beispiel zum Strecken der Kniesehne als Vorbereitung zu einer Vorwärtsbeuge im Sitzen verwendet. Die Brückenposition ist eine gute Vorbereitung für einen Schulterstand.

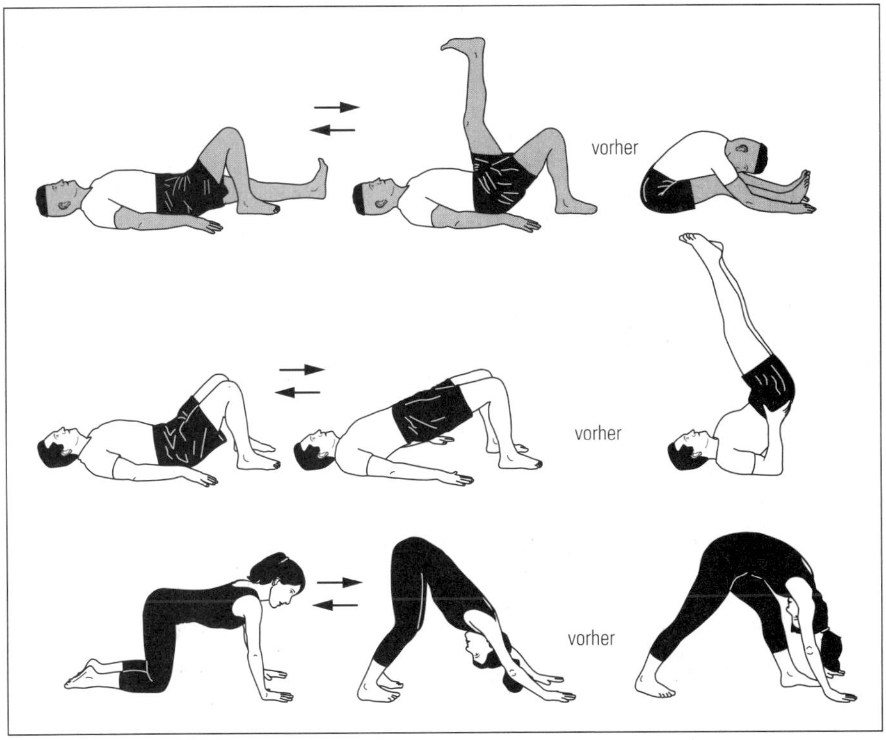

Abbildung 6.2: Aufwärmubungen helfen bei der Vorbereitung auf eine Hauptposition.

Vermeiden Sie zum Aufwärmen komplexe Positionen wie etwa den Schulterstand (siehe Abbildung 6.3a), Rückenbeugen (siehe Abbildung 6.3b) oder intensive Drehungen (siehe Abbildung 6.3c).

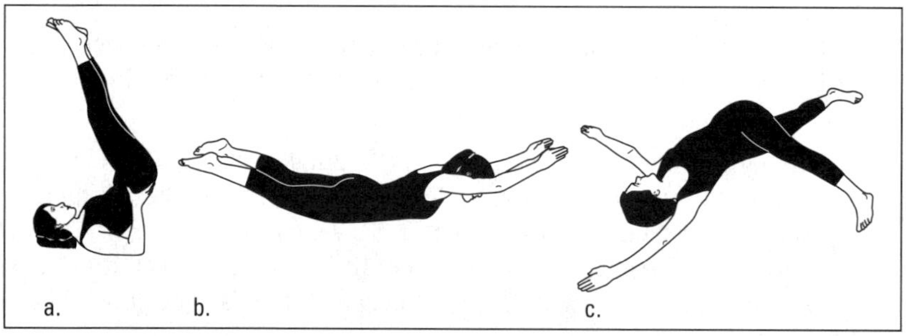

Abbildung 6.3: Diese komplexen Positionen sollten Sie nicht als Aufwärmübungen einsetzen.

Liegende Positionen

Die meisten Yogaanhänger bevorzugen die Liegepositionen, weil Sie naturgemäß sehr entspannend sind. Wenn Sie diese Positionen mit einer Aufwärmübung kombinieren, schlagen Sie zwei Fliegen mit einer Klappe. In dieser Kombination können Sie spezielle Muskelpartien aufwärmen, während die übrigen Muskeln weiter ruhen können.

Arme heben im Liegen

Die folgenden acht Aufwärmübungen beginnen alle mit der in Kapitel 4 beschriebenen Totenposition und wirken sehr belebend.

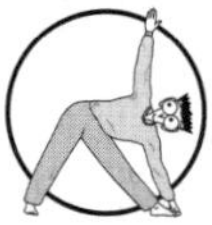

1. **Legen Sie sich in der Totenposition flach auf den Rücken. Lassen Sie Ihre Arme mit nach unten weisenden Handflächen an der Seite ruhen (siehe Abbildung 6.4a).**
2. **Heben Sie Sie beim Einatmen Ihre Arme langsam über den Kopf nach hinten, bis sie den Boden berühren (siehe Abbildung 6.4b).**
3. **Bringen Sie die Arme beim Ausatmen wieder in die Ausgangsposition zurück.**
4. **Wiederholen Sie diese Folge sechs bis acht Mal.**

Der doppelte Atem

Wenn Sie Ihr Vergnügen verdoppeln wollen, führen Sie folgende Übung durch. Sie baut Spannungen ab und bereitet Ihre Muskulatur auf die Hauptübungen vor.

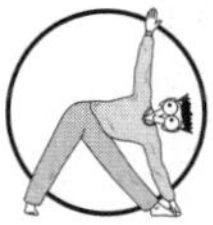

1. **Wiederholen Sie die Schritte 1 und 2 der vorigen Übung.**
2. **Nachdem Sie die Arme beim Einatmen nach hinten über den Kopf geführt haben, lassen Sie sie in dieser Position und atmen Sie dann vollständig aus.**

   Ihre Arme sollten in dieser Position bleiben, während Sie wieder einatmen und dabei den Körper intensiv von den Zehen- bis zu den Fingerspitzen strecken.

3. **Führen Sie beim nächsten Ausatmen die Arme in die Ausgangsstellung zurück, und entspannen Sie Ihre Beine. Wiederholen Sie den gesamten Vorgang zwei bis drei Mal.**

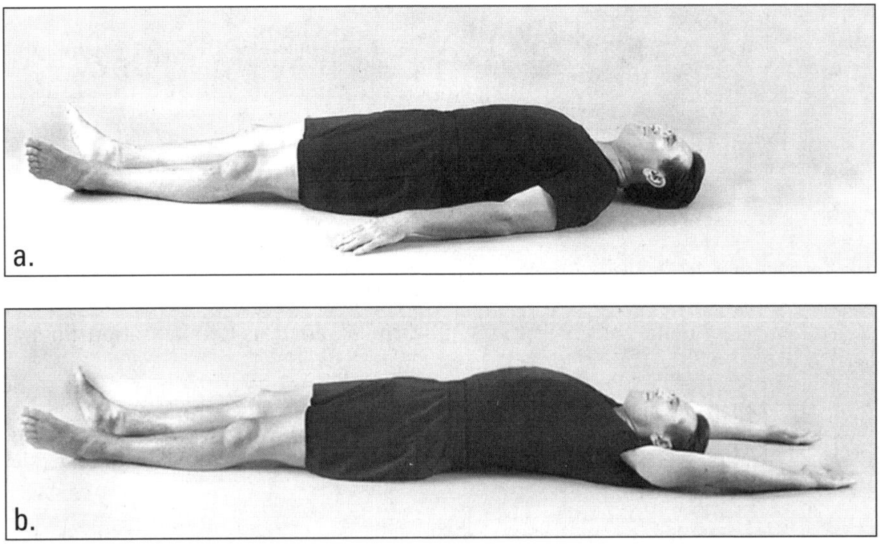

Abbildung 6.4: Beim Heben der Arme werden der Rücken gestreckt und die Nackenmuskeln erwärmt.

Knie an die Brust

Diese Übung können Sie sowohl zum Aufwärmen als auch als Kompensation verwenden. Die Knie-an-die-Brust-Position ist eine klassische Übung zum Training des unteren Rückenbereichs.

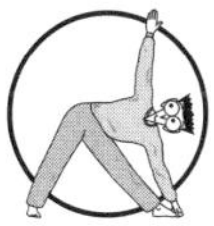

1. **Legen Sie sich mit angewinkelten Beinen flach auf den Boden. Die Füße sollten dabei flach auf dem Boden liegen.**
2. **Atmen Sie ein, und bringen Sie dabei Ihr Knie an die Brust. Halten Sie dabei Ihr Schienbein kurz unterhalb des Knies fest (siehe Abbildung 6.5a).**

   Wenn Sie Probleme mit Ihrem Kniegelenk haben, halten Sie dabei lieber die Rückseite des Oberschenkels als das Schienbein fest (siehe Abbildung 6.5b).

3. **Wenn Ihnen diese Übung bis jetzt keine Probleme bereitet hat, strecken Sie jetzt das linke Bein auf dem Boden aus.**

   Bei Rückenbeschwerden sollten Sie Ihr linkes Knie lieber weiterhin angewinkelt lassen.

4. **Halten Sie diese Position für jedes Bein etwa sechs bis acht Atemzüge lang.**

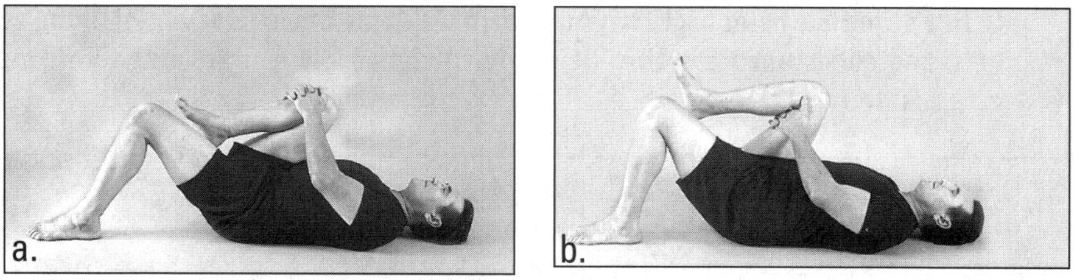

Abbildung 6.5: Mit dieser Übung können Sie ihren Rücken in Form bringen.

Beide Beine ausstrecken

Diese Übung, bei der Sie beide Beine gleichzeitig ausstrecken sollen, hat zwei Funktionen. Sie bearbeitet erstens den unteren Rückenbereich und dehnt zweitens die Kniesehnen beider Beine. Das Ausstrecken beider Beine kann sowohl als Aufwärm- als auch als Kompensationsübung eingesetzt werden.

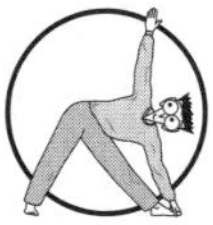

1. **Legen Sie sich auf den Rücken, und ziehen Sie beide Knie an die Brust.**
2. **Halten Sie die Rückseiten Ihrer Oberschenkeln in Armeslänge fest (siehe Abbildung 6.6a).**
3. **Atmen Sie ein, und strecken Sie dabei beide Beine senkrecht nach oben aus. Bringen Sie beide Beine beim Ausatmen wieder in die Ausgangsposition zurück (siehe Abbildung 6.6a).**
4. **Wiederholen Sie die Schritte 2 und 3 sechs bis acht Mal.**

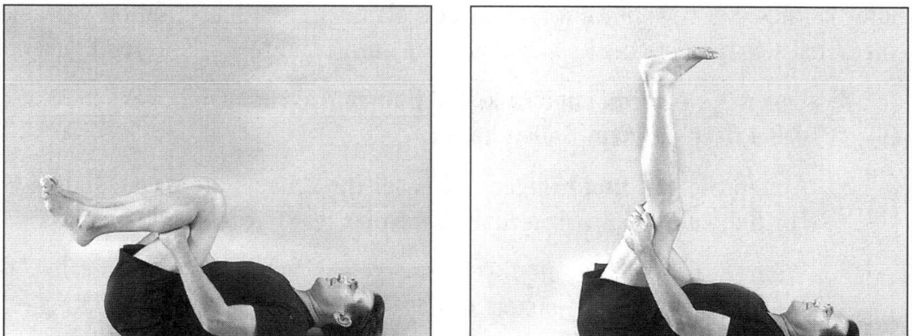

Abbildung 6.6: Mit dieser Übung können Sie Ihren Rücken strecken und die Kniesehnen dehnen.

Die Kniesehnen dehnen

Ohne Ihre Kniesehnen würden Sie keinen einzigen Schritt vorwärts kommen. Sie sind ein so wichtiger Teil Ihrer Anatomie, dass es sich wirklich lohnt, sie sorgfältig auf jede Übung vorzubereiten. Wenn die Kniesehnen und die mit ihr verbundene Muskulatur nicht anständig angewärmt und vorbereitet werden, können Sie sich ernsthafte Verletzungen zuziehen – insbesondere, wenn Sie die Neigung haben, bei den Übungen ein bisschen zu übertreiben.

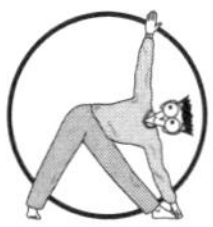

1. **Legen Sie sich mit ausgestreckten Beinen auf den Rücken. Lassen Sie die Arme zu beiden Seiten des Körpers mit den Handflächen nach unten ruhen.**
2. **Winkeln Sie Ihr linkes Knie an, und setzen Sie den linken Fuß fest auf den Boden (siehe Abbildung 6.7a).**
3. **Atmen Sie aus, und heben Sie ihr linkes Bein so gerade wie möglich an (siehe Abbildung 6.7b).**
4. **Atmen Sie ein, und bringen Sie das Bein dabei wieder in die Ausgangsposition zurück.**

   Behalten Sie dabei den Kopf und die Hüfte auf dem Boden.
5. **Wiederholen Sie die Schritte 3 und 4 drei Mal.**

   Halten Sie Ihr Bein mit an der Rückseite des Oberschenkels verschränkten Fingern etwa sechs bis Atemzüge lang fest (siehe Abbildung 6.7c) und wiederholen Sie diese Sequenz mit dem anderen Bein.

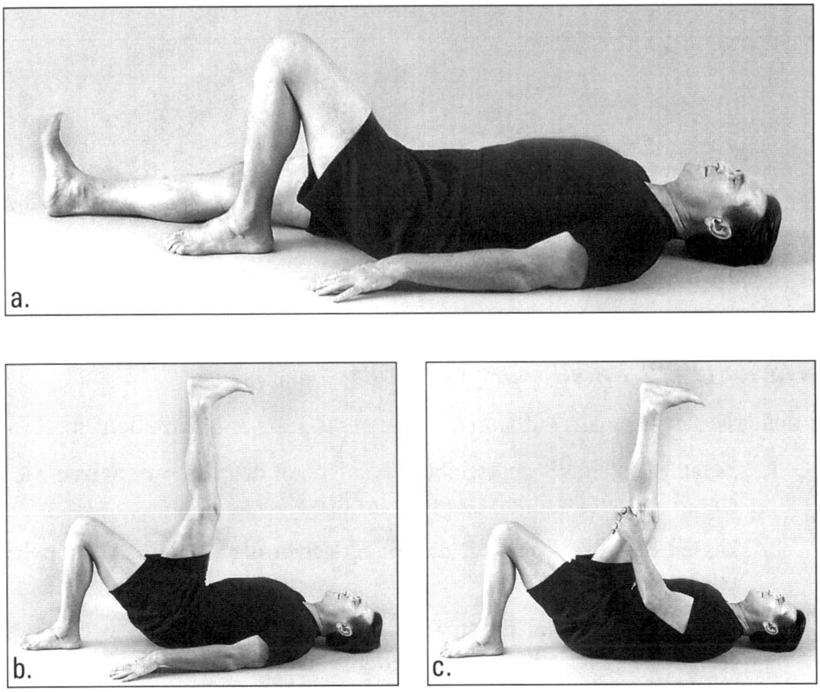

Abbildung 6.7: Diese Lockerungsübung für die Kniesehnen und -muskeln ist eine wertvolle Vorbereitung für viele Yogapositionen.

Legen Sie sich ein Kissen oder eine zusammengefaltete Decke in den Nacken, wenn Sie merken, dass die Muskeln im Hals und Nacken beim Heben des Beines zu stark beansprucht werden.

Die dynamische Brücke – Dvipada Pitha

Diese Übung können Sie zum Aufwärmen und als Kompensationsübung einsetzen. Das Sanskrit-Wort *Dvipada* bedeutet »zweifüßig«, und *Pitha* bedeutet »Sitz«.

1. **Legen Sie sich mit angewinkelten Knien auf den Rücken. Setzen Sie die Füße im Abstand von etwa einer Hüftbreite auf den Boden.**
2. **Lassen Sie Ihre Arme mit den Handflächen nach unten an Ihrer Seite ruhen (siehe Abbildung 6.8a).**
3. **Atmen Sie ein, und heben Sie Ihre Hüfte auf eine bequeme Höhe an (siehe Abbildung 6.8b).**
4. **Lassen Sie Ihre Hüfte beim Ausatmen wieder zurück auf den Boden sinken.**
5. **Wiederholen Sie die Schritte 3 und 4 sechs bis acht Mal.**

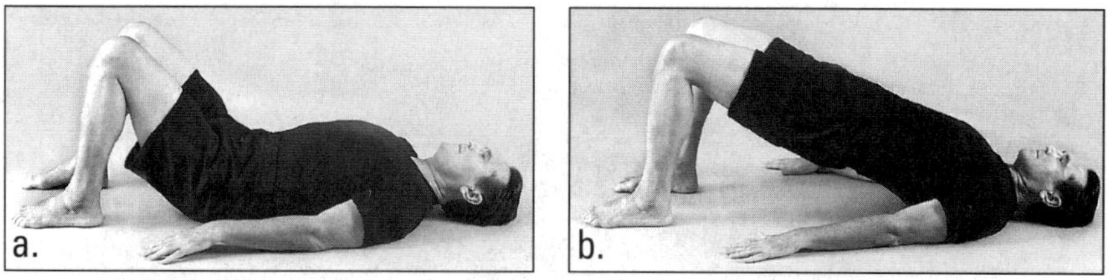

Abbildung 6.8: Diese Position wird zur Lockerung und Kompensation eingesetzt.

Brückenvariante mit Beteiligung der Arme

Diese Position lässt sich ebenfalls gut zum Aufwärmen und zur Kompensation einsetzen.

1. **Legen Sie sich mit angewinkelten Knien auf den Rücken. Setzen Sie die Füße eine Hüftbreite weit auseinander auf den Boden.**
2. **Lassen Sie Ihre Arme mit den Handflächen nach unten an Ihrer Seite ruhen (siehe Abbildung 6.9a).**
3. **Atmen Sie ein, und heben Sie dabei Ihre Hüfte auf eine bequeme Höhe an. Heben Sie gleichzeitig die Arme und führen Sie sie gleichmäßig bis hinter den Kopf auf den Boden (siehe Abbildung 6.9b).**

4. **Lassen Sie Ihre Hüfte beim Ausatmen wieder zurück auf den Boden sinken und bringen Sie Ihre Arme in die Ausgangsposition zurück.**
5. **Wiederholen Sie die Schritte 3 und 4 sechs bis acht Mal.**

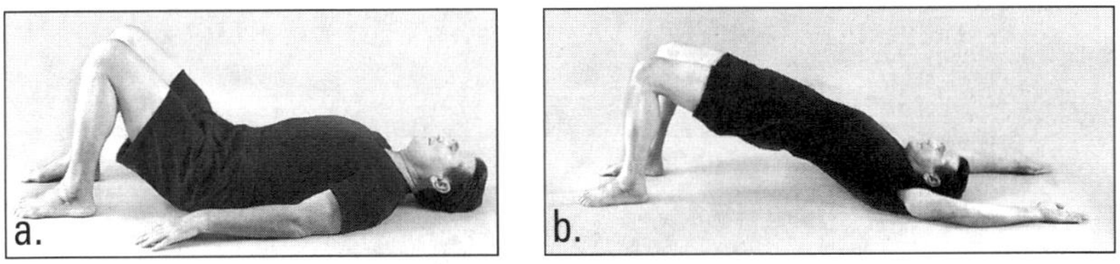

Abbildung 6.9: Eine Variante der Brückenposition

Kopf auf die Knie legen (dynamische Variante)

Diese Position ist eine etwas intensivere Lockerungsübung. Führen Sie die folgenden Schritte nicht aus, wenn Sie Nackenbeschwerden haben.

1. **Legen Sie sich in der Totenposition auf den Boden. Lassen Sie Ihre Arme mit den Handflächen nach unten an Ihrer Seite ruhen (siehe Abbildung 6.4a).**
2. **Atmen Sie ein, und heben Sie dabei die Arme langsam über den Kopf nach hinten, bis sie den Boden berühren (siehe Abbildung 6.10a).**
3. **Atmen Sie aus, und ziehen Sie dabei Ihr Knie an die Brust, heben Sie den Kopf leicht an, und halten Sie Ihr Knie anschließend mit beiden Händen fest.**

   Behalten Sie bei dieser Übung Ihre Hüfte auf dem Boden. Bringen Sie Ihr Knie so nahe wie möglich an den Kopf heran, aber wenden Sie dabei keine Gewalt an (siehe Abbildung 6.10b).

4. **Lassen Sie Ihr Knie beim Ausatmen wieder los, und bringen Sie den Kopf, die Arme und das Bein in die Ausgangsposition zurück.**
5. **Wiederholen Sie die Schritte 2 bis 4 für jedes Bein sechs bis acht Mal.**

Wenn Sie sich den Bewegungsablauf etwas erleichtern wollen, können Sie in Schritt 3 den Kopf auf dem Boden lassen.

Übungen im Stehen

Die Übungen im Stehen sind wahrscheinlich die vielseitigsten. Sie können sie sowohl zum Aufwärmen, zur Kompensation und auch als eigenständige Positionen einsetzen. Wenn der nächste

Abschnitt Ihrer Übungsroutine eine Standposition ist, sollten Sie auch zum Aufwärmen eine im Stehen ausgeführte Position verwenden.

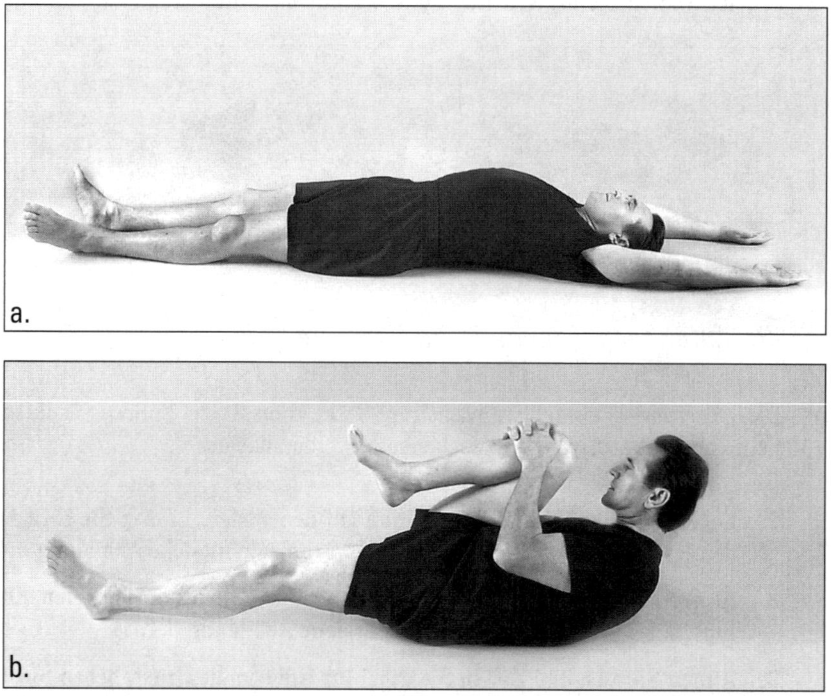

Abbildung 6.10: Diese Lockerungsübung können Sie vor einer Routine einsetzen, die den Körper stärker beansprucht.

Arme heben im Stehen

Mit dieser vielseitigen Lockerungsübung können Sie sich vom ständigen Sitzen erholen. Vielleicht starten Sie damit im Büro einen neuen Trend.

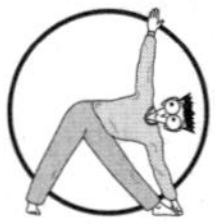

1. **Stellen Sie sich aufrecht und entspannt mit leicht gespreizten Beinen (Hüftbreite) hin (siehe Abbildung 6.11a).**
2. **Lassen Sie die Arme mit nach hinten weisenden Handflächen locker herabhängen.**

   Schauen Sie gerade nach vorne.
3. **Atmen Sie ein, und heben Sie dabei die Arme nach vorne bis über den Kopf (siehe Abbildung 6.11b).**
4. **Bringen Sie Ihre Arme beim Ausatmen in die Ausgangsposition zurück.**
5. **Wiederholen Sie die Schritte 3 und 4 sechs bis acht Mal.**

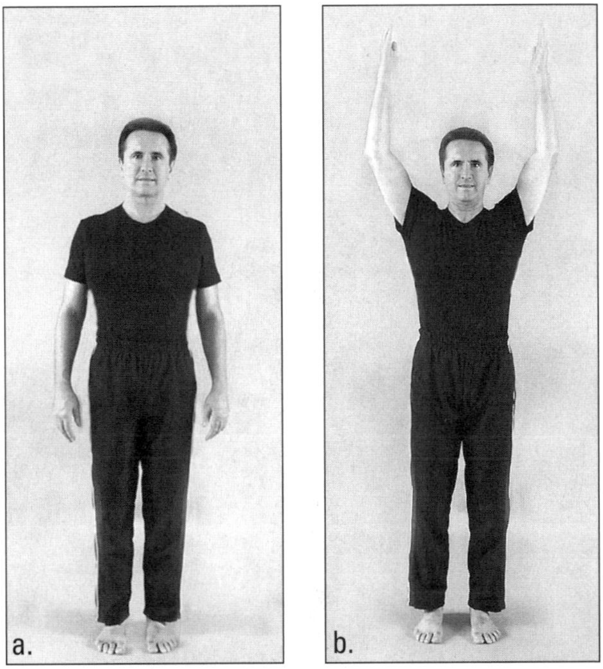

Abbildung 6.11: Diese Übung löst Spannungen im Nacken und in den Schultern.

Kopfdrehungen

Bewegungsabläufe wie Kopfdrehungen können den gesamten Bereich, der sich bei ausgestreckten Armen von den Fingerspitzen der rechten bis zu den Fingerspitzen der linken Hand erstreckt, dehnen und kräftigen.

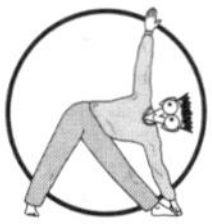

1. **Stellen Sie sich aufrecht und entspannt mit leicht gespreizten Beinen (Hüftbreite) hin.**
2. **Lassen Sie die Arme mit nach hinten weisenden Handflächen locker herabhängen.**

   Schauen Sie gerade nach vorne.
3. **Atmen Sie ein, und heben Sie dabei den rechten Arm nach vorne bis über den Kopf. Drehen Sie gleichzeitig den Kopf nach links (siehe Abbildung 6.12).**
4. **Bringen Sie Ihre Arme und Ihren Kopf beim Ausatmen in die Ausgangsposition zurück.**
5. **Atmen Sie ein, und heben Sie dabei den linken Arm nach vorne bis über den Kopf. Drehen Sie gleichzeitig den Kopf nach rechts.**
6. **Wiederholen Sie die Schritte 3 bis 5 sechs bis acht Mal für jede Seite.**

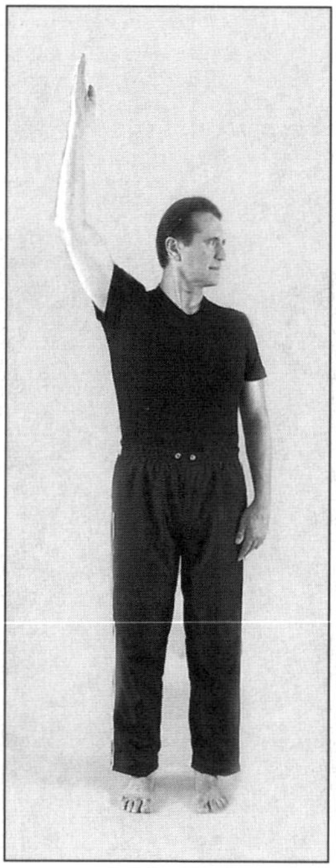

Abbildung 6.12: Mit dieser Übung können Sie einen steifen Nacken kurieren.

Schulterrollen

Das Schulterrollen wird in vielen Sportdisziplinen als Lockerungsübung eingesetzt. Der wesentliche Unterschied ist hier jedoch, dass wir die Schultern langsam und konzentriert bewegen und die Bewegungen mit der Atmung koordinieren.

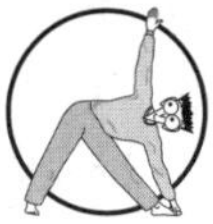

1. **Stellen Sie sich aufrecht und entspannt mit leicht gespreizten Beinen (Hüftbreite) hin.**
2. **Lassen Sie die Arme mit nach hinten weisenden Handflächen locker herabhängen.**

   Schauen Sie gerade nach vorne.
3. **Atmen Sie ein, und rollen Sie die Schultern dabei nach oben und zurück (siehe Abbildung 6.13). Lassen Sie die Schultern beim Ausatmen wieder sinken.**
4. **Wiederholen Sie Schritt 3 sechs bis acht Mal.**

   Rollen Sie die Schultern anschließend sechs bis acht Mal in umgekehrter Richtung.

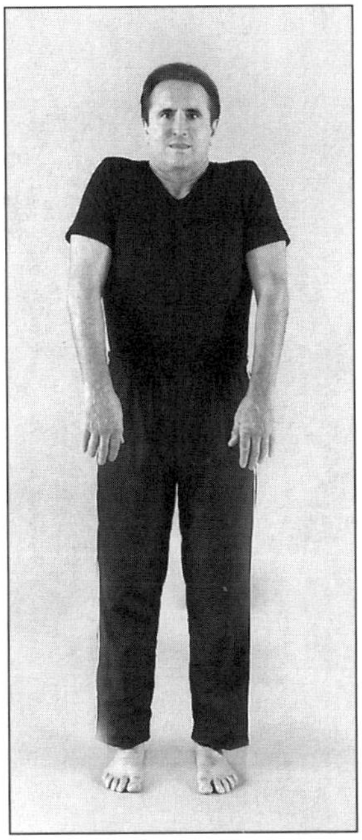

Abbildung 6.13: Bewegen Sie sich langsam und koordinieren Sie bei dieser Übung Atmung und Bewegung.

Vorwärtsbeugen im Stand

Diese Übung können Sie als Lockerungs- und Kompensationsübung einsetzen.

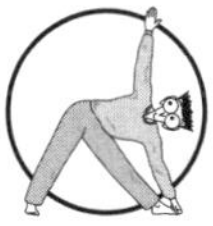

1. **Stellen Sie sich aufrecht und entspannt mit leicht gespreizten Beinen (Hüftbreite) hin.**
2. **Lassen Sie die Arme mit nach hinten weisenden Handflächen locker herabhängen.**
3. **Atmen Sie ein, und heben Sie dabei die Arme nach vorne bis über den Kopf (siehe Abbildung 6.11b).**
4. **Atmen Sie aus, und beugen Sie sich nach vorne. Wenn Sie ein Ziehen in den Rückseiten Ihrer Beine spüren, winkeln Sie die Arme und Beine leicht an. Diese Position wird auch als »Nachgiebige Glieder« bezeichnet (siehe Abbildung 6.14).**
5. **Atmen Sie ein, erheben Sie sich langsam und »stapeln« Sie dabei die Wirbel Ihres Rückgrates langsam von unten nach oben übereinander. Heben Sie anschließend die Arme über den Kopf.**

   Lassen Sie zum Schluss die Arme wieder an den Seiten herabsinken.
6. **Wiederholen Sie die Schritte 3 bis 5 sechs bis acht Mal.**

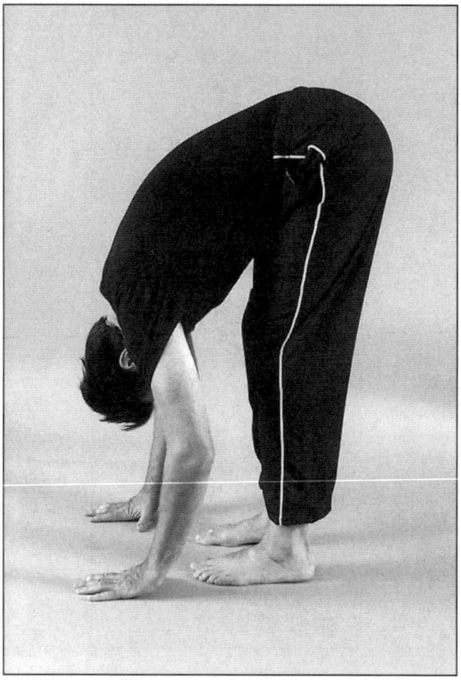

Abbildung 6.14: Das Aufrichten ist ebenso wichtig wie die Rumpfbeuge.

Die in Schritt 5 beschriebene Methode zum Aufrichten ist die sicherste. Wenn Sie keine Probleme mit dem Rücken haben, sollten Sie nach ungefähr zwei Wochen Übung eine etwas fortgeschrittenere Technik versuchen: Strecken Sie während des Aufrichtens die Arme wie Flügel nach der Seite aus, und führen Sie sie danach langsam über den Kopf. Und noch eine weitere Technik für Fortgeschrittene: Strecken Sie beim Einatmen die leicht gebeugten Arme nach vorne bis ungefähr in Ohrenhöhe aus. Richten Sie danach zuerst den Oberkörper, dann in einem fließenden Übergang langsam die anderen Rumpfpartien auf, bis Sie mit nach oben gestreckten Armen wieder aufrecht stehen.

Übungen im Sitzen

Yogapositionen bieten sehr viele Möglichkeiten. Als erfahrener Yogaanhänger können Sie eine vollständige Übungsroutine mit Vorwärtsbeugen, Rückwärtsbeugen und allen möglichen Drehungen im Sitzen ausführen. In diesem Abschnitt zeigen wir Ihnen, wie Sie sich im Sitzen auf die Hauptübung vorbereiten können.

Rumpfbeugen im Sitzen

Die Rumpfbeuge im Sitzen ist eine einfache Übung zur Lockerung Ihres Rückens für die anstehenden Rumpfbeugen oder zur Kompensation nach einer Reihe von Drehungen im Sitzen.

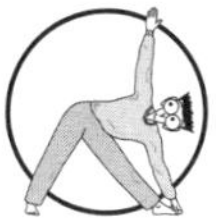

1. **Setzen Sie sich mit gekreuzten Beinen in der Ruhehaltung (*Sukhasana;* siehe Kapitel 7) auf den Boden.**
2. **Legen Sie die Hände vor sich auf den Boden (siehe Abbildung 6.15a).**
3. **Atmen Sie aus und lassen Sie dabei den Oberkörper nach vorne rutschen.**

   Beugen Sie sich, wenn möglich, so weit nach vorne, dass Ihr Kopf den Boden berührt (siehe Abbildung 6.15b).
4. **Atmen Sie ein, und kehren Sie dabei langsam in die Ausgangsposition zurück.**
5. **Wiederholen Sie die Schritte 3 und 4 vier bis sechs Mal. Schlagen Sie Ihre Beine danach andersherum übereinander, und wiederholen Sie den ganzen Vorgang vier bis sechs Mal.**

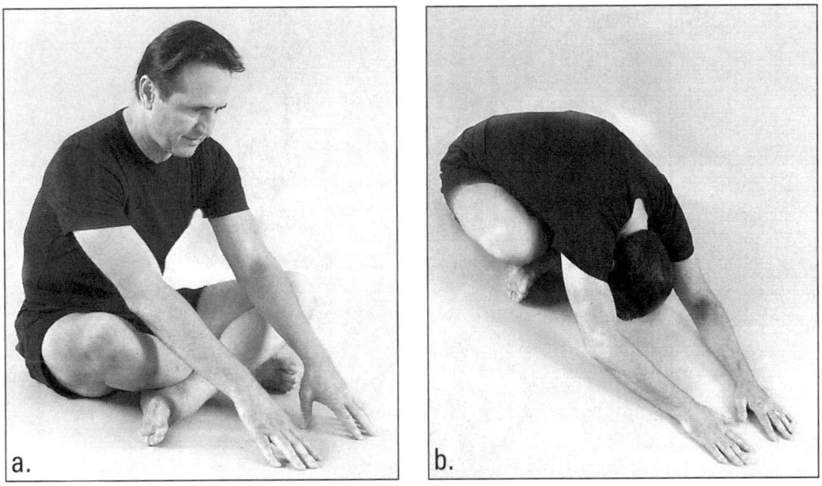

Abbildung 6.15: Lassen Sie Ihre Hände beim Ausatmen nach vorne rutschen.

Flügel und Gebet

Diese Position ist eine ausgezeichnete Übung zur Lockerung der oberen Wirbelsäule und zum Weiten des Brustkastens.

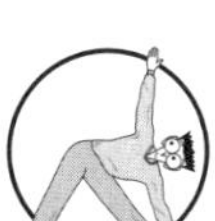

1. **Setzen Sie sich mit gekreuzten Beinen in der Ruhehaltung (*Sukhasana;* siehe Kapitel 7) auf den Boden.**
2. **Legen Sie Ihre Hände in Gebetshaltung so aneinander, dass die Daumen das Brustbein berühren (siehe Abbildung 6.16a).**

3. **Atmen Sie ein und heben Sie dabei die Hände in dieser Haltung über den Kopf.**

   Halten Sie Ihre Augen dabei auf Ihre Daumen gerichtet (siehe Abbildung 6.16b).

4. **Atmen Sie aus und bewegen Sie dabei die Hände wieder zum Brustbein zurück (siehe Abbildung 6.16a).**

5. **Atmen Sie ein und breiten Sie dabei die Arme etwa in Schulterhöhe wie Flügel zur Seite aus.**

   Schauen Sie dabei geradeaus (siehe Abbildung 6.16c).

6. **Atmen Sie wieder aus und bringen Sie dabei die Hände wieder in Gebetshaltung ans Brustbein zurück.**

7. **Wiederholen Sie die Schritte 3 bis 6 sechs bis acht Mal.**

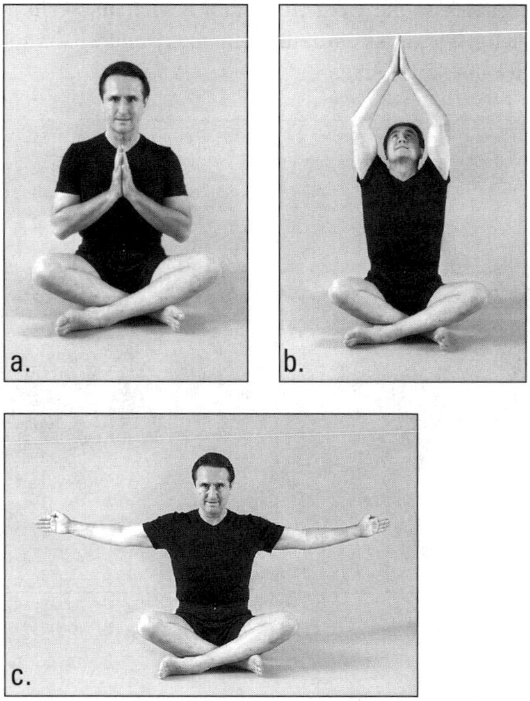

Abbildung 6.16: Diese Übung können Sie auch auf Ihrem Bürostuhl durchführen.

Vorbereitung für fortgeschrittene Sitzpositionen – die Babywiege

Wenn Ihnen die folgende Übungssequenz Beschwerden oder Schmerzen bereitet, sollten Sie die fortgeschrittenen Sitzpositionen von Kapitel 7 nicht probieren. Von der *Babywiege* ist insbesondere dann abzuraten, wenn Sie Knieprobleme haben.

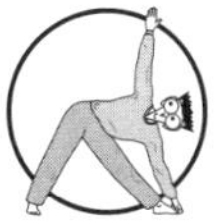

1. **Setzen Sie sich mit ausgestreckten Beinen auf den Boden.**

   Stützten Sie sich mit den Händen hinter Ihrem Rücken auf dem Boden ab.

2. **Schütteln Sie Ihre Beine aus.**
3. **Winkeln Sie Ihr rechtes Bein an und setzen Sie den rechten Fuß kurz oberhalb des linken Knies ab. Das rechte Fußgelenk sollte dabei an der Außenseite des linken Knies liegen.**
4. **Stabilisieren Sie Ihren rechten Fuß mit der linken und das rechte Knie mit der rechten Hand. Drücken Sie das rechte Knie sechs bis acht Mal sanft nach unten (siehe Abbildung 6.17b).**
5. **Heben Sie den rechten Fuß vorsichtig an und legen Sie ihn in Ihre linke Armbeuge.**
6. **Platzieren Sie das rechte Knie in Ihre rechte Armbeuge. Verschränken Sie dann die Finger (wenn möglich).**
7. **Richten Sie sich etwas auf und schaukeln Sie Ihr rechtes Knie sechs bis acht Mal leicht hin und her (siehe Abbildung 6.17c).**

   Wiederholen Sie den ganzen Vorgang mit dem linken Bein.

8. **Schütteln Sie Ihre Beine aus.**

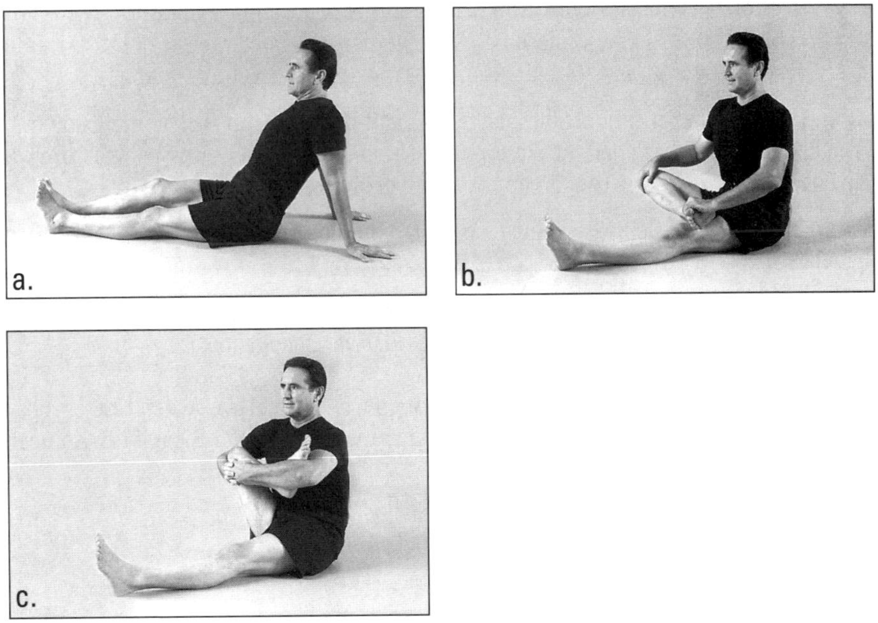

Abbildung 6.17: In dieser Übung wiegen Sie Ihr Knie wie ein Baby in den Armen.

Zurück zum Start mit Kompensations- oder Ausgleichsübungen

Kompensationsübungen haben das Ziel, die positiven Effekte der Yogaübungen zu verstärken und eventuell auftretende Verspannungen zu neutralisieren. Wenn Sie zum Beispiel eine anstrengende Rückwärtsbeuge wie etwa die *Kobra* machen und dabei ein Ziehen im unteren Rückenbereich spüren, sollten Sie danach zur Kompensation eine einfache Position wie beispielsweise die Embryohaltung einnehmen. Sie sollen nicht nur all die Hauptübungen des Yoga kennen lernen, sondern auch wissen, mit welchen Ausgleichsübungen Sie Ihren Körper in den Ausgangszustand zurückversetzen können.

Hier einige Grundregeln, die Sie bei Ausgleichsübungen beachten sollten:

- ✔ Führen Sie eine oder zwei einfache Ausgleichssübungen durch, um die nach einer Yogaposition oder -sequenz auftretenden Spannungen zu neutralisieren.
- ✔ Kompensationsübungen werden mit wenigen Ausnahmen dynamisch durchgeführt und von bewusstem Atmen begleitet (siehe Kapitel 5).
- ✔ Führen Sie Kompensationsübungen durch, die einfacher sind als die Hauptübung. Lassen Sie diese Positionen direkt auf die Hauptübung folgen (siehe Abbildung 6.18).

Führen Sie nicht sofort nach einer anstrengenden Übung eine weitere anstrengende Übung nur in der anderen Richtung durch. Manche Yogalehrer empfehlen zum Beispiel die Fischposition als Kompensation für den Schulterstand. Diese Kombination kann jedoch – insbesondere bei Anfängern – zu Problemen führen. Wir empfehlen deshalb die Kobraposition als Kompensation für den Schulterstand.

- ✔ Führen Sie die Kompensationsübungen auch dann durch, wenn Sie sie nicht für unbedingt notwendig halten. Beherzigen Sie diesen Rat insbesondere dann, wenn Sie tiefe Rumpfbeugen, Drehungen und Umkehrhaltungen im Hauptteil geübt haben.
- ✔ Nach Rückwärts- und Seitwärtsbeugen sowie Drehungen sollten Sie immer Vorwärtsbeugen folgen lassen.
- ✔ Viele Vorwärtsbeugen sind sozusagen »selbstkompensierend«. Manchmal aber lassen wir auch auf eine Vorwärtsbeuge als Kompensation eine Rückwärtsbeuge folgen.

Ruhen Sie nach anstrengenden Positionen wie beispielsweise den Umkehrpositionen oder tiefen Rückwärtsbeugen einen Moment lang aus, bevor Sie mit der Kompensation beginnen.

Kompensationsübungen

Mithilfe von Kompensationsübungen können Sie Ihren Körper besonders nach anstrengenden Übungen entspannen und wieder in den Normalzustand zurückversetzen. Kompensationsübungen sollen Ihr körperliches und seelisches Gleichgewicht wiederherstellen – eines der wichtigsten Anliegen des Yoga.

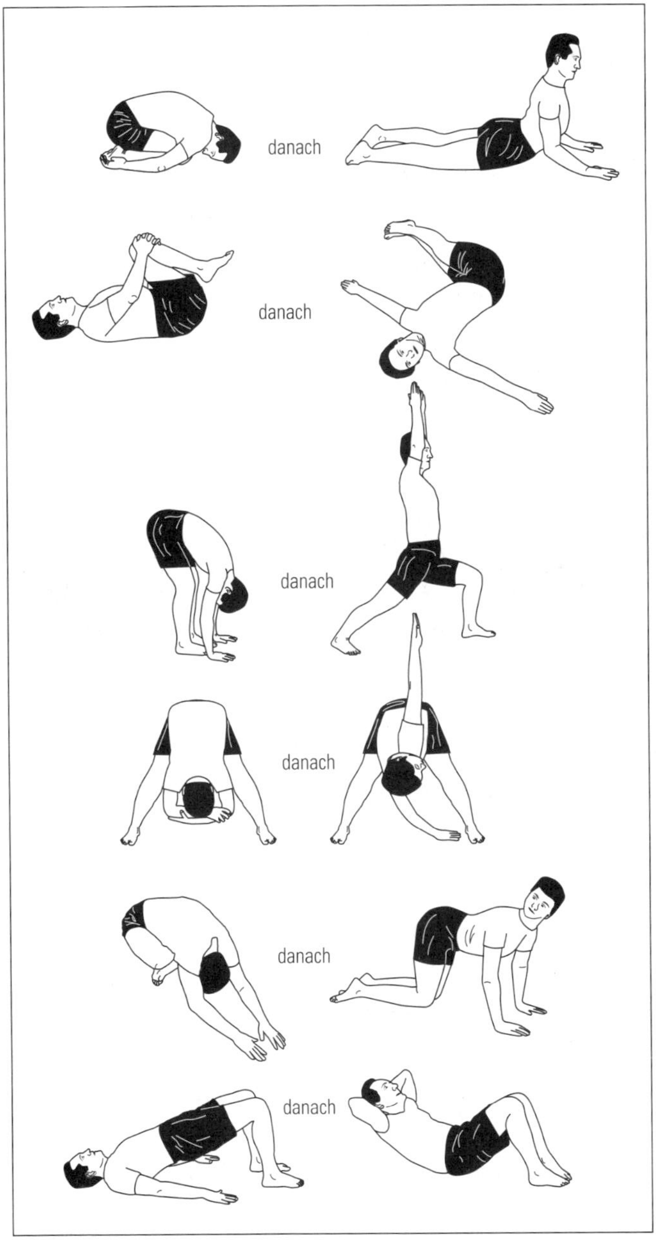

Abbildung 6.18: Kompensationspositonen für einige Hauptübungen. Bedenken Sie, dass Kompensationsübungen normalerweise dynamisch sind.

Die dynamische Katze

Die dynamische Katze lässt sich sowohl als Kompensations- als auch als Lockerungsübung einsetzen:

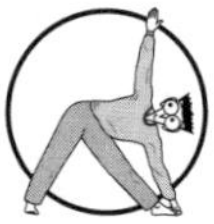

1. **Knien Sie sich auf den Boden, stützen Sie Ihre Hände vor sich ab und schauen Sie geradeaus.**
2. **Die Knie sollten in einem Abstand einer Hüftbreite auseinander stehen. Die Hände sollten direkt unterhalb der Schulter liegen.**

   Strecken Sie die Arme ganz aus (siehe Abbildung 6.19a).
3. **Bewegen Sie Ihren Rumpf beim Ausatmen ganz nach hinten bis zu den Fersen und schauen Sie dabei auf den Boden (siehe Abbildung 6.19b).**
4. **Bewegen Sie sich beim Einatmen wieder in die Ausgangsposition zurück und schauen Sie geradeaus.**
5. **Wiederholen Sie die Schritte 3 und 4 sechs bis acht Mal.**

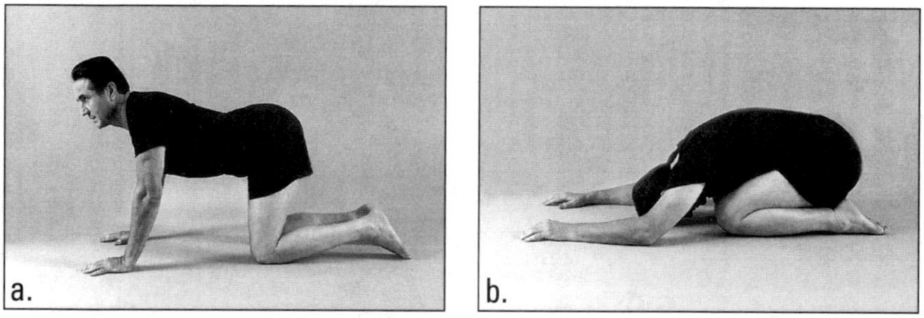

Abbildung 6.19: Es schadet nichts, wenn Sie bei dieser Übung nicht ganz nach hinten kommen.

Der Diamantsitz – Vajrasana

Diese Übung eignet sich sich sowohl als Kompensations- als auch als Lockerungsübung. *Vajra* bedeutet »Diamant«.

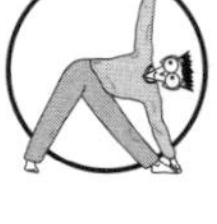

1. **Knien Sie sich auf den Boden. Die Knie und Füße sollten dabei eine Hüftbreite weit auseinander stehen.**
2. **Setzen Sie sich auf die Fersen, und lassen Sie die Arme locker an der Seite herunterhängen (siehe Abbildung 6.20a).**
3. **Atmen Sie ein, heben Sie dabei Ihr Gesäß an und heben Sie Ihre Arme hoch über den Kopf.**

   Lehnen Sie sich zurück, und schauen Sie nach oben (siehe Abbildung 6.20b).

4. **Setzen Sie sich beim Einatmen wieder auf die Fersen, lassen Sie Ihren Oberkörper auf die Knie sinken, und legen Sie die Hände auf den Rücken (siehe Abbildung 6.20c).**

5. **Wiederholen Sie die Schritte 3 und 4 sechs bis acht Mal.**

Praktizieren Sie den Diamantsitz nur, wenn Sie gesunde Knie haben.

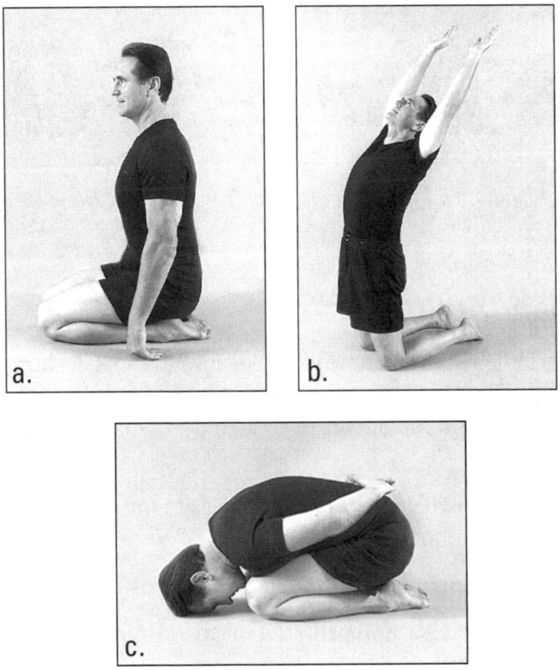

Abbildung 6.20: Beachten Sie den natürlichen Rhythmus: Öffnen Sie den Körper beim Einatmen, und atmen Sie aus, wenn der Körper wieder zusammensinkt.

Knie an die Brust (dynamische Variante)

Übungen, bei denen die Knie an die Brust gezogen werden, gibt es in vielerlei Variationen. Die folgende Variante eignet sich besonders gut als Kompensationsübung nach Rückwärtsbeugen.

1. **Legen Sie sich auf den Rücken und ziehen Sie die Knie an die Brust.**

2. **Halten Sie Ihre Beine kurz unterhalb der Knie fest – eine Hand für jedes Knie (siehe Abbildung 6.21a).**

   Wenn Sie Probleme mit den Knien haben, halten Sie die Beine an den Rückseiten der Oberschenkel fest.

3. **Atmen Sie aus, und ziehen Sie die Knie dabei noch näher an die Brust heran (siehe Abbildung 6.21b).**
4. **Bewegen Sie die Knie beim Ausatmen wieder zurück.**
5. **Wiederholen Sie die Schritte 3 und 4 sechs bis acht Mal.**

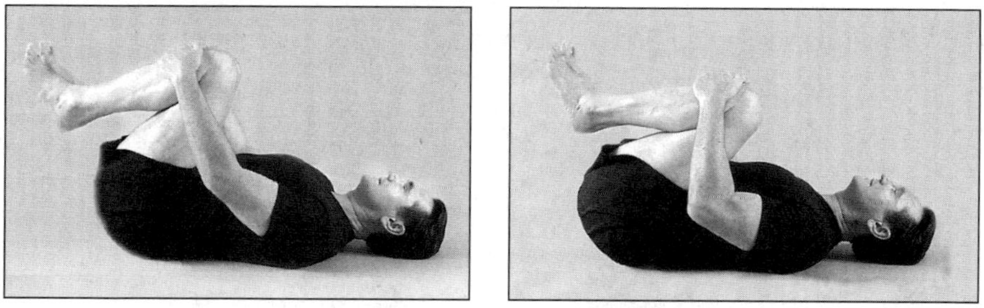

Abbildung 6.21: Halten Sie jedes Bein mit einer Hand fest.

Ruhe und Entspannung

Ruhephasen sind unerlässliche Bestandteile jedes Yogaprogramms. Ruhepositionen werden nicht nur als sanfter Ausklang einer Yogasitzung eingenommen, sondern sind ein aktives Werkzeug, mit dem sich die Qualität Ihrer Übungen bei folgenden Gelegenheiten auf folgende Weise verbessern lässt:

- ✔ In einer Ruheposition können Sie sich vor einer Yogasitzung einstimmen und Körper, Atmung und Geist aufeinander abstimmen.
- ✔ Mit einer Ruheposition können Sie sich auf die nächste Position vorbereiten.
- ✔ Eine Ruheposition kann Teil der Kompensation nach anstrengenden Übungen sein.
- ✔ Eine Ruheposition kann die Atmung wieder harmonisieren.
- ✔ Eine Ruheposition bietet Gelegenheit zur Selbstbeobachtung.
- ✔ Eine Ruheposition kann als Vorbereitung für Entspannungsübungen dienen.

Der richtige Zeitpunkt für die Ruhepositionen

Die besten Hinweise darauf, dass Sie eine Pause brauchen, liefern Ihre Atmung und Ihr Energielevel. Denken Sie nur immer daran, sich während der gesamten Yogasitzung ständig genau zu beobachten. Wenn Ihr Atem nicht mehr gleichmäßig geht, legen Sie eine Pause sein! Wenn Sie sich nach einer Übung ein bißchen müde fühlen, legen Sie eine Pause ein! In Abbildung 6.22 sehen Sie einige empfohlene Ruhepositionen.

Für die Länge der jeweiligen Ruheposition gibt es keine eiserne Regel. Ruhen Sie sich bei Bedarf ganz einfach so lange aus, bis Sie bereit sind, die Übungen fortzusetzen.

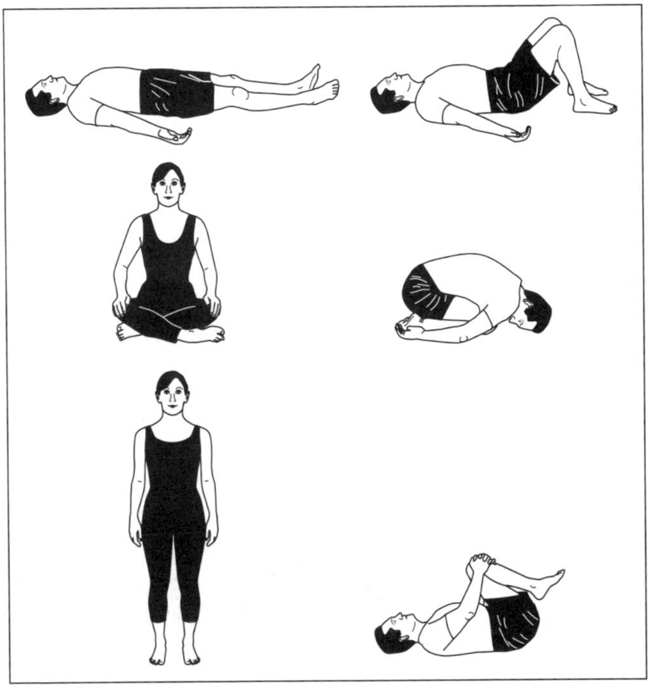

Abbildung 6.22: Die gängigsten Ruhepositionen

Ruhepositionen

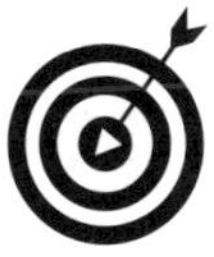

Wir empfehlen für die verschiedenen Ruhepositionen jeweils eine Dauer von sechs bis acht Atemzügen. Sie können in dieser Position aber auch so lange verweilen, bis Sie sich wieder erholt fühlen – wenn Sie genug Zeit haben. Denken Sie daran, dass Sie sich im Yoga niemals unter Zeitdruck setzen dürfen.

Die Totenstellung – *Sawasana*

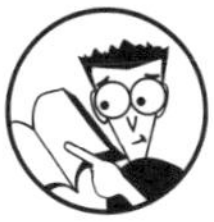

Das Wort *Sava* bedeutet »Leiche«. Bei vielen Autoren wird diese Position – abgeleitet vom Sanskrit-Wort *Mritasana* (*Mrita* = Tot, *Asana* = Position) – als Totenposition bezeichnet.

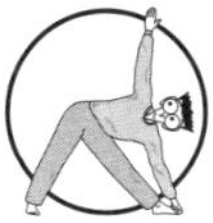

1. **Setzen Sie sich mit angewinkelten Beinen auf den Boden. Die Füße sollten flach auf dem Boden stehen.**

   Stützen Sie sich mit den Armen hinter Ihrem Rücken ab.

2. **Rutschen Sie mit dem Gesäß leicht nach vorne, und lehnen Sie sich auf Ihre Unterarme.**
3. **Lassen Sie langsam Ihren Oberkörper und danach den Kopf auf den Boden sinken.**
4. **Strecken Sie Ihre Beine aus. Lassen Sie eine Abstand von etwa einer Hüftbreite zwischen den Füßen, und drehen Sie diese nach außen.**
5. **Verschränken Sie die Arme über der Brust. Sie umarmen sich damit gewissermaßen selbst und strecken damit Ihren oberen Rückenabschnitt.**
6. **Lassen Sie Ihre Arme langsam zu Boden sinken.**

   Drehen Sie die Handflächen nach oben (siehe Abbildung 6.23).
7. **Drehen Sie Ihren Kopf einige Male hin und her, und lassen Sie ihn anschließend wieder in der Ausgangsposition ruhen.**

   Schließen Sie Ihre Augen, und entspannen Sie sich.

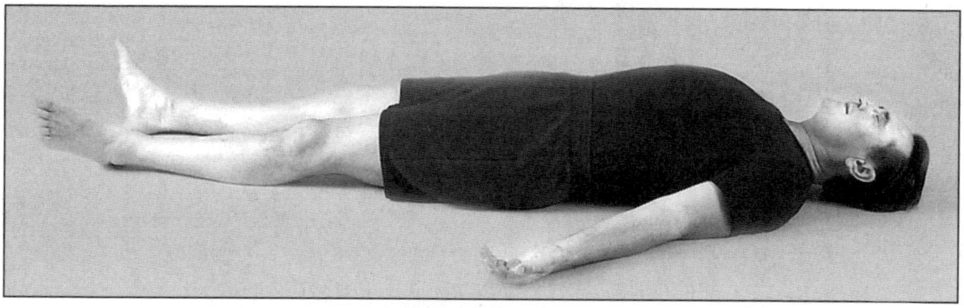

Abbildung 6.23: Die beliebteste aller Yogapositionen

Die Totenhaltung mit angewinkelten Beinen

Folgen Sie den Anweisungen für die Sawasana-Position, lassen Sie die Beine aber angewinkelt (siehe Abbildung 6.24).

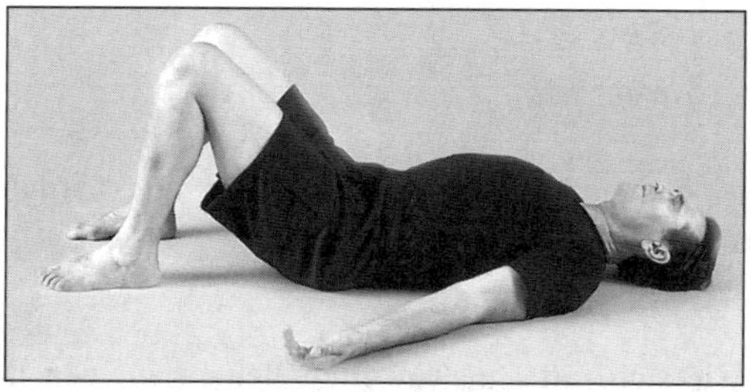

Abbildung 6.24: Diese Position hilft bei Rückenbeschwerden.

Die Ruheposition – Sukhasana

Das Sanskrit-Wort *Sukha* bedeutet so viel wie »Ruhe« oder »angenehm«. Im Vergleich zu anderen Sitzpositionen ist diese Position wirklich kinderleicht.

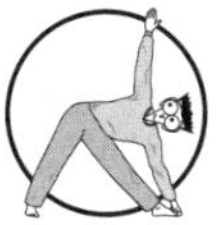

1. **Setzen Sie sich mit ausgestreckten Beinen auf den Boden. Legen Sie die Hände mit den Innenfläche nach unten und nach vorne zeigenden Fingern neben Ihren Hüften auf den Boden.**
2. **Schütteln Sie die Beine aus.**
3. **Legen Sie die Fußgelenke übereinander – das linke über das rechte Fußgelenk.**
4. **Drücken Sie die Handflächen nach unten, und ziehen Sie die Beine an sich heran, bis der rechte Fuß unter dem linken Knie und der linke Fuß unter dem rechten Knie liegt.**
5. **Legen Sie Ihre linke Hand auf das linke und die rechte Hand auf das rechte Knie.**

   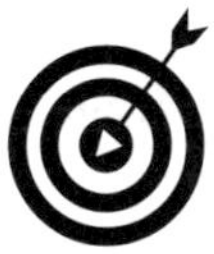

   Wenn Ihre Knie höher liegen als die Hüften, setzen Sie sich auf ein Kissen oder eine gefaltete Decke.
6. **Strecken Sie Ihren Rücken und den Nacken, richten Sie Ihren Kopf auf, und schauen Sie geradeaus. (siehe Abbildung 6.25).**

   Sie können die Augen jetzt schließen, müssen es aber nicht.

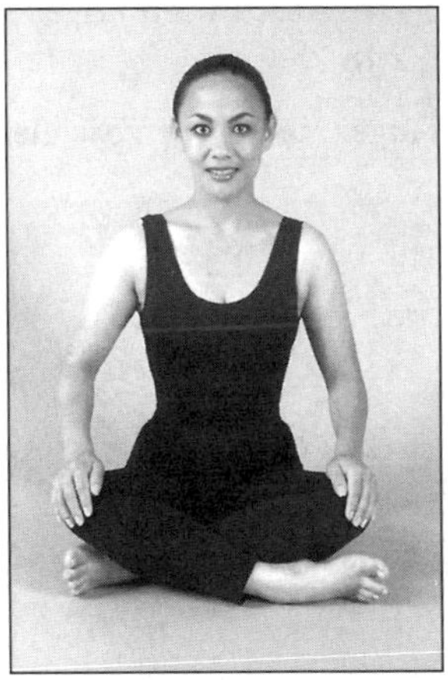

Abbildung 6.25: Dies ist die von den meisten Anfängern bevorzugte Ruheposition.

Die Bergposition – Tadasana

Das Sanskrit-Wort *Tada* bedeutet eigentlich »Palme«, weshalb diese Position auch bei manchen Autoren »Palmenposition« genannt wird.

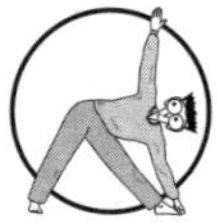

1. **Stellen Sie sich aufrecht und entspannt hin, die Füße eine Hüftbreite weit auseinander.**

   Lassen Sie die Arme locker herunterhängen. Die Handflächen sollten nach innen zeigen.

2. **Stellen Sie sich eine senkrechte Linie vor, die Ihr Ohr, Ihr Schultergelenk und die Außenseiten Ihrer Hüfte, Ihres Knies und Ihres Fußgelenks miteinander verbindet.**

3. **Schauen Sie geradeaus. Sie können die Augen jetzt schließen oder geöffnet lassen (siehe auch Abbildung 6.11a weiter vorne).**

Die Embryoposition – Balasana

Das Sanskrit-Wort *Bala* bedeutet »Kind«.

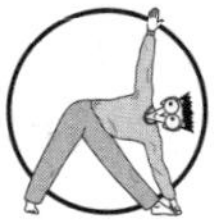

1. **Lassen Sie sich auf die Hände und Knie nieder.**

2. **Die Knie sollten eine Hüftbreite weit auseinander, die Hände senkrecht unter den Schultern liegen.**

   Strecken Sie die Arme gerade aus.

3. **Atmen Sie aus, und setzen Sie sich dabei auf die Fersen. Lassen Sie Ihren Rumpf auf den Schenkeln und die Stirn auf dem Boden ruhen.**

4. **Legen Sie Ihre Arme mit nach oben zeigenden Handflächen neben den Rumpf (siehe Abbildung 6.26).**

5. **Schließen Sie die Augen, und atmen Sie gleichmäßig durch.**

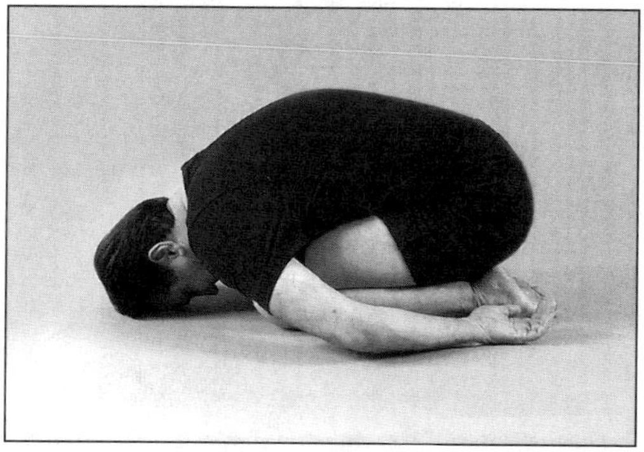

Abbildung 6.26: In dieser Position lagen wir im Mutterleib.

Die Embryoposition mit nach vorne ausgestreckten Armen

Gehen Sie dazu nach den für die Embryoposition vorgegebenen Schritten vor, aber strecken Sie in Schritt 4 die Arme nach vorne aus, und berühren Sie mit den Handflächen den Boden (siehe Abbildung 6.27).

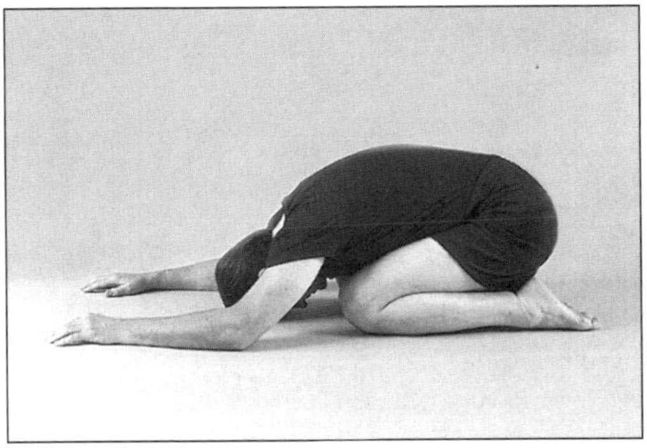

Abbildung 6.27: In dieser Haltung wird die Schultermuskulatur gestreckt.

Knie an die Brust – Apanasana

Das Sanskrit-Wort *Apana* bezeichnet die abwärts gehende Lebenskraft oder das Ausatmen.

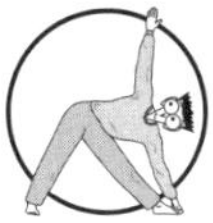

1. **Legen Sie sich auf den Rücken, und ziehen Sie Ihre Knie an die Brust.**
2. **Halten Sie Ihre Beine kurz unterhalb der Knie fest (siehe Abbildung 6.28).**

   Wenn Sie Knieprobleme haben, halten Sie die Beine an der Rückseite der Oberschenkel fest.

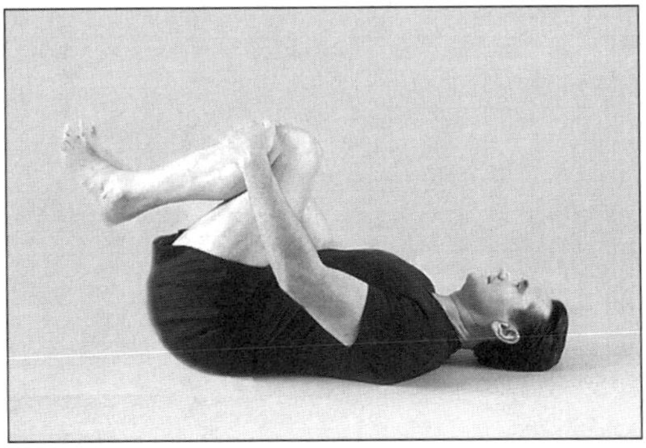

Abbildung 6.20: In dieser Haltung können Sie gut entspannen.

Auch Sitzen will gelernt sein

7

In diesem Kapitel

- Sinn und Nutzen der yogischen Übungen
- Ein langsamer und sicherer Anfang mit einfachen Positionen

Der Kulturkreis, in dem wir leben, bestimmt unter anderem auch unsere Sitzgewohnheiten. Menschen in der östlichen Hemisphäre hocken oder sitzen auf Ihren Fersen beziehungsweise mit gekreuzten Beinen auf dem Boden, während wir Bewohner der westlichen Welt nur auf Stühlen und Sesseln wirklich bequem sitzen können – so wie Sie es wahrscheinlich gerade tun, wenn Sie dieses Buch lesen. Natürlich haben deshalb unsere Sitzgewohnheiten auch Einfluss darauf, wie einfach oder schwer uns bestimmte Yogapositionen fallen – sei es im Sitzen oder im Stehen.

Als Einsteiger, der die Sitzpositionen zum ersten Mal übt, werden Sie erfahren, dass unsere lebenslange Gewohnheit, nur auf Stühlen oder Sofas zu sitzen, ihren Preis fordert. Wenn Sie aber die in diesem Buch vorgestellten Positionen gründlich üben, werden Sie Ihre Fähigkeit, auf dem Boden zu sitzen, langsam verbessern können. Aber anstatt ab sofort nur noch auf dem Boden zu üben, sollten Sie einige Übungen wenigstens für eine Übergangszeit auf einem Stuhl durchführen. Zwei der größten Yogaorganisationen empfehlen den Yogaanhängern im Westen sogar ausdrücklich, Meditations- und Atemübungen auf einem Stuhl durchzuführen.

In diesem Kapitel beschreiben wird die folgenden Sitzpositionen, die Sie zur Entspannung, Meditation, Atemkontrolle, zu verschiedenen Reinigungsübungen oder als Ausgangspunkt für andere Übungen nutzen können:

- ✔ Sitzen auf dem Stuhl
- ✔ Ruheposition
- ✔ Der Diamantsitz
- ✔ Die Glücksposition
- ✔ Die perfekte Position

Einführung in die Philosophie der Positionen

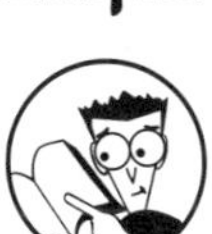

Die Positionen (Sanskrit: *Asanas*) sind wahrscheinlich der bekannteste Teil des Yoga. Meistens hat man dabei diese Positionen vor Augen, die unmöglich aussehen, aber von vielen Yogaanhängern spielend gemeistert werden. Die verschiedenen Yogapositionen dehnen nicht nur die Muskeln und sorgen für eine Verbesserung von Kraft und Beweglichkeit, sondern können Ihnen auch helfen, sich mit Ihrem Körper und der Umwelt in Einklang zu bringen. Mithilfe der verschiedenen *Asanas* können Sie sich selbst als eins mit Ihrer Umgebung sehen.

Eine yogische Position ist mehr als nur eine Körperhaltung. Sie ist immer auch Ausdruck einer Geisteshaltung. Eine *Asana* ist Gelassenheit, Ruhe und innere Versammlung – alles Wörter, die einen Zustand der Ausgeglichenheit beschreiben. Die Positionen demonstrieren die enge Verbindung zwischen Körper und Geist.

Die traditionellen Yogahandbücher definieren den Hauptzweck der Asanas folgendermaßen: Sie sollen den Körper auf die ruhige und gleichmäßige Durchführung der Atem- und Meditationsübungen vorbereiten. Die richtige Sitzhaltung ist eine wichtige Grundlage für diese Übungen. Bei ordnungsgemäßer Durchführung beruhigt sie den Körper auf natürliche Art und Weise. Und wenn der Körper ruhig ist, folgt der Geist sehr schnell nach.

Ein anderer Name für Asanas

Der Begriff *Asana* bedeutet »Sitz« und bezeichnet sowohl die Oberfläche, auf welcher der Yogaanhänger sitzt, als auch die Körperhaltung. Manche Positionen werden auch *Mudras* genannt, was so viel bedeutet wie »Siegel«, weil sie die Lebenskraft (*Prana*) im Körper festhalten. Das Ergebnis ist mehr Vitalität und bessere geistige Konzentration. Die Lebenskraft ist überall, sowohl innerhalb als auch außerhalb unseres Körpers, muss aber im Körper eingeschlossen und geschützt werden, um Gesundheit und Glück bringen zu können.

Wenn Sie sich mit gekreuzten Beinen auf den Boden setzen, und Ihre Knie mehr als ungefähr fünf Zentimeter höher liegen als Ihre Hüfte, ist das ein Anzeichen dafür, dass Ihre Hüftgelenke eingerostet sind. Wenn Sie für Ihre Atem- und Meditationsübungen zu lange in dieser Haltung sitzen, werden Sie wahrscheinlich Rückenschmerzen bekommen. Aber keine Angst: Damit stehen Sie nicht alleine da! Nehmen Sie diese Einschränkungen zunächst einmal hin, und setzen Sie sich auf ein festes Kissen oder eine gefaltete Decke, um das Gesäß so weit anzuheben, dass die Knie unter Hüfthöhe liegen.

Sitzpositionen ausprobieren

Einige moderne Hatha-Yoga-Handbücher beschreiben mehr als 50 Sitzpositionen, die nicht nur den Erfindungsreichtum der Yogaanhänger, sondern auch die Vielseitigkeit des menschlichen Körpers demonstrieren. Tatsächlich werden Sie aber wahrscheinlich mit höchstens einem halben Dutzend yogischer Sitzpositionen auskommen. Wenn Sie wie die meisten Menschen der westlichen Hemisphäre daran gewöhnt sind, auf Stühlen oder Sesseln zu sitzen, wird Ihnen das Sitzen auf dem Boden für mehr als ein paar Minuten wahrscheinlich ziemlich schwer fallen. In diesem Fall sollten Sie die yogischen Sitzhaltungen für den Anfang einfach auf einem Stuhl üben.

Yogisches Sitzen auf einem Stuhl

Da die meisten Menschen aus der westlichen Hemisphäre sich zum Meditieren auf einen Stuhl setzen, ist das Sitzen auf dem Boden etwas, was sie erst üben müssen. Im Lauf der Zeit werden Sie sich aber daran gewöhnen, auf dem Boden zu sitzen, und diese Haltung am Ende sogar als recht bequem empfinden (siehe Abbildung 7.1).

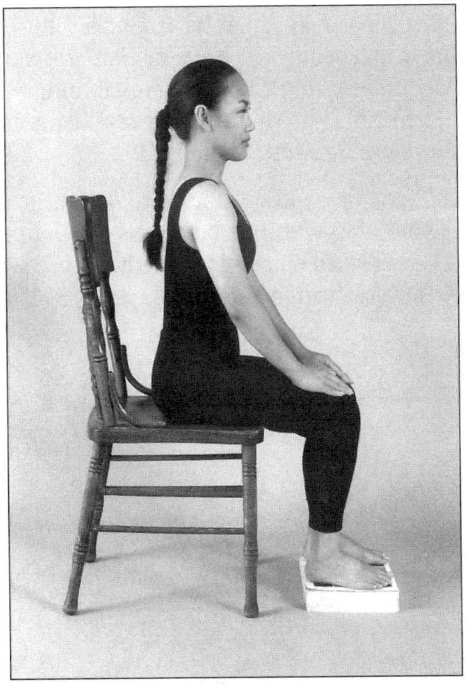

Abbildung 7.1: In der Idealhaltung sollten Ohr, Schulter und Hüfte in dieser Seitenansicht senkrecht übereinander liegen.

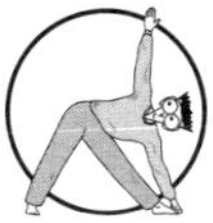

1. **Setzen Sie sich aufrecht auf den vorderen Rand eines Stuhls ohne Armlehnen. Lehnen Sie sich nicht an die Rückenlehne an.**

   Kontrollieren Sie, ob Ihre Füße flach auf dem Boden stehen. Wenn sie den Boden nicht ganz erreichen, stellen Sie sie zur Unterstützung auf ein mehr oder weniger dickes Telefonbuch.

2. **Legen Sie die Hände mit den Handflächen nach unten auf die Knie, und schließen Sie dann die Augen.**

3. **Bewegen Sie den Körper einige Male vor und zurück, um die Beweglichkeit der Wirbelsäule zu testen. Machen Sie dazu ein Hohlkreuz, und lassen Sie in der anderen Richtung Ihren Körper ganz nach vorne sinken.**

   Wählen Sie zwischen diesen Extremen eine für Sie bequeme Position.

4. **Heben Sie den Brustkasten an, drücken Sie Ihren Rücken vorsichtig zu einem leichten Hohlkreuz durch, und halten Sie den Kopf gerade.**

Die Ruheposition – Sukhasana

Nach den Anweisungen von Yogameister Patanjali sollte diese Position ausgeglichen (*Shtira*) und ruhig, angenehm oder bequem (*Sukha*) sein. Diese deshalb folgerichtig als Ruheposition (*Sukhasana*) bezeichnete Haltung wird im Westen allgemein »Schneidersitz« genannt. Wir empfehlen, dass Anfänger das Sitzen auf dem Boden mit dieser Position üben (siehe Abbildung 7.2).

Die Ruheposition ist eine bequeme Sitzhaltung, die sich gut für Meditations- und Atemübungen eignet. Diese Position bearbeitet die Hüftgelenke und die Wirbelsäule und kann deren Gelenkigkeit entscheidend verbessern. Sie ist deshalb auch eine ideale Vorbereitung für fortgeschrittenere Positionen.

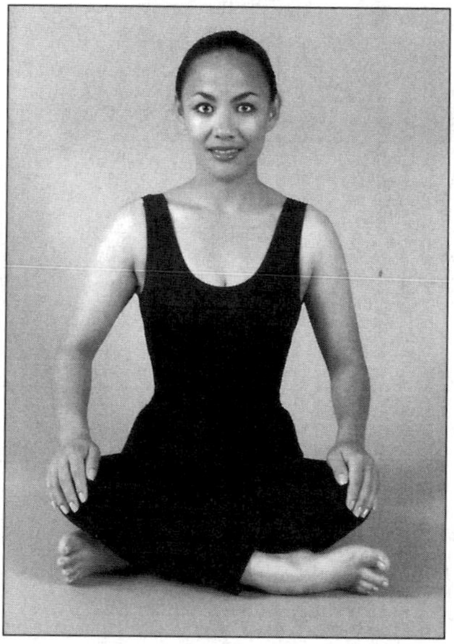

Abbildung 7.2: Nach einiger Übung werden Sie sich in dieser Haltung sehr wohl fühlen.

In dieser und der folgenden Position kann es hilfreich sein, sich auf ein Kissen oder eine gefaltete Decke zu setzen, um das Gesäß etwas anzuheben. Das Sitzen wird dadurch sicherer und bequemer.

1. **Setzen Sie sich mit ausgestreckten Beinen auf den Boden.**

   Legen Sie Ihre Handflächen mit nach vorne weisenden Fingerspitzen neben der Hüfte auf den Boden. Schütteln Sie die Beine zur Auflockerung ein paar Mal aus.

2. **Schlagen Sie die Beine so übereinander, dass das linke Fußgelenk über dem rechten liegt.**

3. **Stützen Sie sich jetzt mit den Handflächen auf dem Boden ab, während Sie Ihre Füße nacheinander zum Knie des jeweils anderen Beines hochziehen, bis der rechte Fuß unter dem linken und der linke Fuß unter dem rechten Knie liegt.**

4. **Strecken Sie jetzt Ihren Rücken, und halten Sie den Kopf aufrecht.**

Hinweis: In der klassischen Haltung müssten Sie jetzt Ihr Kinn auf die Brust legen und die Ellbogen durchdrücken. Wir empfehlen aber, die Hände mit angewinkelten Armen und nach unten weisenden Handflächen auf den Knien ruhen zu lassen und den Kopf aufrecht zu halten. Diese Haltung ist für Anfänger bequemer.

Denken Sie daran, die Beine bei jedem Üben dieser Position andersherum zu kreuzen, um beide Körperhälften gleichmäßig zu belasten.

Der Diamantsitz – Vajrasana

Der Diamantsitz ist besonders für Anfänger mit Rückenproblemen eine sehr sichere Position. Diese Haltung fördert die Beweglichkeit der Fußgelenke, Knie und Oberschenkel, verbessert die Blutzufuhr zum Bauch und ist gut für die Verdauung.

1. **Knien Sie sich auf den Boden und setzen Sie sich dann auf die Fersen.**

   Setzen Sie sich mit jeder Gesäßhälfte auf eine Ferse, und lassen Sie die Hände mit den Handflächen nach unten und gebeugten Armen auf den Knien ruhen.

2. **Richten Sie sich auf und schauen Sie geradeaus (siehe Abbildung 7.3).**

Hinweis: In der klassischen Haltung, die wir aber für Anfänger nicht empfehlen, muss das Kinn auf dem Brustkorb und die Hände mit gerade ausgestreckten Armen auf den Knien liegen.

Wenn Ihnen das Sitzen auf den Fersen Probleme bereitet, weil Sie entweder Schmerzen in den Knien bekommen oder die Oberschenkelmuskulatur sich verspannt, legen Sie ein Kissen oder eine gefaltete Decke zwischen Oberschenkel und Waden. Wenn Sie Schmerzen an der Vorderseite Ihrer Fußgelenke bekommen, unterstützen Sie die Gelenke mit einem aufgerollten Handtuch.

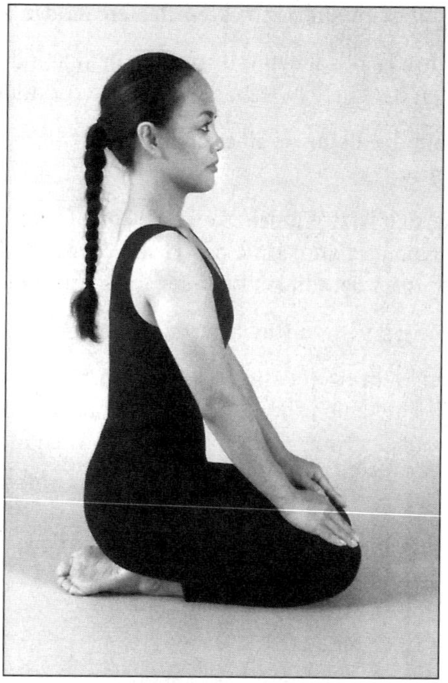

Abbildung 7.3: Diese Position ist auch bei Rückenproblemen sicher.

Die Glücksposition – Svastikasana

Die Glücksposition verbessert die Beweglichkeit der Knie-, Hüft- und Fußgelenke und kräftigt den Rücken.

Im Abschnitt »Vorbereitung für fortgeschrittene Sitzpositionen« von Kapitel 6 finden Sie Tipps, wie Sie diese Haltung noch verbessern können.

1. **Setzen Sie sich mit ausgestreckten Beinen auf den Boden. Stützen Sie die Handflächen mit nach vorne zeigenden Fingern auf dem Boden neben sich ab.**

   Schütteln Sie die Beine ein paar Mal aus, um eventuelle Verspannungen zu lösen.

2. **Beugen Sie das linke Knie, und legen Sie die linke Fußsohle gegen die Innenseite Ihres rechten Oberschenkels, wobei die linke Ferse möglichst nahe an der Leiste liegen sollte. (Falls Ihnen dieser Schritt schwer fällt, sollten Sie diese Position nicht einnehmen.)**

3. **Beugen Sie das rechte Knie und nehmen Sie den rechten Fuß in beide Hände.**

4. **Nehmen Sie die Vorderseite des rechten Knöchels in die rechte und den Fußballen in die linke Hand.**

   Schieben Sie jetzt den rechten Fuß zwischen Unterschenkel und Wade des linken Beins, bis nur der große Zeh zu sehen ist. Versuchen Sie, den großen Zeh so weit wie möglich nach oben zu schieben.

5. **Lassen Sie die Hände mit den Handflächen nach unten entspannt auf den Knien ruhen.**

6. **Setzen Sie sich aufrecht hin und schauen Sie geradeaus (siehe Abbildung 7.4).**

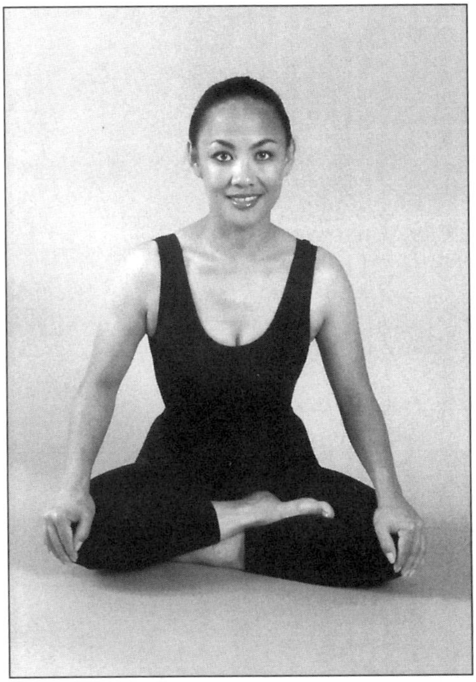

Abbildung 7.4: Diese Position bedeutet Glück.

Hinweis: In der klassischen Haltung wird das Kinn auf den Brustkorb gedrückt. Die geöffneten Hände ruhen dabei mit ausgestreckten Armen in der *Jnana Mudra*-Position auf den Knien.

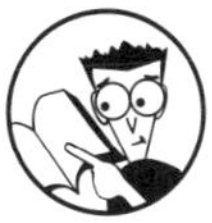

Jnana mudra bedeutet »Siegel der Weisheit« und ist eine der charakteristischen Handhaltungen des Yoga. Um diese Handhaltung einzunehmen, legen Sie die Spitze des Zeigefingers so an die Spitze des Daumens, dass beide einen Kreis bilden. Strecken Sie die drei anderen Finger aus, und halten Sie sie dicht zusammen (siehe Abbildung 7.5). Mit dieser Handhaltung erzeugen Sie eine Art »Stromkreis«, der die Lebensenergie (*Prana*) in Ihrem Körper festhält.

Die perfekte Position

Das Sanskrit-Wort *Siddha* bedeutet sowohl »perfekt« als auch »erfahren«. Viele Yogameister längst vergangener Zeiten verwendeten diese Position anstelle der Lotusstellung. Wir behandeln in diesem Buch weder die halbe noch die vollständige Lotusstellung, weil beide Positionen eigentlich nur etwas für Fortgeschrittene sind.

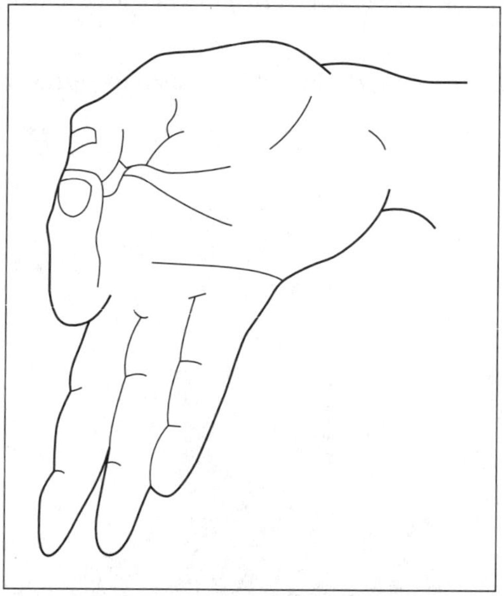

Abbildung 7.5: Diese Handhaltung hält die Lebenskraft (Prana) im Körper fest.

Die *Siddhasana*-Position verbessert die Beweglichkeit der Hüft-, Knie- und Fußgelenke und stärkt den Rücken. Diese Haltung eignet sich unter anderem auch zur Linderung von Prostataproblemen.

Im Abschnitt »Vorbereitung für fortgeschrittene Sitzpositionen« von Kapitel 6 finden Sie Tipps, wie Sie diese Haltung noch verbessern können.

1. **Setzen Sie sich mit ausgestreckten Beinen auf den Boden. Stützen Sie die Handflächen mit nach vorne zeigenden Fingern auf dem Boden dicht neben dem Gesäß ab.**

   Schütteln Sie die Beine aus, um eventuelle Verspannungen zu lösen.

2. **Beugen Sie das linke Knie, und ziehen Sie die linke Ferse ganz nahe an den Damm (d.h. den Bereich zwischen Anus und Genitalien) heran.**

   Stabilisieren Sie Ihre rechtes Knie mit der linken Hand.

3. **Beugen Sie das rechte Knie und ziehen Sie Ihre rechte Ferse bis an die Vorderseite des linken Fußgelenks heran.**
4. **Heben Sie den rechten Fuß an und legen Sie das rechte Fußgelenk kurz oberhalb des linken Knöchels ab. Ziehen Sie anschließend die rechte Ferse dicht an den Genitalbereich heran.**
5. **Platzieren Sie den rechten Fuß zwischen Oberschenkel und Wade des linken Beins.**
6. **Legen Sie Ihre Händen mit den Handflächen nach unten und leicht gebeugten Armen auf die Knie.**
7. **Richten Sie sich auf und schauen Sie entspannt geradeaus (siehe Abbildung 7.6).**

   Um Ihre Hüften auf Kniehöhe anzuheben, legen Sie sich ein Kissen oder eine gefaltete Decke unter das Gesäß.

Hinweis: In der klassischen Haltung, die für Anfänger nicht empfehlenswert ist, wird das Kinn auf den Brustkorb gedrückt. Die geöffneten Hände ruhen dabei mit ausgestreckten Armen in der *Jnana Mudra*-Position auf den Knien (siehe auch den Abschnitt »Die Glücksposition – Svastikasana« weiter oben).

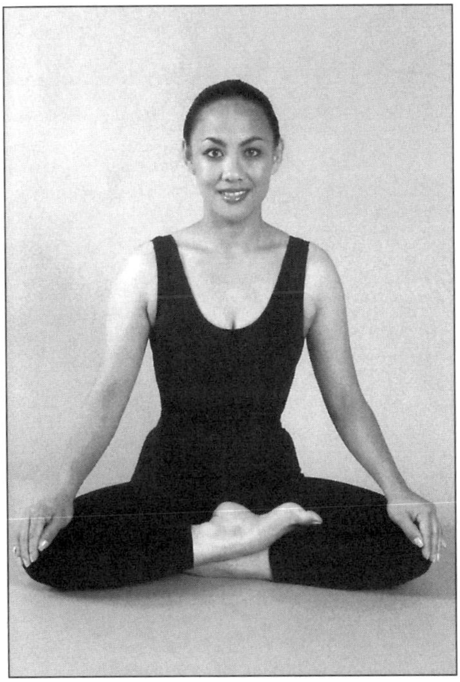

Abbildung 7.6: Die perfekte Position

Verbessern Sie Ihr Stehvermögen

8

In diesem Kapitel

- Stehen als Kunstform
- Die Vorteile der Standpositionen
- Die Standpositionen üben

Der aufrechte Stand ist eine spezifisch menschliche Eigenheit und passt deshalb gut zum Yoga, weil letzeres ja eine durch und durch menschliche Übung ist. In diesem Kapitel beschäftigen wir uns mit dem yogischen Stehen und dabei in erster Linie mit dem Unterschied zwischen dem einfachen Herumstehen und dem yogischen *Stand*. Beim aufrechten Stand spielen Wirbelsäule, Muskeln, Sehnen und Bänder zusammen und verrichten ihre jeweiligen Aufgaben mehr oder weniger automatisch. Aber um effizient und elegant zu stehen, müssen Sie Ihr Bewusstsein an diesem Vorgang beteiligen. An dieser Stelle kommt Yoga ins Spiel.

Wir stellen Ihnen hier zehn der bekanntesten Standpositionen des Yoga vor. Mithilfe dieser Übungen lernen Sie, bewusst und elegant zu stehen und diese Haltung zu einem ästhetischen Anblick zu machen.

Die Entwicklung zum Zweibeiner

Wir Menschen haben uns zum Teil auch deshalb zu dem entwickelt, was wir sind, weil unsere Vorfahren vor Hunderttausenden von Jahren herausgefunden haben, wie man auf zwei Beinen steht. Passend zu dieser Tatsache werden die yogischen Standpositionen deshalb auch als Basis der gesamten Asana-Philosophie betrachtet. Eine der Fähigkeiten, die uns als Menschen auszeichnen – der aufrechte Stand – ist die ideale Grundlage für ein Unternehmen, zu dem nur wir Menschen fähig sind: Yoga.

Die Art und Weise, wie ein Mensch steht, sagt eine Menge über ihn aus. Wenn Sie heutzutage jemanden auffordern, gerade zu stehen, wird er höchstwahrscheinlich den Bauch einziehen und die Brust herausstrecken – wie ein Soldat im Glied. Es geht aber auch anders. Sie können gerade *und gleichzeitig* entspannt stehen.

Denken Sie daran, dass Körper und Geist eine Einheit bilden. Sie sind das Äußere und das Innere ein und derselben Person. Der Körper ist so etwas wie ein Abbild des Geistes.

Die Bedeutung des aufrechten Standes

Die Standpositionen sind eine Art Mikrokosmos sämtlicher Asana-Praktiken (mit Ausnahme der in Kapitel 11 beschriebenen Umkehrpositionen). Sie können alles, was Sie zur Beherrschung der verschiedenen Übungen wissen müssen, von den Standpositionen ableiten. Die Standpositionen kräftigen die Beine und Fußgelenke, öffnen den Hüftbereich und verbessern Ihr Gleichgewichtsgefühl, was alles zusammen genommen dazu führt, dass Sie sich behaupten und dabei gleichzeitig locker bleiben können.

Standpositionen lassen sich sehr vielseitig einsetzen:

- ✔ Als allgemeine Aufwärmübung vor Ihrer Yogastunde
- ✔ Als Vorbereitung für eine bestimmte Positionsgruppe. (Wir denken dabei an Rumpfbeugen im Stand, die als Vorbereitung für Rumpfbeugen im Sitzen eingesetzt werden können.)
- ✔ Als Ausgleichsübungen (oder als »Gegengewicht« zu anderen Positionen wie etwa Rückwärts- und Seitwärtsbeugen). Nähere Informationen dazu finden Sie in Kapitel 6.
- ✔ Als Ruheposition
- ✔ Als Hauptteil einer Yogasitzung

Sie können Ihrer Kreativität bei der Umwandlung anderer Positionen in eine Standposition freien Lauf lassen. Nehmen Sie zum Beispiel die wohlbekannte Kobraposition – eine Rückwärtsbeuge, die viele Anfänger als für den unteren Rückenbereich sehr anstrengend empfinden (siehe Kapitel 12). Wenn Sie diese Haltung als Standposition üben und sich dabei gegen eine Wand stützen, können Sie die geänderte Beziehung zur Schwerkraft, die ungehinderte Bewegungsmöglichkeit der Hüften und den Druck der Hände gegen die Wand dazu nutzen, den unteren Rückenbereich zu lockern.

Sie haben mehr als nur eine einzige Möglichkeit

In diesem Abschnitt stellen wir Ihnen die zehn bekanntesten Standpositionen vor und beschreiben schrittweise deren Ablauf. Wir besprechen außerdem die Vorteile und die zu der betreffenden Übung gehörende klassische Version. Diese Versionen sind für Anfänger nicht zu empfehlen, weil die Figuren schwieriger und manchmal sogar riskant sind. Bevor Sie eine dieser Positionen versuchen, sollte Sie die Informationen in den Kapiteln 5, 6 und 16 lesen.

Hinweis: Wenn Sie die Positionen ohne Anleitung durch einen Yogalehrer üben, sollten Sie die Anweisungen für die Übungen, einschließlich der Hinweise zum Atmen, sehr sorgfältig befolgen. Nehmen Sie die Positionen langsam ein, legen Sie nach dem Ein- und Ausatmen eine kurze Pause ein (siehe auch Kapitel 5), und beenden Sie die Position langsam. Beenden Sie jede Position mit einer Entspannungsübung.

Bedenken Sie Folgendes: Beginnen Sie die Vorwärtsbeugen bei allen Standpositionen zunächst mit geraden Beinen. Sollten die Muskeln an der Rückseite der Oberschenkel dabei zu schmerzen anfangen, gehen Sie leicht in die Knie.

Um aus einer Vorwärtsbeuge im Stand wieder in die Ausgangsstellung zurückzukehren, gehen Sie folgendermaßen vor:

- ✔ Die sicherste und einfachste Möglichkeit besteht darin, mit dem Körper wie bei einer Marionette hochzukommen und dabei die Wirbel sozusagen einzeln aufeinanderzustapeln.
- ✔ In der nächsten Schwierigkeitsstufe strecken Sie die Arme beim Aufrichten wie Flügel zur Seite und atmen gleichzeitig tief ein.
- ✔ Die dritte Methode ist die schwierigste, bringt aber auch den meisten Nutzen. Dabei atmen Sie zunächst ein, strecken die Arme nach vorne aus und legen den Kopf dazwischen. Danach heben Sie nacheinander den oberen, den mittleren und den unteren Rückenbereich langsam an, bis Sie mit nach oben ausgestreckten Armen wieder aufrecht stehen.

Die Bergposition (Tadasana) – Grundlage für andere Positionen

Die Bergposition ist die Grundlage aller Standpositionen. *Tadasana* streckt den Körper, verbessert die Haltung und das Gleichgewichtsgefühl und erleichtert das richtige Atmen. Obwohl diese Übung meistens als Bergposition bezeichnet wird, müsste man sie eigentlich korrekterweise »Palmposition« nennen, da das sanskritische Wort *Tada* »Palme« bedeutet. Manche Autoren und Lehrer nennen diese Haltung auch Baumposition.

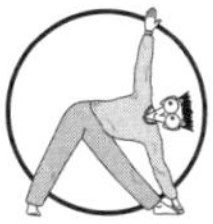

1. **Stellen Sie sich aufrecht und entspannt hin. Setzen Sie die Füße etwa eine Hüftbreite weit auseinander.**

   Lassen Sie die Arme locker an den Seiten herunterhängen. Die Handflächen sollten dabei zum Oberschenkel zeigen.

2. **Stellen Sie sich eine vertikale Linie vor, die Ihr Ohr, Ihr Schultergelenk und die Seiten von Hüfte, Knie und Fußgelenk miteinander verbindet.**

   Halten Sie den Kopf gerade nach vorne gerichtet. Sie können die Augen schließen oder geöffnet lassen (siehe Abbildung 8.1).

3. **Bleiben Sie sechs bis acht Atemzüge lang in dieser Haltung.**

Hinweis: In der klassischen Version dieser Übung stehen die Füße direkt nebeneinander, und das Kinn ruht auf der Brust.

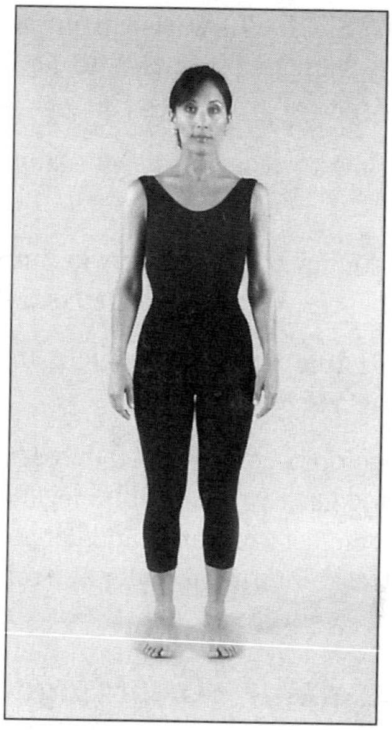

Abbildung 8.1: Beginnen Sie alle Standpositionen mit der Bergposition.

Rumpfbeuge im Stehen – Uttanasana

Die Rumpfbeuge im Stehen streckt den gesamten Rücken und lockert die Nackenwirbel (siehe Abbildung 8.2). Wenn Sie stehen, müssen die Wirbelsäule und die Nackenmuskeln sehr hart arbeiten, um den Kopf im Gleichgewicht zu halten. Da wir im Allgemeinen wenig auf diesen Teil unserer Anatomie achten, sammeln wir im Nacken eine Menge Spannungen an, die häufig zu Kopfschmerzen führen. Diese Position dehnt die Wirbelsäule und bewirkt eine Entspannung der Nackenmuskulatur. Sie fördert außerdem den Kreislauf und hat eine allgemein beruhigenden Wirkung auf Körper und Geist.

Wenn Sie Probleme mit den Bandscheiben haben, sollten Sie mit allen Arten von Rumpfbeugen sehr vorsichtig sein! Konsultieren Sie in diesem Fall vorher Ihren Arzt.

1. **Beginnen Sie mit der Bergposition (siehe Abbildung 8.1). Atmen Sie ein und heben Sie dabei Ihre Arme nach vorne und dann nach oben (siehe Abbildung 8.2a).**
2. **Atmen Sie aus und beugen Sie sich dabei von der Hüfte aus nach vorne.**

   Sobald die Rückseiten Ihrer Oberschenkel anfangen zu schmerzen, gehen Sie leicht in die Knie und lassen Sie die Arme hängen. (Siehe auch den Abschnitt über die »nachgiebigen Glieder« in Kapitel 6.)

3. **Wenn Sie mit dem Kopf nicht nahe genug an die Knie kommen, beugen Sie Ihre Knie noch etwas mehr (siehe Abbildung 8.2a).**

   Wenn Sie beweglich genug sind, strecken Sie die Knie gerade, aber wenden Sie keine Gewalt an.

   Lassen Sie Kopf und Nacken entspannt nach unten hängen (siehe Abbildung 8.2b).

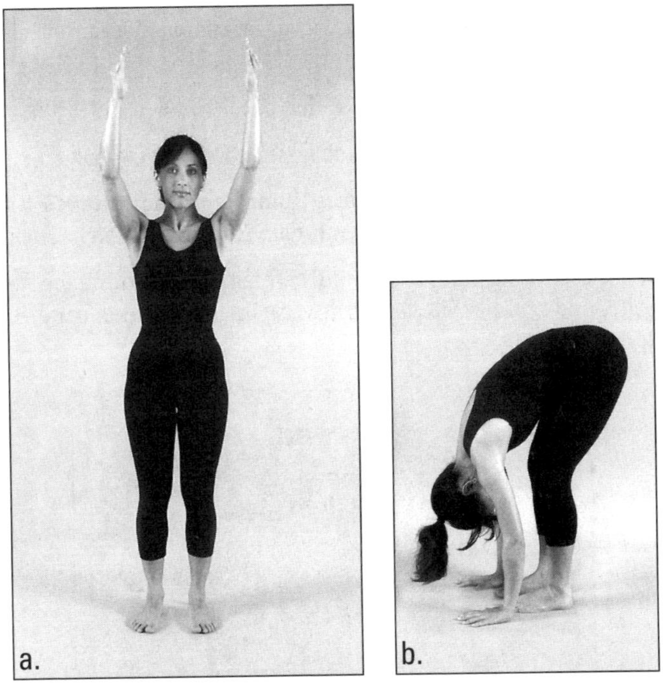

Abbildung 8.2: Mit leicht angewinkelten Knien erleichtern Sie sich diese Übung.

4. **Atmen Sie ein, und richten Sie sich langsam – Wirbel für Wirbel – auf und heben Sie die Arme über den Kopf.**
5. **Wiederholen Sie die Schritte 1 bis 4 drei Mal. Bleiben Sie anschließend sechs bis acht Atemzüge lang in der gebeugten Haltung (Schritt 3).**

Hinweis: In der klassischen Version dieser Haltung stehen die Füße dicht nebeneinander. Die Beine sind gerade. Die Stirn berührt die Schienbeine, und die Handflächen liegen flach auf dem Boden.

Das Sanskrit-Wort *Uttana* bedeutet »ausgestreckt«.

Halbe Rumpfbeuge im Stehen – Ardha Uttanasana

Die halbe Rumpfbeuge im Stehen kräftigt die Beine, den Rücken, die Schultern und die Arme und steigert die Energie.

1. **Beginnen Sie mit der Bergposition (siehe Abbildung 8.1). Atmen Sie ein und heben Sie dabei Ihre Arme nach vorne und dann nach oben (siehe Abbildung 8.2a).**
2. **Atmen Sie aus und beugen Sie sich dabei von der Hüfte aus nach vorne.**

   Gehen Sie leicht in die Knie und lassen Sie die Arme hängen.
3. **Atmen Sie ein, richten Sie den Rumpf auf und strecken Sie die Arme nach vorne aus, sodass sie parallel mit dem Boden sind (siehe Abbildung 8.3).**

   Wenn Sie Probleme mit dem Rücken haben, lassen Sie die Arme weiter an der Seite, und bringen Sie sie schrittweise in eine Position parallel zum Boden nach vorne.

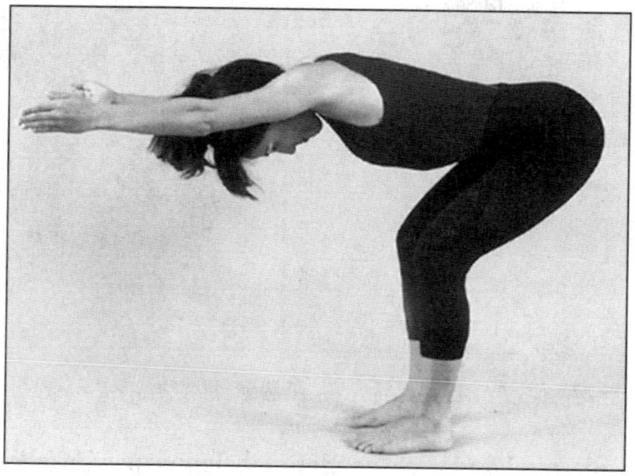

Abbildung 8.3: Diese Position bringt verbrauchte Energie zurück.

4. **Stecken Sie den Kopf so zwischen die Arme.**

   Schauen Sie auf einen Punkt etwa einen Meter vor sich auf dem Boden. Wenn Sie sich diese Übung etwas leichter machen wollen, können Sie die Arme hinten lassen. Je weiter zurück, desto einfacher wird die Übung.
5. **Wiederholen Sie die Schritte 1 bis 4 drei Mal. Bleiben Sie anschließend sechs bis acht Atemzüge lang in Position 4.**

Hinweis: In der klassischen Version dieser Haltung stehen die Füße dicht nebeneinander. Die Beine und Arme sind ausgestreckt.

Das Sanskrit-Wort *Ardha* bedeutet »Hälfte«.

Asymmetrische Rumpfbeuge – Parshva Uttanasana

Die asymmetrische Rumpfbeuge streckt jeweils eine Seite des Rückens sowie die Kniesehnen und -muskeln jeweils eines Beins. Diese Position öffnet die Hüfte, strafft den Bauch, lockert den Nacken, verbessert das Gleichgewichtsgefühl und steigert die Blutzufuhr zum Oberkörper und Kopf (siehe Abbildung 8.4).

1. **Stellen Sie sich in die Bergposition. Atmen Sie aus und setzen Sie dabei den rechten Fuß etwa einen Meter vor den linken.**

   Ihr linker Fuß wird bei diesem Vorgang ganz natürlich etwas nach außen gedreht. Wenn Ihnen diese Haltung aber zu unsicher ist, drehen Sie den Fuß ruhig noch weiter nach außen, d. h. die Zehen müssen nach links zeigen.

2. **Legen Sie die Hände auf die Hüfte. Kontrollieren Sie, ob der Bauch genau nach vorne zeigt, und lassen Sie dann die Arme hängen.**

3. **Atmen Sie ein und heben Sie dabei die Arme nach vorne und danach weiter nach oben (siehe Abbildung 8.4a).**

4. **Atmen Sie aus und beugen Sie sich vorwärts. Knicken Sie das rechte Knie leicht ein und lassen Sie den Oberkörper sowie beide Arme entspannt hängen (siehe Abbildung 8.4b).**

   Falls Ihr Kopf das rechte Knie nicht berührt, beugen Sie es noch etwas weiter. Wenn Sie beweglich genug sind, strecken Sie das rechte Bein, aber drücken Sie es nicht durch.

5. **Atmen Sie ein und richten Sie sich dabei Wirbel für Wirbel – beginnend mit den Lendenwirbeln – langsam wieder auf. Heben Sie zum Abschluss die Arme über den Kopf.**

6. **Wiederholen Sie die Schritte 3 und 4 drei Mal. Behalten Sie die Position von Schritt 4 jeweils sechs bis acht Atemzüge lang bei.**

   Wiederholen Sie anschließend die ganze Sequenz mit dem anderen Bein.

Hinweis: In der klassischen Version dieser Position sind beide Beine gerade, und die Stirn berührt das vorgestreckte Bein.

Das Sanskrit-Wort *Parshva* bedeutet »Seite« oder »Flanke«.

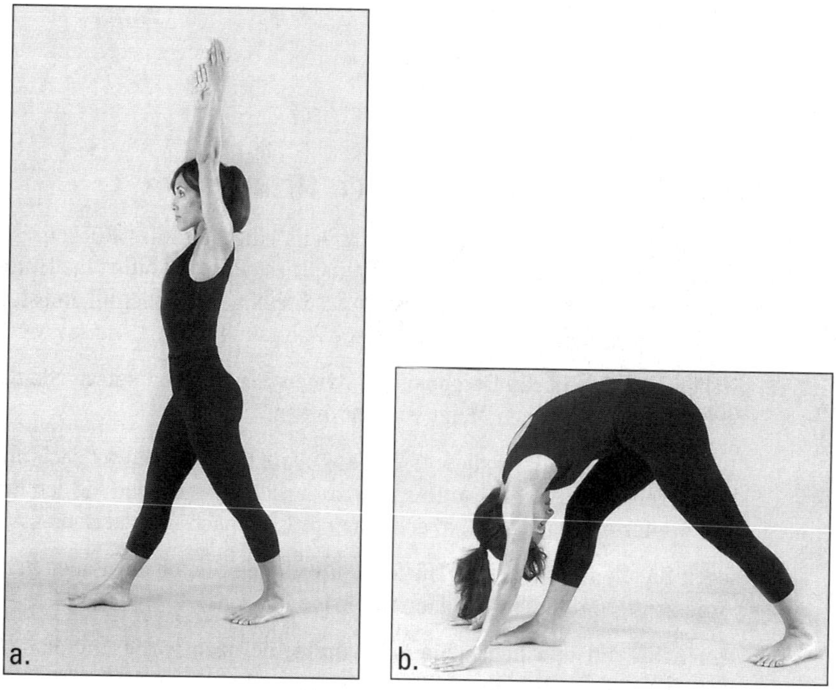

Abbildung 8.4: Diese Übung streckt die Wirbelsäulenmuskulatur und die Kniesehnen.

Die Dreieckspostition – Utthita Triconosana

Die Dreiecksposition dehnt die Muskelstränge neben der Wirbelsäule sowie die Rückseiten der Beine und lockert den Hüftbereich. Diese Haltung streckt außerdem die Muskeln zwischen den Rippen, was zu einer Erweiterung des Brustkorbes führt und die Atemkapazität steigert (siehe Abbildung 8.5).

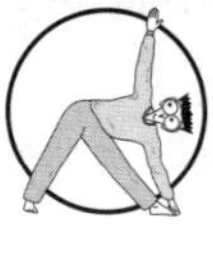

1. **Stellen Sie sich in die Bergposition (siehe Abbildung 8.1). Atmen Sie aus und setzen Sie dabei den rechten Fuß etwa einen Meter nach rechts.**
2. **Drehen Sie den rechten Fuß um 90 und den linken um 45 Grad.**

   Eine imaginäre Linie sollte jetzt die rechte Ferse mit dem Spann des linken Fußes verbinden.
3. **Schauen Sie nach vorne. Atmen Sie ein und heben Sie Ihre Arme zur Seite bis auf Schulterhöhe an, sodass sie parallel zum Boden sind und zusammen mit dem Rumpf ein großes »T« bilden (siehe Abbildung 8.5a).**
4. **Atmen Sie aus und berühren Sie mit der rechten Hand das rechte Schienbein so nahe am Fußknöchel, wie es ihnen ohne Beschwerden möglich ist.**

Beugen Sie das rechte Knie ein wenig, falls die Spannung im rechten Bein zu schmerzhaft wird (siehe Abbildung 8.5b).

Bringen Sie den Rumpf so weit wie möglich in eine Parallele mit dem Boden.

5. **Schauen Sie Ihre linke Hand an.**

   Falls Sie bei dieser Bewegung Schmerzen im Nacken verspüren, schauen Sie stattdessen auf den Boden.

6. **Wiederholen Sie die Schritte 3 bis 5 drei Mal. Behalten Sie die Position von Schritt 5 jeweils sechs bis acht Atemzüge lang bei.**

   Wiederholen Sie anschließend die ganze Sequenz mit der anderen Seite.

Hinweis: In der klassischen Version dieser Position stehen beide Füße parallel nebeneinander. Die Arme und Beine sind gerade. Der Rumpf liegt parallel zum Boden. Die rechte Hand berührt den Boden an der Außenseite des rechten Fußes.

Das Sanskrit-Wort *Utthita* bedeutet »angehoben«, *Trikona* bedeutet »Dreieck«.

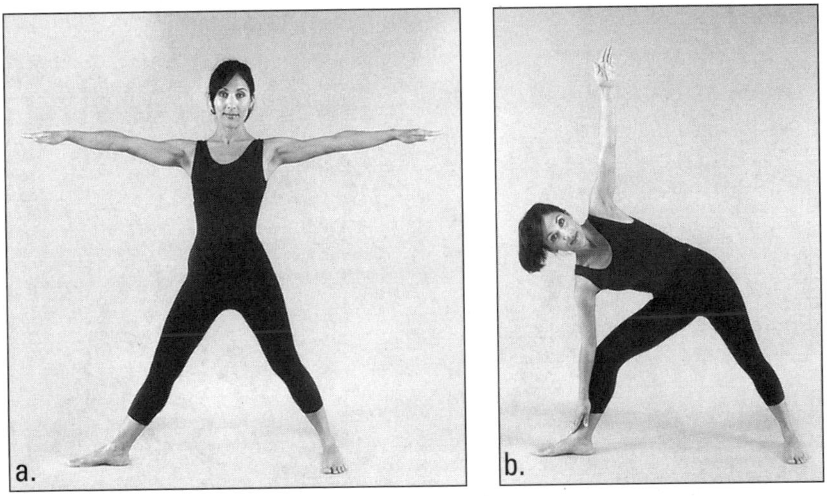

Abbildung 8.5: Die Seitenbeuge erweitert den Brustkasten und steigert die Atemkapazität.

Die umgekehrte Dreiecksposition – Parivritta Trikonosana

Das Verdrehen der Bandscheiben – wie etwa bei der umgedrehten Dreiecksposition – wird häufig mit dem Auswringen eines nassen Schwammes verglichen: Zuerst wird das dreckige Wasser herausgedrückt, danach wird das saubere Wasser aufgesogen. Diese Drehungen verbessern die Blutzufuhr zu den Bandscheiben und halten sie bis ins hohe Alter elastisch. Das umgedrehte Dreieck streckt außerdem die Muskeln an der Rückseite der Beine, öffnet die Hüften und kräftigt Nacken, Schultern und Arme (siehe Abbildung 8.6).

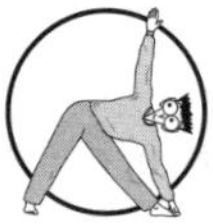

1. **Stellen Sie sich in die Bergposition (siehe Abbildung 8.1). Atmen Sie aus und setzen Sie dabei den rechten Fuß etwa einen Meter nach rechts.**
2. **Atmen Sie ein und heben Sie die Arme dabei seitwärts bis auf Schulterhöhe, sodass sie parallel zum Boden sind und zusammen mit dem Rumpf ein großes »T« bilden (siehe Abbildung 8.6a).**
3. **Atmen Sie aus, beugen Sie sich nach vorne und berühren Sie mit der rechten Hand den Boden rechts neben dem linken Fuß.**
4. **Strecken Sie den linken Arm nach oben, und schauen Sie die linke Hand an.**

   Beugen Sie Ihre Arme und Beine ein paar Mal, um sie geschmeidig zu machen. Beugen Sie, wenn nötig, das linke Knie, oder bewegen Sie Ihre linke Hand etwas vom linken Fuß weg in Richtung Körpermitte (siehe Abbildung 8.6b).

5. **Wiederholen Sie die Schritte 2 bis 4 drei Mal. Behalten Sie die Position von Schritt 4 jeweils sechs bis acht Atemzüge lang bei.**

   Wiederholen Sie die gesamte Sequenz mit der anderen Seite.

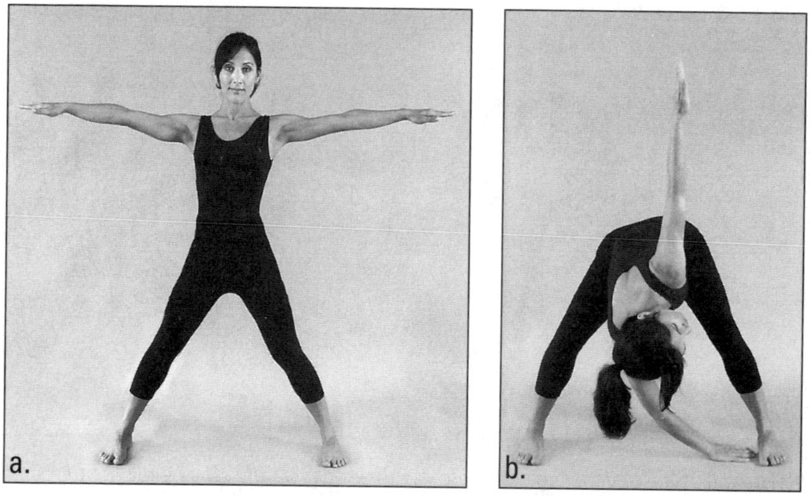

Abbildung 8.6: Wenn die Kopfhaltung in Schritt 4 zu anstrengend ist, schauen Sie einfach nach unten.

Hinweis: In der klassischen Version dieser Position stehen beide Füße parallel nebeneinander, und die Arme sind gerade ausgestreckt. Der Rumpf wird parallel zum Boden gehalten. Die untere Hand berührt den Boden an der Außenseite des gegenüberliegenden Fußes.

Das Sanskrit-Wort *Parivritta* bedeutet »gedreht« oder »verdreht«.

Die Kämpferposition – Vira Bhadrasana

Die Kämpferposition kräftigt Beine, Schultern, Arme und Rücken, öffnet Hüften, Leisten und Brustkorb, steigert Kraft und Energie und verbessert das Gleichgewichtsgefühl (siehe Abbildung 8.7). Wie der Name schon andeutet, kann diese Position Ihnen das Gefühl von Unbesiegbarkeit und innerer Kraft vermitteln.

1. **Stellen Sie sich in die Bergposition (siehe Abbildung 8.1). Atmen Sie aus und setzen Sie dabei den rechten Fuß etwa einen Meter vor den linken.**

   Ihr linker Fuß wird bei diesem Schritt ganz natürlich etwas nach außen gedreht. Wenn Ihnen diese Haltung aber zu unsicher ist, drehen Sie den Fuß ruhig noch weiter nach außen, d. h., die Zehen müssen nach links zeigen.

2. **Legen Sie die Hände auf die Hüfte. Kontrollieren Sie, ob der Bauch genau nach vorne zeigt und lassen Sie dann die Arme hängen.**

3. **Atmen Sie ein, und heben Sie dabei die Arme nach vorne und danach weiter nach oben und beugen Sie das rechte Knie in einem rechten Winkel (d.h. das rechte Knie befindet sich senkrecht über dem Fußgelenk, und der Oberschenkel wird parallel zum Boden gehalten). Siehe Abbildung 8.7b.**

   Wenn Sie sich in dieser Position nicht wohl fühlen, beugen Sie den Rumpf leicht über das vorgestreckte Bein, bis die Spannung im Rücken nachlässt.

4. **Atmen Sie aus und gehen Sie wieder in die Ausgangsstellung zurück (siehe Abbildung 8.7a). Legen Sie die Handflächen aneinander, und schauen Sie geradeaus.**

5. **Wiederholen Sie die Schritte 3 und 4 drei Mal. Behalten Sie dabei die Position von Schritt 4 jeweils sechs bis acht Atemzüge lang bei.**

   Wiederholen Sie die ganze Sequenz mit dem anderen Bein.

Das Sanskrit-Wort *Vira* bedeutet »Held«, das Wort *Bhadra* bedeutet so viel wie »Erfolg verheißend«.

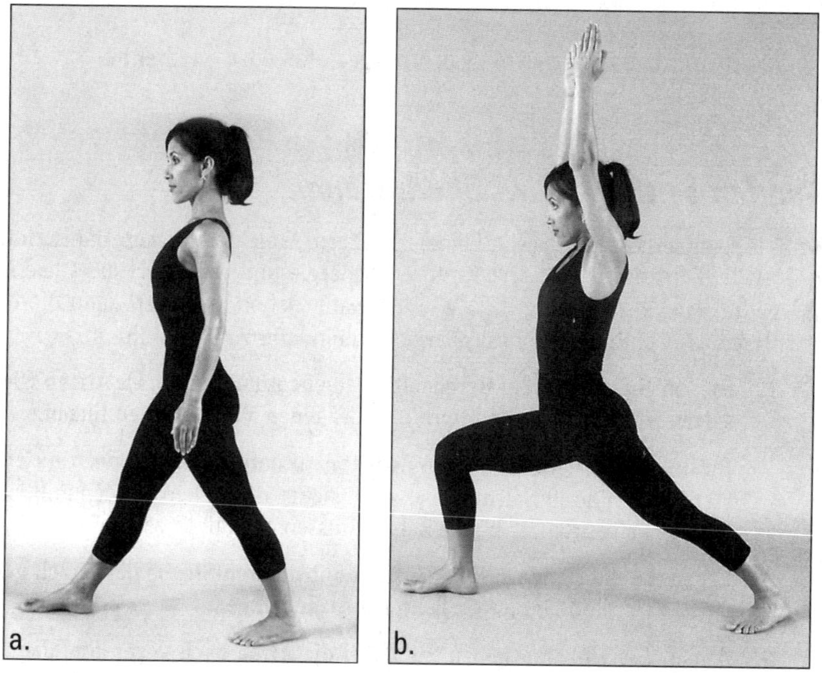

Abbildung 8.7: Die Kämpferposition vermittelt Ihnen ein Gefühl von Macht und Stärke.

Rumpfbeuge mit gespreizten Beinen – Prasarita Pada Uttanasana

Diese Position streckt die Kniesehnen und die Adduktormuskeln an den Innenseiten der Oberschenkel und öffnet die Hüften. Die Rumpfbeuge nach vorne verbessert die Blutzufuhr zum Oberkörper und streckt die Wirbelsäule.

1. **Stellen Sie sich in die Bergposition (siehe Abbildung 8.1). Atmen Sie aus, und setzen Sie dabei den rechten Fuß etwa einen Meter nach rechts.**
2. **Atmen Sie ein und heben Sie die Arme dabei seitwärts bis auf Schulterhöhe, sodass sie parallel zum Boden sind und zusammen mit dem Rumpf ein großes »T« bilden (siehe Abbildung 8.6).**
3. **Atmen Sie aus, und beugen Sie sich dabei nach vorne.**
4. **Verschränken Sie die Arme so, dass Sie mit einer Hand den Ellbogen des jeweils anderen Arms festhalten (siehe Abbildung 8.8).**
5. **Bleiben Sie sechs bis acht Atemzüge lang in der Position von Schritt 4.**

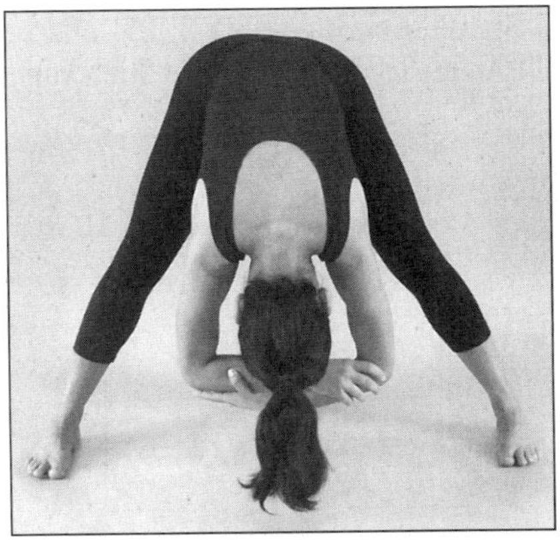

Abbildung 8.8: Mit dieser Übung können Sie die Wirbelsäule strecken.

Hinweis: In der klassischen Version dieser Position sind die Beine gerade, und der Kopf berührt den Boden (wobei das Kinn auf die Brust gedrückt wird). Die Arme werden mit den Handflächen nach unten hinter die gespreizten Beine geführt.

Das Sanskrit-Wort *Prasarita* bedeutet »ausgestreckt«, *Pada* bedeutet »Fuß«.

Die halbe Kniebeuge – Ardha Utkatasana

Diese Position kräftigt den Rücken, die Beine, Schultern und Arme und gibt Ihnen ganz allgemein mehr Energie. Wenn Sie diese Position zu schwer finden oder Probleme mit den Knien haben, sollten Sie sie vorerst auslassen und später auf sie zurückkommen, wenn Sie etwas gelenkiger geworden sind. Übertreiben Sie diese Position nicht! Wenn Sie die Position zu lange halten und die ganze Sequenz öfter als von uns empfohlen wiederholen, werden Sie mit Sicherheit am nächsten Morgen unter einem kräftigen Muskelkater leiden. Andererseits kann ein kleiner Muskelkater nicht schaden und ist ganz natürlich, wenn Sie schon lange keinen Sport mehr getrieben haben.

1. **Stellen Sie sich in die Bergposition (siehe Abbildung 8.1). Legen Sie die Handflächen aneinander, atmen Sie ein und heben Sie dann die Arme langsam nach vorne bis über den Kopf (siehe Abbildung 8.2a).**
2. **Atmen Sie aus und gehen Sie in eine halbe Kniebeuge.**
3. **Entspannen Sie die Arme, aber behalten Sie sie weiterhin über dem Kopf.**

   Schauen Sie entspannt geradeaus.

4. **Wiederholen Sie die Schritte 1 bis 3 drei Mal und bleiben Sie dabei jeweils sechs bis acht Atemzüge lang in der Position von Schritt 3.**

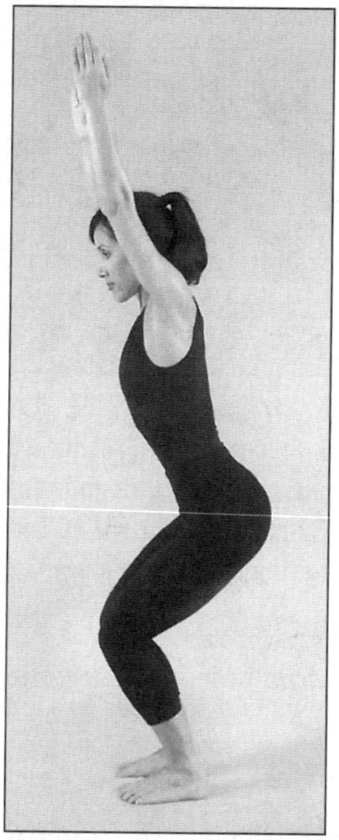

Abbildung 8.9: Diese Position eignet sich gut als Vorbereitungsübung für Skifahrer.

Hinweis: In der klassischen Version dieser Position stehen die Füße dicht nebeneinander, und die Arme sind ausgestreckt. Die Finger sind verschränkt, und die Handflächen zeigen nach oben. Das Kinn ruht auf der Brust.

Das Sanskrit-Wort *Ardha* bedeutet »Hälfte«. *Utkata* bedeutet so viel wie »ungewöhnlich« oder »außerordentlich«.

Schwänzchen in die Höh' – Adhomukha Shvanasana

Diese Position streckt den gesamten Rücken und kräftigt die Handgelenke, die Arme und die Schultern. Die Übung ist eine gute Alternative für Anfänger, die für Umkehrhaltungen wie Hand- oder Kopfstände noch nicht bereit sind. Da der Kopf in dieser Haltung niedriger liegt als das Herz, wird die Blutzufuhr zum Gehirn verbessert. Die Übung kann deshalb bei Ermüdungszuständen als schneller Wachmacher eingesetzt werden.

1. **Knien Sie sich hin und legen Sie die Hände vor sich auf den Boden. Strecken Sie die Arme aus, aber lassen Sie sie dabei entspannt (siehe Abbildung 8.10a).**

   Sorgen Sie dafür, dass die Finger nach vorne zeigen und die Hände direkt unterhalb der Schulter liegen. Die Knie sollten direkt unterhalb der Hüfte liegen.

2. **Atmen Sie aus und strecken Sie dabei langsam die Knie.**

   Nachdem Sie die Hüfte angehoben haben, bringen Sie Ihren Kopf in eine neutrale Position direkt zwischen die Arme.

3. **Drücken Sie, wenn möglich, die Knie an den Boden und den Kopf weiter in Richtung Füße (siehe Abbildung 8.10).**

Falls Ihr Nacken zu schmerzen beginnt, brechen Sie Schritt 3 ab.

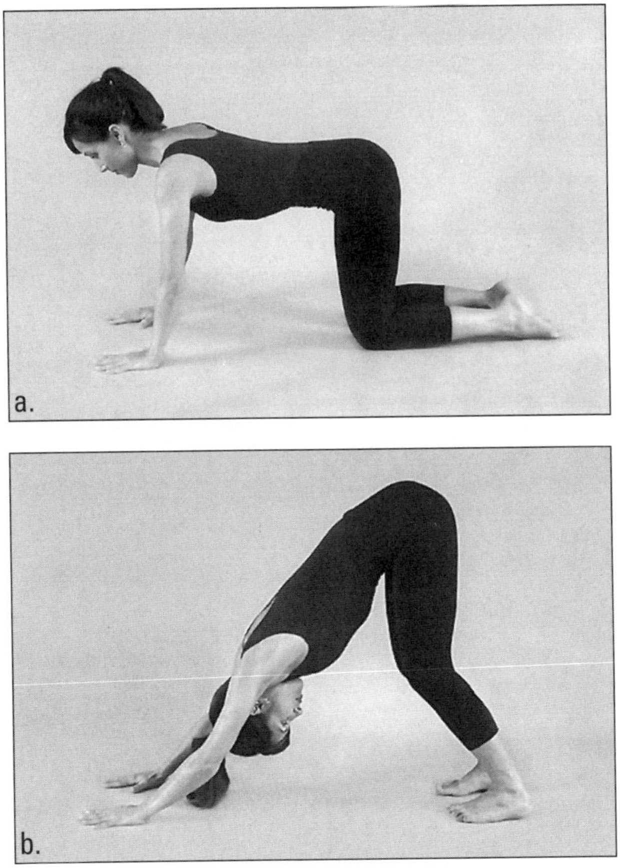

Abbildung 8.10: Vorsicht bei Schulter-, Nacken- und Handgelenkproblemen.

4. **Wiederholen Sie die Schritte 1 bis 3 drei Mal und bleiben Sie jeweils sechs bis acht Atemzüge lang in der Position von Schritt 3.**

Hinweis: In der klassischen Version dieser Position stehen die Füße dicht nebeneinander flach auf dem Boden. Die Beine und Arme sind ausgestreckt. Das Kinn ruht auf der Brust und der Scheitel berührt den Boden.

Halten Sie diese Position nicht zu lange, wenn Sie Probleme mit dem Nacken, den Schultern, den Handgelenken oder den Ellbogen haben.

Das Sanskrit-Wort *Adhomukha* bedeutet »nach unten zeigend«, *Shvan* bedeutet »Hund«.

Standfest wie eine Eiche: Die Kunst der Balance

9

In diesem Kapitel

- Die Psychologie des Gleichgewichts
- Sechs Balanceübungen

Die Balance oder Ausgewogenheit, die im Sanskrit *Samata* oder *Samatva* genannt wird, ist einer der Grundbausteine des Yoga. Zu einer ausgewogenen Lebenseinstellung gehört sowohl ein ausgeglichenes Temperament als auch die Fähigkeit, die große Einheit hinter der Verschiedenheit zu erkennen. Ausgewogenheit lässt sich auch übersetzen mit Unvoreingenommenheit gegenüber anderen und bedeutet, allen Menschen gleich freundlich zu begegnen.

Eine Möglichkeit zur Herstellung dieser Ausgewogenheit sind Gleichgewichtsübungen. Denken Sie immer daran, dass im Yoga Körper und Geist eine Einheit bilden. Ein Ungleichgewicht des Körpers spiegelt sich immer auch im Geist wider und umgekehrt. Dieses Kapitel befasst sich in erster Linie mit der Bedeutung des Gleichgewichts im Yoga und stellt Ihnen sechs Balancepositionen vor.

Das Geheimnis liegt in der Wurzel

Wenn Sie sich einen Baum anschauen, sehen Sie nur den Teil, der über der Erde liegt – den Stamm mit den Ästen und Blättern und vielleicht noch ein paar zwitschernde Vögel. Bäume stehen scheinbar auf der Erde, und wenn man es nicht besser wüsste, könnte man sich fragen, wie um alles in der Welt sich so ein Ding aufrecht halten kann.

Natürlich weiß jeder, dass das Geheimnis des Gleichgewichts im Wurzelwerk unter der Erde liegt, das den sichtbaren Teil des Baums fest in der Erde verankert. Bei den Balanceübungen können auch Sie Ihre Wurzeln in die Erde schlagen und lernen, wie ein Baum gerade und sicher zu stehen.

Die Balanceübungen können sehr viel Spaß machen. Obwohl sie eigentlich ziemlich einfach sind, können diese Positionen aber dennoch eine sehr weitreichende Wirkung haben. Wie Sie sich denken können, sollen Sie mit diesen Übungen Ihr allgemeines Gleichgewichtsgefühl, Ihre Koordinationsfähigkeit und »Bodenhaftung« verbessern. Wenn Sie diese drei Bereiche bewusst erleben, werden Sie sich leichter und effizienter bewegen können – sei es im Alltag, bei der Arbeit oder bei Aktivitäten, die ein hohes Maß an Koordination erfordern, wie beispielsweise beim Sport oder beim Tanzen. Die yogischen Balancepositionen lassen sich aber auch als Therapie bei Rückenproblemen oder zum Wiederaufbau ganzer Muskelgruppen einsetzen.

Ein hübsches Paar: Kraft und Eleganz

Der Gleichgewichtssinn hat seinen Sitz im Innenohr. Ihre Ohren teilen Ihnen mit, an welcher Position im Raum Sie stehen. Die Ohren haben außerdem etwas mit dem *sozialen Raum* zu tun: Wenn Sie innerlich nicht ausgeglichen sind, werden Sie wahrscheinlich auch mit anderen Menschen nicht richtig umgehen können. Ihre sozialen Beziehungen können sogar ernsthaft unter dieser Unausgeglichenheit leiden. Aber ein intensives Training des Gleichgewichtssinnes kann diese Probleme aus der Welt schaffen. Nur wenn Sie still – und ausgewogen – stehen können, können Sie auch in Harmonie mit Ihrer Umwelt leben.

Stellen Sie sich selbst als Baum vor, und beantworten Sie sich folgende Fragen:

- ✔ Wo sind meine Wurzeln?
- ✔ Können meine Wurzeln mich ernähren?
- ✔ Sind meine Wurzeln kräftig genug?
- ✔ Sind meine Wurzeln mit anderen Wurzeln verschlungen, die gegenteilige Interessen verfolgen?

Nach den Prinzipien des Yoga sind unsere besten Wurzeln im Geist verankert. Yoga verwendet dabei das traditionelle Bild des umgekehrt stehenden Baumes, der seine Nahrung von oben erhält und seine Früchte nach unten weitergibt.

Stellen Sie sich jetzt folgende Fragen:

- ✔ Fühle ich mich genügend gestützt?
- ✔ Fühle ich mich in der Lage zu wachsen?
- ✔ Was, wenn irgendetwas mein weiteres Wachstum behindert?
- ✔ Wie möchte ich wachsen?
- ✔ Was muss ich unternehmen, um noch weiter zu wachsen?

Die folgenden Übungen sind nach dem Schwierigkeitsgrad angeordnet. Beginnen werden wir immer mit der leichtesten Übung. Wenn Sie die Übungen einzeln und nicht als Teil einer Sequenz durchführen, empfehlen wir, jede Position etwa sechs bis acht Atemzüge lang beizubehalten. Atmen Sie durch die Nase und legen Sie nach jedem Ein- und Ausatmen eine ganz kurze Pause ein.

Der Kämpfer an der Wand

Diese Position verbessert den allgemeinen Gleichgewichtssinn und fördert die innere Ausgeglichenheit. Sie kräftigt die Beine, die Arme und die Schultern und streckt die Oberschenkel- und Hüftmuskulatur. Wie alle anderen auf einem Bein ausgeführten Balanceübungen verbessert diese Position außerdem die Konzentrationsfähigkeit.

1. **Stellen Sie sich im Abstand von etwa einem Meter mit dem Gesicht zu einer leeren Wand in die Bergposition (siehe Kapitel 8).**
2. **Atmen Sie aus und beugen Sie sich dabei nach vorne. Strecken Sie die Arme aus, bis die Fingerspitzen die Wand berühren.**

   Ihre Beine sollten in dieser Position senkrecht und die Arme parallel zum Boden gehalten werden.
3. **Atmen Sie ein und strecken Sie dabei das rechte Bein so weit nach hinten, bis es parallel mit dem Boden ist.**
4. **Bleiben Sie etwa sechs bis acht Atemzüge lang in dieser Position. Wiederholen Sie den ganzen Vorgang anschließend mit dem anderen Bein.**

Das Sanskrit-Wort *Vira* bedeutet »Held«, *Badhra* bedeutet »verheißungsvoll« oder »viel versprechend«.

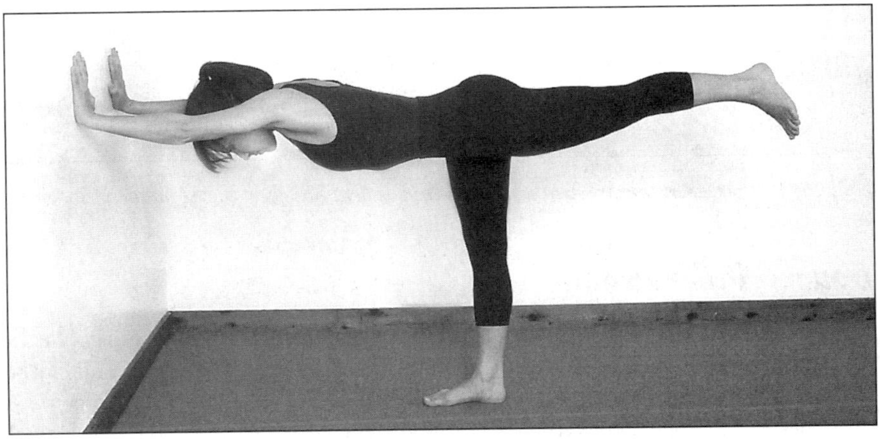

Abbildung 9.1: Diese Balanceübung ist auch für Anfänger sicher.

Die balancierende Katze

Diese Übung kräftigt die Muskelstränge rechts und links neben der Wirbelsäule, die Arme und die Schultern und öffnet die Hüften. Außerdem verbessert sie die Konzentrationsfähigkeit und stärkt das Selbstbewusstsein.

1. **Knien Sie sich hin und legen Sie Ihre Hände so auf den Boden, dass sie direkt unterhalb der Schultern liegen. Achten Sie darauf, dass die Knie senkrecht unter den Hüften liegen.**

   Strecken Sie die Arme aus, aber drücken Sie sie nicht durch.

2. **Atmen Sie aus und schieben Sie dabei die rechte Hand nach vorne sowie den linken Fuß nach hinten, wobei die Hände und Zehen den Boden weiterhin berühren sollen.**
3. **Atmen Sie ein und heben Sie den rechten Arm und das linke Bein so hoch, wie es Ihnen ohne Schwierigkeiten möglich ist (siehe Abbildung 9.2).**
4. **Bleiben Sie sechs bis acht Atemzüge lang in dieser Position. Wiederholen Sie den Vorgang anschließend mit dem anderen Bein.**

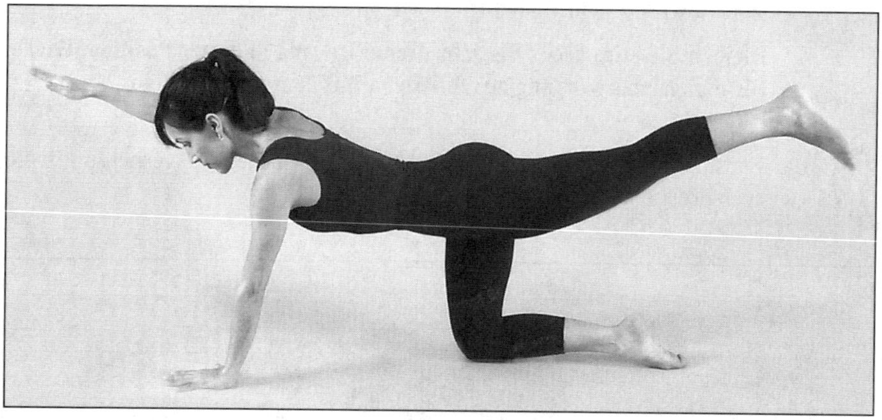

Abbildung 9.2: Strecken Sie den Arm und das Bein vor dem Anheben zuerst auf dem Boden aus.

Der Baum – Vrikshasana

Diese Position verbessert den Gleichgewichtssinn und sorgt für Ausgeglichenheit. Sie kräftigt die Beine, die Arme und Schultern und öffnet (d.h. entspannt und lockert) die Hüften und die Leistengegend. Wie alle anderen Balanceübungen auf einem Bein verbessert diese Position außerdem die Konzentrationsfähigkeit und wirkt beruhigend auf Körper und Geist.

1. **Beginnen Sie mit der Bergposition (siehe Abbildung 8.1).**
2. **Atmen Sie aus, beugen Sie dabei Ihr linkes Knie und legen Sie die Sohle des linken Fußes – wobei die Zehen nach unten zeigen sollten – an die Innenseite des rechten Oberschenkels zwischen Knie und Leiste.**
3. **Atmen Sie ein, heben Sie dabei die Arme über den Kopf und legen Sie dann die Handflächen aneinander.**
4. **Halten Sie die Arme ganz entspannt und konzentrieren Sie sich dann auf einen Punkt auf dem Boden etwa zwei Meter vor Ihnen.**
5. **Bleiben Sie anschließend sechs bis acht Atemzüge lang in dieser Position. Wiederholen Sie die Übung anschließend mit dem anderen Bein.**

Hinweis: In der klassischen Version dieser Haltung sind die Arme gerade ausgestreckt, und das Kinn ruht auf der Brust.

Das Sanskrit-Wort *Vriksha* bedeutet »Baum«.

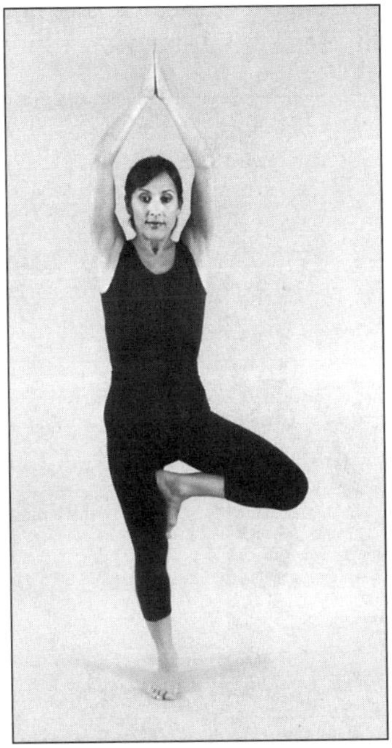

Abbildung 9.3: Konzentrieren Sie sich in dieser Position auf einen Punkt am Boden etwa zwei Meter vor Ihnen.

Der Karatekämpfer

Der Karatekämpfer verbessert den Gleichgewichtssinn und sorgt für innere Ausgeglichenheit. Diese Position kräftigt die Beine, die Arme und Schultern und öffnet (d.h. entspannt und lockert) die Hüften und die Leistengegend. Wie alle anderen auf einem Bein ausgeführten Balanceübungen verbessert diese Position außerdem die Konzentrationsfähigkeit.

1. **Stellen Sie sich in die Bergposition (siehe Kapitel 8).**
2. **Atmen Sie ein und heben Sie Ihre Arme seitwärts bis auf Schulterhöhe an, sodass sie parallel zum Boden sind und zusammen mit dem Rumpf ein großes »T« bilden (siehe Abbildung 8.5a).**

3. **Warten Sie ab, bis Sie ganz ruhig stehen, und konzentrieren Sie sich dann auf einen Punkt auf dem Boden etwa vier Meter vor Ihnen.**
4. **Atmen Sie aus und heben Sie dabei das linke Knie.**

   Das rechte Bein sollte dabei weiterhin durchgedrückt bleiben (siehe Abbildung 9.4).
5. **Bleiben Sie sechs bis acht Atemzüge lang in dieser Position. Wiederholen Sie die Übung anschließend mit dem anderen Knie.**

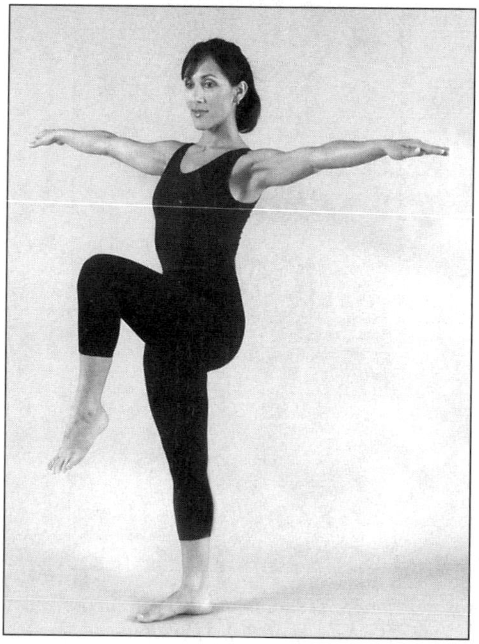

Abbildung 9.4: Karatekämpfer sind oft auch gleichzeitig Yogaanhänger.

Den Fuß ans Gesäß ziehen

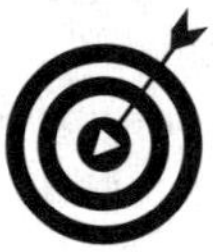

Der Karatekämpfer verbessert den Gleichgewichtssinn und sorgt für innere Ausgeglichenheit. Diese Position kräftigt die Beine, die Arme und Schultern und öffnet (d.h. entspannt und lockert) die Hüften und die Leistengegend. Wie alle anderen auf einem Bein ausgeführten Balanceübungen verbessert diese Position außerdem die Konzentrationsfähigkeit.

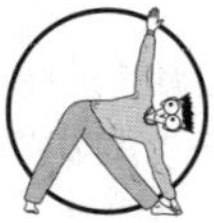

1. **Stellen Sie sich in die Bergposition (siehe Kapitel 8).**
2. **Atmen Sie ein, und heben Sie dabei den rechten Arm nach vorne bis über den Kopf.**

3. **Warten Sie ab, bis Sie ganz ruhig stehen, und konzentrieren Sie sich dann auf einen Punkt auf dem Boden etwa vier Meter vor Ihnen.**

4. **Atmen Sie aus, ziehen Sie dabei das linke Bein an und versuchen Sie, mit der linken Ferse das Gesäß zu berühren. Das rechte Bein soll dabei weiterhin völlig gerade bleiben.**

   Nehmen Sie das linke Fußgelenk in die linke Hand (siehe Abbildung 9.5).

5. **Bleiben Sie sechs bis acht Atemzüge lang in dieser Position. Wiederholen Sie die Übung anschließend mit dem anderen Bein.**

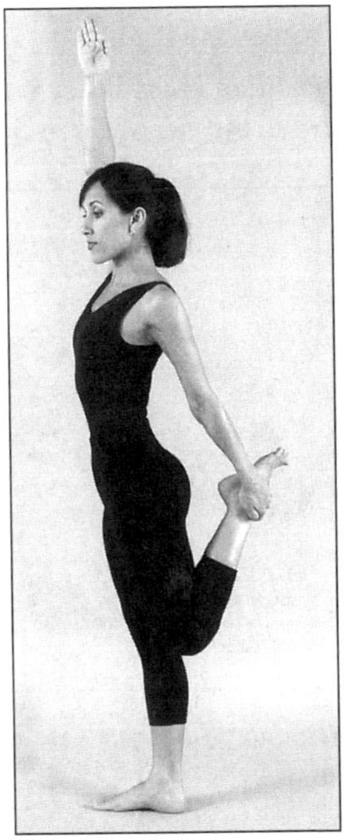

Abbildung 9.5: Diese Position ist Ausgangspunkt für schwierigere Balanceübungen.

Der Skorpion

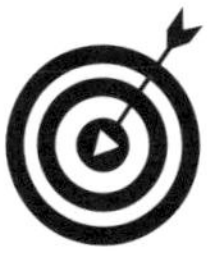

Der Skorpion verbessert den Gleichgewichtssinn und sorgt für innere Ausgeglichenheit. Diese Position – eine *Cakravakasana*-Variante – kräftigt die Schultern, fördert die Gelenkigkeit von Hüften, Beinen und Schultern und verbessert die Konzentrationsfähigkeit.

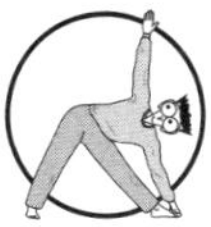

1. **Lassen Sie sich auf die Hände und Knie nieder. Die Hände sollten direkt unter der Schulter, die Knie direkt unter den Hüften liegen.**

   Strecken Sie die Arme, aber drücken Sie sie nicht völlig durch.

2. **Legen Sie den rechten Unterarm auf den Boden. Die rechte Hand sollte kurz hinter dem linken Handgelenk liegen.**

   Greifen Sie mit der rechten Hand nach hinten, und halten Sie Ihr rechtes Fußgelenk fest.

3. **Atmen Sie ein, und heben Sie dabei das rechte Knie. Heben Sie die Brust so weit an, dass sie parallel zum Boden liegt. Heben Sie anschließend auch den Kopf etwas an.**

   Probieren Sie aus, welche Höhe für den Brustkasten und das Bein Ihnen am angenehmsten ist. Balancieren Sie Ihren Körper anschließend mit dem rechten Vorderarm aus (siehe Abbildung 9.6).

4. **Behalten Sie diese Position sechs bis acht Atemzüge lang bei. Wiederholen Sie die Übung anschließend mit der anderen Seite (linker Unterarm, linker Fuß).**

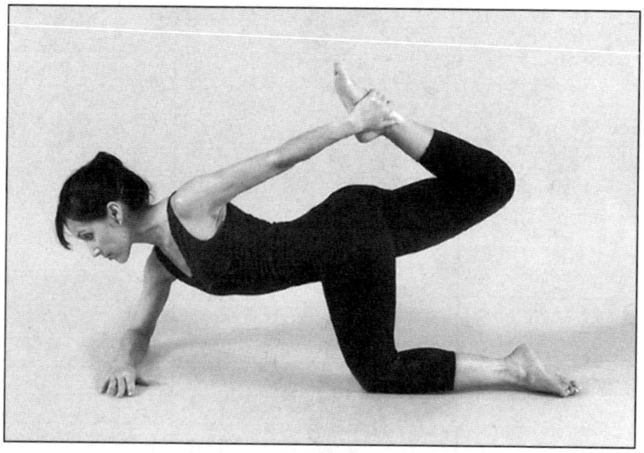

Abbildung 9.6: Mit dem rechten Unterarm können Sie diese Position ausbalancieren.

Übungen für den Bauch

10

In diesem Kapitel

- Warum ein gesunder Bauch so wichtig ist
- Sechs Übungen für den Bauch
- Das Ganze mit stimmlicher Unterstützung

In vielen spirituellen Übungs- und Heilsystemen des Ostens bildet der Bauch das Zentrum des ganzen Menschen – d.h. der Einheit von Körper, Geist und Seele. Wir Menschen aus dem Westen haben dagegen eine völlig andere Einstellung zu unserem Bauch.

Die meisten Menschen des Westens sind ihrem Bauch in einer Art Hassliebe verbunden. Einerseits haben sie das Schönheitsideal »Waschbrettbauch« im Kopf, vernachlässigen diesen Teil ihres Körpers aber gleichzeitig sträflich und stopfen ihn mit Junk Food voll – und das obendrein in gewaltigen Mengen. Kein Wunder, wenn da der Bauch immer dicker und die Bauchmuskulatur schlaff wird. Wenn aber dieser Bereich des Körpers »verunreinigt« wird, so warnen die großen Yogameister, wird er zum Ausgangspunkt vieler Krankheiten.

Neben diesen Krankheiten ist ein dicker Bauch (und schwache Bauchmuskeln) ein wesentlicher Grund für Rückenbeschwerden – eine der häufigsten Volkskrankheiten der westlichen Welt. Untersuchungen haben ergeben, dass 80 Prozent aller Amerikaner Rückenprobleme hatten, haben oder in der Zukunft haben werden. Die entsprechenden Studien zeigen auch, dass Rückenprobleme der zweithäufigste Grund für Krankmeldungen sind – gleich hinter den verschiedenen Erkältungskrankheiten.

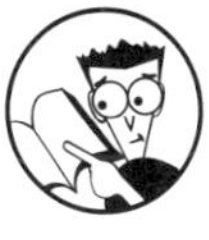

In diesem Kapitel beschreiben wir verschiedene Übungen zur Kräftigung der folgenden drei Bauchmuskelpartien:

- ✔ Der *Rectus abdominalis* oder *gerade* Bauchmuskel zieht sich senkrecht vom Ende des Brustbeins an der Vorderseite des Bauches entlang bis hinunter zum Schambein.
- ✔ Der innere und äußere schräge Bauchmuskel liegt an der Bauchseite zwischen den unteren Rippen und dem Hüftknochen.
- ✔ Der *Transversalis abdominis* oder *quere* Bauchmuskel liegt hinter dem inneren schrägen Bauchmuskel.

Der Bauch – ein Unternehmen mit Vollbeschäftigung

Der Bauch ist mit seiner Nahrungsmittelverarbeitungsfabrik (Magen), verschiedenen Zulieferbetrieben (Leber, Milz, Nieren und so weiter) und einem rund acht Meter langen Abwassersystem (Harnblase und Darm) ein erstaunliches Unternehmen. So lange alle Teile oder das System als Ganzes nicht überlastet sind und keine negativen genetischen Vorbelastungen vorhanden sind, kann alles ein Leben lang wunderbar funktionieren. Da die meisten Menschen sich jedoch ungesund ernähren und schlechte Essgewohnheiten haben, leiden viele unter Verstopfung, Durchfall, »nervösem Magen«, Magengeschwüren oder gar Darmkrebs. Mit regelmäßigen Yogaübungen können Sie aber dafür sorgen, dass Ihre Bauchorgane ihre Aufgaben ein Leben lang ordnungsgemäß erfüllen – auch ohne Unterstützung durch Säurehemmer, Verdauungspräparate oder Abführmittel.

Übungen für die Bauchmuskulatur

Die yogischen Übungen zum Bauchmuskeltraining sind eine Kombilösung, bei der langsame und bewusste Bewegungen mit richtigem Atmen und dem Summen von Mantra-Silben verbunden werden. Dabei sollten Sie Wert legen auf die Qualität und nicht auf die Quantität der Bewegungen. Wir meinen, dass wenige, bewusst und konzentriert durchgeführte Bewegungen sehr viel sicherer und effizienter sind als Hunderte stur wiederholter Positionen. Wir sind auch der Meinung, dass bewusstes Atmen, insbesondere, was die leichte Kontraktion der Bauchmuskeln beim Ausatmen angeht, zur Stärkung und Straffung der Bauchmuskulatur führen kann. Diese Art des Atmens kann noch verbessert werden, wenn Sie dabei bestimmte Silben vor sich hinsummen.

Das Geheimnis des Bauchnabels

Nachdem der Arzt die Nabelschnur eines Kindes durchtrennt und damit den Nabel geschaffen hat, genießt diese früher lebenswichtige Verbindung keine besondere Beachtung mehr. Trotzdem ist aber der Nabel ein wichtiger Teil unserer Anatomie. Nach den Yogaprinzipien sitzt am Nabel ein spezielles psychoenergetisches Zentrum.

Dieses Zentrum wird *Manipura-cakra* genannt, was wörtlich übersetzt »Zentrum der juwelengeschmückten Stadt« bedeutet. Dieses Zentrum entspricht ungefähr dem Solarplexus (ist aber nicht mit ihm identisch). Das Solarplexus ist ein Nervengeflecht, das auch manchmal als »zweites Gehirn« bezeichnet wird. Das *Manipura-cakra* steuert die Arbeit der Bauchorgane und reguliert den Energiefluss durch den Körper. Der Nabel wird auch als Sitz der Emotionen und des Willens angesehen.

Liegestütze einmal umgekehrt

Diese Übung kräftigt die Muskulatur insbesondere im Bereich des Unterbauchs. Außer als Bodenübung können Sie dieses Muskeltraining auch in sitzender Haltung durchführen. Drücken Sie dazu den unteren Rückenbereich gegen die Stuhllehne anstatt gegen den Boden. In dieser Variante können Sie die Übung auch im Auto, im Flugzeug oder im Büro durchführen.

1. **Legen Sie sich mit angewinkelten Beinen auf den Rücken. Die Füße sollten dabei eine Hüftbreite weit auseinander stehen.**

   Strecken Sie die Arme an den Seiten mit den Handflächen nach unten aus.

2. **Atmen Sie aus und drücken Sie den unteren Rückenbereich drei bis fünf Sekunden lang gegen den Boden (siehe Abbildung 10.1).**

3. **Atmen Sie ein und entspannen Sie dabei den Rücken.**

4. **Wiederholen Sie die Schritte 2 und 3 sechs bis acht Mal.**

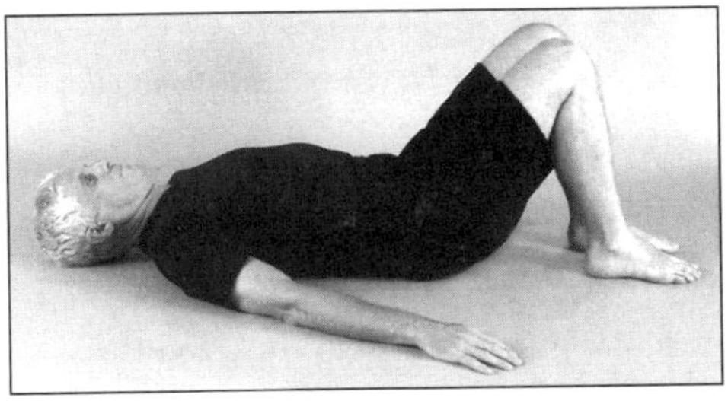

Abbildung 10.1: Drücken Sie den unteren Rückenbereich beim Ausatmen nach unten.

Yogische Bauchaufzüge

Yogische Bauchaufzüge kräftigen die Muskulatur des Oberbauchs, die Adduktormuskeln (an den Innenseiten der Oberschenkel), die Nacken- und die Schultermuskeln.

1. **Legen Sie sich mit angewinkelten Beinen auf den Rücken. Die Füße sollten dabei in einem Abstand von ungefähr einer Hüftbreite nebeneinander stehen.**

2. **Bringen Sie die Knie zusammen und drehen Sie die Zehen nach innen.**

3. **Verschränken Sie die Finger im Nacken und drücken Sie die Ellbogen nach außen.**

4. **Atmen Sie aus, und drücken Sie dabei die Knie fest aneinander. Drücken Sie die Hüfte auf den Boden und heben Sie den Oberkörper leicht an.**

Achten Sie darauf, dass die Ellbogen eine Linie mit der Oberseite der Schultern bilden. Schauen Sie an die Decke. *Drücken Sie den Kopf nicht mit den Armen nach oben!* Unterstützen Sie den Kopf nur etwas und heben Sie den Oberkörper allein durch Anspannung der Bauchmuskulatur an (siehe Abbildung 10.2).

5. **Atmen Sie ein und lassen Sie dabei den Oberkörper langsam wieder auf den Boden sinken.**

6. **Wiederholen Sie die Schritte 4 und 5 sechs bis acht Mal.**

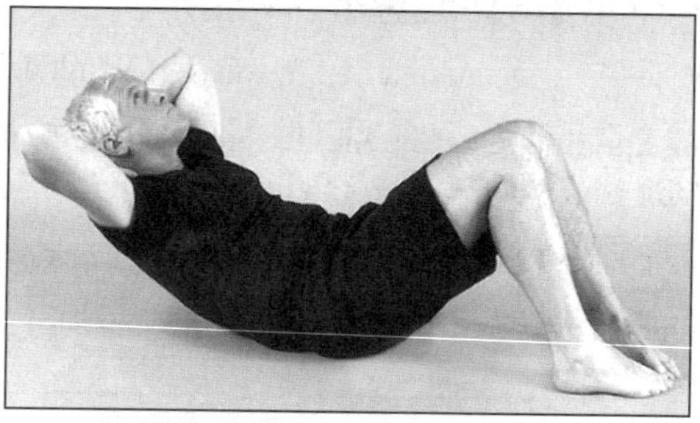

Abbildung 10.2: Schauen Sie beim Bauchaufzug an die Zimmerdecke.

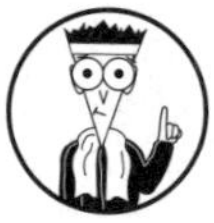

Produzent für den yogischen Soundtrack

Ein bekannter Filmproduzent aus Malibu besuchte mich eines Tages auf Empfehlung seines Hausarztes. Dieser arme Mann litt unter Stress und beklagte sich über eine chronische Verspannung des Nackens. Er hatte außerdem eine Freundin, die ihn laufend mit seiner »kleinen Bierwampe« aufzog. Sein persönlicher Trainer hatte ihm regelmäßige Bauchaufzüge verordnet, was aber seine Nackenschmerzen nur verschlimmerte. Und zu allem Überfluss befand dieser Produzent sich zu dieser Zeit gerade mitten in einem Projekt und hatte deshalb nur wenig Zeit zum Üben. Ich verordnete ihm eine 12-minütige Yogaroutine, die er regelmäßig täglich üben sollte. Diese Routine bestand aus yogischen Bauchaufzügen mit Soundbegleitung. Die Übungen wirkten wahre Wunder. Seine Nackenschmerzen verschwanden, und sein Bauch wurde wieder fest und schlank. Und an den yogischen Stimmübungen hatte der Produzent so viel Spaß, dass er viele Mitglieder seiner Filmcrew inspirieren konnte, ihn jeden Nachmittag bei seinen Exerzitien zu begleiten.

Yogische Bauchaufzüge – in die andere Richtung

Die umgedrehten yogischen Bauchaufzüge kräftigen die gesamte Bauchmuskulatur (siehe Abbildung 10.3). Diese Position ist eine Variante der *Navasana*-Haltung. Das Sanskrit-Wort *Nava* bedeutet » Boot«.

1. **Setzen Sie sich mit angewinkelten Beinen auf den Boden. Die Füße sollten dabei eine Hüftbreite weit auseinander stehen.**
2. **Legen Sie die Hände mit den Handflächen nach unten neben den Hüften auf den Boden.**
3. **Drücken Sie das Kinn auf die Brust und machen Sie einen Buckel (siehe Abbildung 10.3a).**
4. **Atmen Sie ein und rollen Sie sich dabei langsam auf den Hüftknochen nach hinten. Ziehen Sie die Hände auf den Boden hinterher.**

   Behalten Sie den Rest Ihres Rückens auf dem Boden, um die Anspannung der Bauchmuskulatur aufrechtzuerhalten. Aber übertreiben Sie diese Position nicht! Wenn sie Ihnen zu anstrengend wird, heben Sie den Rumpf ein wenig an (siehe Abbildung 10.3b).
5. **Atmen Sie aus, und rollen Sie sich dabei langsam wieder nach oben.**
6. **Wiederholen Sie die Schritte 4 und 5 sechs bis acht Mal.**

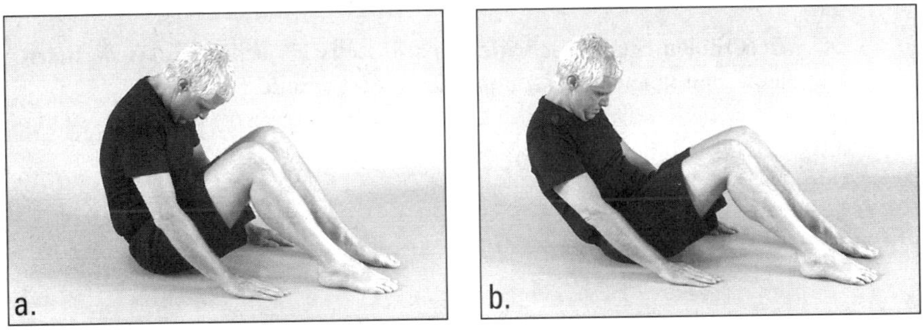

Abbildung 10.3: In dieser Position müssen Sie das Kinn auf die Brust drücken und einen Buckel machen.

Umgedrehte Bauchaufzüge sind für den Nacken weniger anstrengend als normale Bauchaufzüge. Wenn Sie aber Probleme mit dem Rücken im Bereich der Lendenwirbelsäule haben, sollten Sie vorsichtig mit dieser Übung umgehen. Bei Schmerzen im Rücken sollten Sie die Übung umgehend abbrechen und sich lieber mit einer anderen Bauchmuskelübung in diesem Kapitel beschäftigen.

Die Beine im Liegen anheben

Als Variante der *Navasana*-Position kräftigt auch diese Übung die Bauch- und Nackenmuskulatur.

Falls Sie bei dieser Position Probleme mit dem Nacken haben, verschränken Sie zur Unterstützung des Kopfes die Hände im Nacken. Wenn diese Unterstützung keine Erleichterung bringt, brechen Sie die Übung ab.

1. **Legen Sie sich mit angewinkelten Beinen auf den Rücken. Die Füße sollten dabei eine Hüftbreite weit auseinander stehen.**
2. **Winkeln Sie den linken Arm an und legen Sie die Hand unter den Kopf.**

   Heben Sie das linke Bein so weit an, dass es möglichst senkrecht nach oben steht. Lassen Sie das Knie dabei leicht gebeugt.
3. **Ziehen Sie den Fußspann an das Schienbein heran und legen Sie die rechte Hand auf den rechten Oberschenkel.**
4. **Atmen Sie aus, und heben Sie dabei den Oberkörper etwas an, wobei Sie die rechte Hand zum Knie vorrutschen lassen.**

   Behalten Sie den linken Ellbogen weiterhin in einer Linie mit der Schulter, und schauen Sie an die Decke. Beugen Sie den Hals bei dieser Bewegung nicht nach vorne (siehe Abbildung 10.4).
5. **Wiederholen Sie die Schritte 1 bis 4 sechs bis acht Mal. Wiederholen Sie die ganze Übung anschließend mit der anderen Seite.**

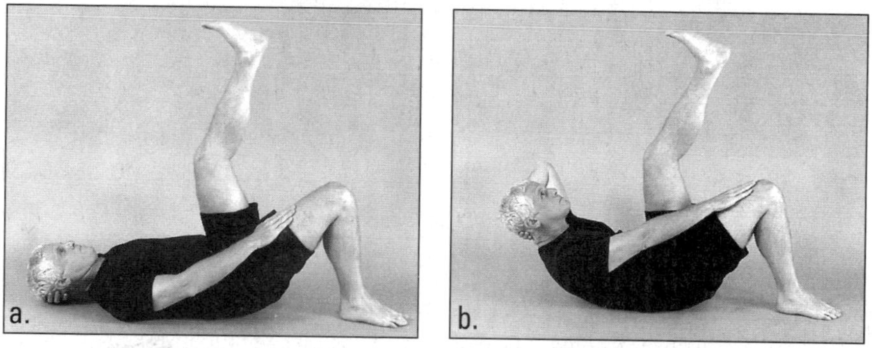

Abbildung 10.4: Mit dieser Übung trainieren Sie die Abduktormuskeln und die Kniesehnen und -muskeln.

Der Katzbuckel

Der Katzbuckel kräftigt und strafft die Bauchmuskeln und vitalisiert die inneren Organe. Diese Position eignet sich besonders gut zur Linderung von Verstopfungszuständen.

1. **Lassen Sie sich auf die Hände und Knie nieder. Die Hände sollten direkt unter der Schulter, die Knie direkt unter den Hüften liegen.**
2. **Atmen Sie tief durch die Nase ein.**
3. **Atmen Sie durch den Mund wieder aus, drücken Sie das Kinn auf die Brust, und machen Sie einen Katzbuckel.**

   Nachdem Sie vollständig ausgeatmet haben, halten Sie den Atem an und ziehen Sie dann den Bauch energisch ein.

   Bleiben Sie etwa zwei bis drei Sekunden in dieser Position – es sei denn, Sie bekommen schon jetzt nicht mehr genug Luft.
4. **Atmen Sie ein und gehen Sie dabei wieder in die Ausgangsstellung zurück.**
5. **Wiederholen Sie die Schritte 2 bis 4 vier bis sechs Mal. Legen Sie nach jeder Wiederholung eine kurze Pause ein.**

Üben Sie diese Position nur mit leerem Magen. Falls Sie Magenschmerzen oder Krämpfe irgendeiner Art haben, sollte Sie die Übung ganz vermeiden. Führen Sie die Übung nicht während der Menstruation durch.

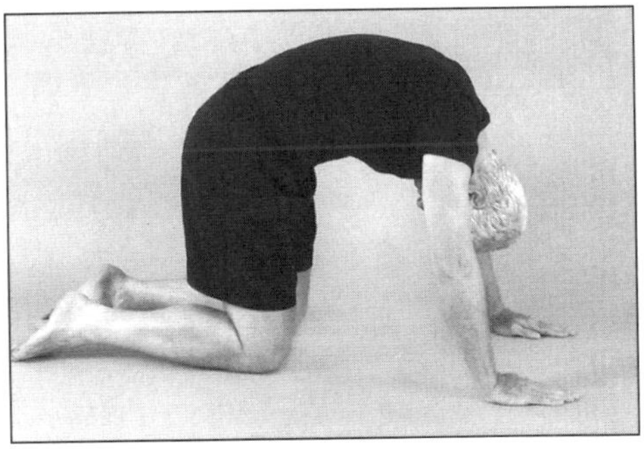

Abbildung 10.5: Bevor Sie den Bauch einziehen, sollten Sie vollständig ausgeatmet haben.

Atmen mit Geräuschkulisse

Die Bauchübungen mit stimmlicher Unterstützung kräftigen nicht nur die Bauchmuskulatur und die inneren Organe, sondern auch das Zwerchfell.

1. **Setzen Sie sich mit geradem Rücken auf einen Stuhl oder auf den Boden.**
2. **Legen Sie die rechte Handfläche auf den Nabel, damit Sie die Kontraktionen der Bauchmuskeln beim Ausatmen spüren können.**
3. **Atmen Sie tief durch die Nase ein, und sagen Sie beim anschließenden Ausatmen »ah«, »ma« oder »sa«.**

   Behalten Sie diesen Ton so lange bei, wie es Ihnen ohne Beschwerden möglich ist.

4. **Wiederholen Sie die Schritte 2 und 3 sechs bis acht Mal.**

   Legen Sie nach jedem Ton eine Pause von einem oder zwei Atemzügen ein.

Wenn Sie gerade an einem Entziehungsprogramm teilnehmen und der Summton Ihnen Kopfschmerzen verursacht, sollten Sie diese Übung lieber auslassen.

11 Stellen Sie die Welt auf den Kopf

In diesem Kapitel

- Das Wichtigste über das yogische Prinzip der Umkehrung
- Sieben umgedrehte Übungen

Vor Tausenden von Jahren haben Yogameister eine erstaunliche Entdeckung gemacht: Wenn man die Schwerkraft mithilfe von Umkehrübungen austrickst, kann man den Alterungsprozess verlangsamen, die Gesundheit verbessern und das Leben verlängern.

Um sich einmal vorzustellen, wie die umgedrehten Positionen funktionieren, schauen Sie sich einmal ein Flasche naturtrüben Apfelsaft im Supermarktregal an. Die Schwerkraft hat die festen Stoffe im Saft an den Boden der Flasche gezogen. Wenn Sie die Flasche umdrehen, zieht sie die festen Bestandteile in Richtung Flaschenöffnung, und der Saft wird mit den festen Apfelbestandteilen vermischt.

Auf dieselbe Art und Weise funktionieren die hier vorgestellten Positionen. Die Sinkstoffe, die sich in den unteren Körperteilen angesammelt haben – hauptsächlich Blut und Lymphflüssigkeit – werden in Richtung Kopf gezogen und revitalisieren dadurch Körper und Geist.

Die Lymphe ist eine klare gelbliche Flüssigkeit, die ähnlich aussieht wie Blutplasma. Sie enthält hauptsächlich Lymphozyten (eine Art weißes Blutkörperchen) und Fette und zirkuliert in einem eigenen System. Eine regelmäßige Drainage der Lymphgefäße mithilfe von Umkehrpositionen hält diese Gefäße fit.

Die Sanskrit-Bezeichnung für die Kategorie der Umkehrpositionen lautet *Viparita Karani,* was wörtlich übersetzt »umgedrehter Prozess« bedeutet. Dies ist auch der Name der drei Schulterstandvarianten, die wir in diesem Kapitel beschreiben. Streng genommen sind diese Umkehrpositionen überhaupt keine Asanas, sondern Mudras. Eine Mudra ist weitaus wirkungsvoller als eine normale Asana, weil sie die Lebensenergie im Körper einschließt.

Umkehrpositionen sind wahrscheinlich die wirkungsvollsten aller Yogapositionen, weil sie körperliche und geistige Veränderungen mithilfe des endokrinen Systems bewirken. Aber die yogischen Umkehrpositionen sorgen nicht nur für eine Verjüngung und Stärkung des Körpers, sondern helfen auch, sich Ängsten und Herausforderungen zu stellen und Stagnation und mentale Negativität ins Gegenteil zu verkehren.

Die verbreitete Vorstellung, der Kopfstand sei die einzige Umkehrposition, die Sie zu einem echten Yogi macht, ist natürlich völlig falsch. Tatsächlich empfehlen wir Ihnen sogar, den Kopfstand zunächst einmal zu vergessen – es sei denn, Sie üben unter Aufsicht eines erfahrenen Yogalehrers. Der Hals ist darauf ausgerichtet, das Gewicht des Kopfes zu tragen (etwa acht Pfund), und nicht, die 100 Pfund oder mehr Ihres Körpers auszuhalten. Deshalb sollten Sie den Kopfstand sehr vorsichtig und nur nach ausreichender Vorbereitung beginnen.

Die fortgeschrittenen Umkehrpositionen sind bei übereifrigen Anfängern, die ohne Lehrer üben, sehr häufig Ursache für Verletzungen. Sie können aber auch sichere und risikolose Umkehrpositonen üben und trotzdem von den Vorteilen des yogischen »Umkehrprozesses« profitieren. In diesem Kapitel stellen wir Ihnen einige sichere und wirkungsvolle Übungen vor.

Sichere Umkehrpositionen

Der bekannte Hatha-Yogi Theos Bernhard, der im Jahr 1947 bei einer Himalaya-Expedition gestorben ist, konnte drei Stunden lang auf den Kopf stehen. Er schaffte es, seinen Geist derart zu entspannen, dass er weder Langeweile noch Unruhe verspürte. Natürlich erwarten wir von Ihnen nicht, ähnliche Leistungen zu vollbringen. Tatsächlich raten wir Ihnen sogar ab, dergleichen überhaupt erst zu versuchen. Mit den folgenden Übungen können Sie die Vorteile der Umkehrpositionen *ohne jedes Risiko* genießen.

Wenn Sie die in diesem Kapitel beschriebenen Übungen mit yogischen Atemtechniken (siehe Kapitel 5) kombinieren, können Sie die segensreichen Wirkungen der Umkehrpositonen sogar noch verstärken. Sorgen Sie dabei aber immer dafür, dass Sie frei und unbeschwert durchatmen können. Verwenden Sie gegebenenfalls ein Hilfsmittel, um sich die Übung und die Atmung zu erleichtern.

Wenn Sie Kopfschmerzen haben oder bei den folgenden Übungen plötzlich Schmerzen bekommen, sollten Sie alle Arten von Umkehrpositionen vermeiden.

Die Astronautenposition

Diese Position verbessert die Durchblutung der Beine, der Hüften und des Unterbauches und wirkt beruhigend auf das Nervensystem. Sie schwächt außerdem die Symptome von PMS (prämenstruelles Syndrom) bei Frauen und Prostatitis bei Männern ab.

1. **Setzen Sie sich mit gekreuzten Beinen vor einen Stuhl auf den Boden und lehnen Sie sich auf die Unterarme zurück.**
2. **Rutschen Sie so weit in Richtung Stuhl, bis das Gesäß direkt unter der vorderen Stuhlkante liegt.**
3. **Atmen Sie aus, und legen Sie Füße und Waden auf den Stuhl.**

   Sorgen Sie dafür, dass Ihre Kniekehlen möglichst nahe an der vorderen Stuhlkante liegen.

4. **Legen Sie sich mit den Armen an der Seite auf den Boden zurück (siehe Abbildung 11.1).**
5. **Bleiben Sie zwei bis zehn Minuten in dieser Position. Üben Sie dabei eine der empfohlenen yogischen Atemtechniken (siehe Kapitel 5).**

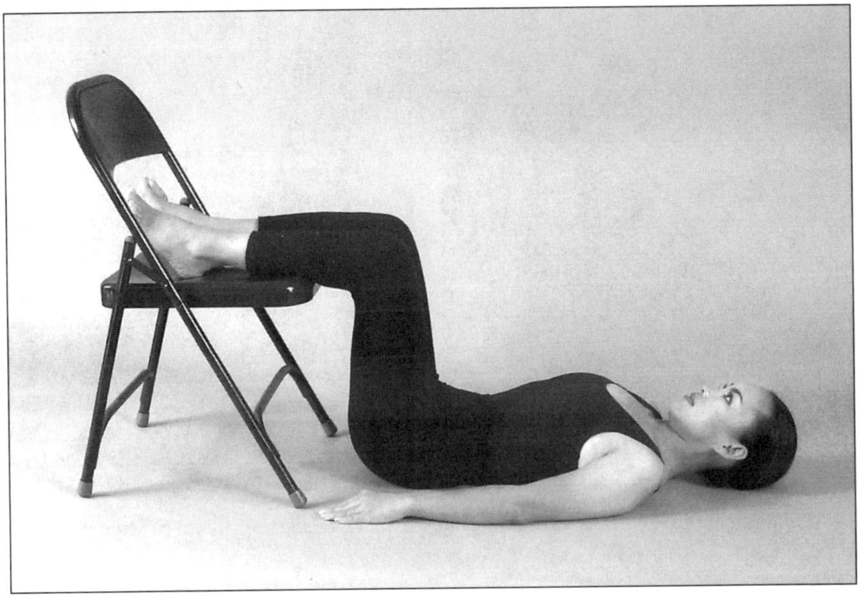

Abbildung 11.1: Diese Übung ist auch für Anfänger zu schaffen.

Beine an die Wand lehnen

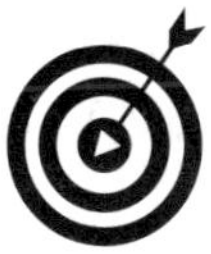

Diese Position verbessert die Durchblutung der Beine, der Hüften und des Unterbauches und wirkt beruhigend auf das Nervensystem (siehe Abbildung 11.2). Sie schwächt außerdem die Symptome von PMS (prämenstruelles Syndrom) bei Frauen und Prostatitis bei Männern ab.

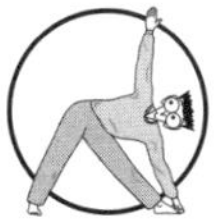

1. **Setzen Sie sich mit der rechten Seite so nahe wie möglich an eine Wand. Die Beine sollten dabei ausgestreckt sein (siehe Abbildung 11.2a).**
2. **Atmen Sie aus, legen Sie sich dabei zurück und lehnen Sie beide Beine gegen die Wand.**

   Strecken Sie die Beine so weit wie möglich an der Wand hoch. Strecken Sie die Arme bequem zur Seite, legen Sie die Handflächen auf den Boden und entspannen Sie sich (siehe Abbildung 11.2b).
3. **Bleiben Sie zwei bis zehn Minuten in dieser Position. Üben Sie dabei eine der empfohlenen yogischen Atemtechniken (siehe Kapitel 5).**

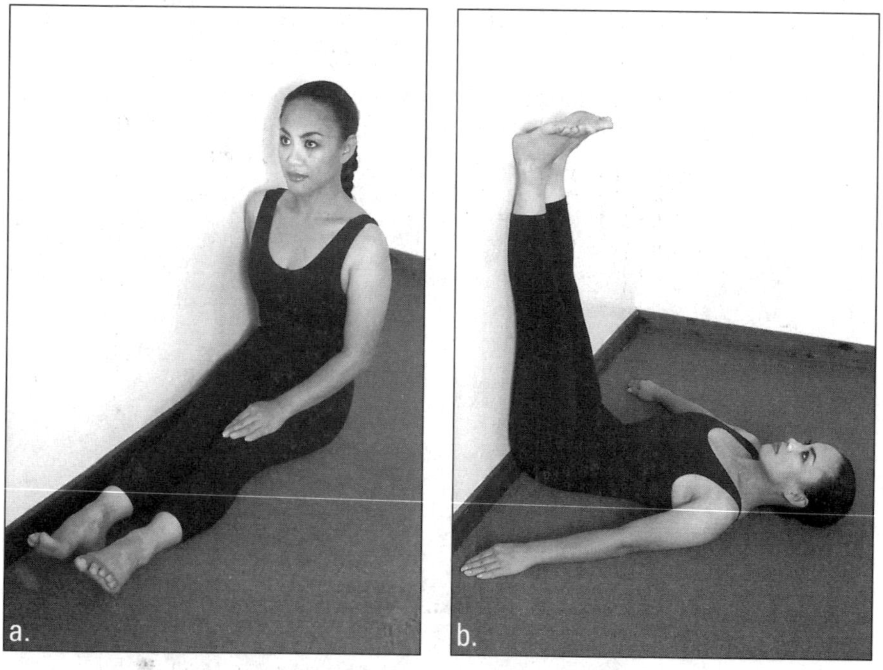

Abbildung 11.2: Mit dieser Position schlagen Sie der Schwerkraft ein Schnippchen.

Der sterbende Käfer

Diese Position verbessert die Durchblutung der Beine, der Hüften und des Unterbauches und wirkt beruhigend auf das Nervensystem (siehe Abbildung 11.2). Sie verbessert außerdem die Beweglichkeit der Fußgelenke, Zehen, Handgelenke und Finger.

1. **Legen Sie sich mit angewinkelten Beinen auf den Boden. Lassen Sie die Arme mit den Handflächen nach unten an der Seite ruhen.**
2. **Atmen Sie aus, und strecken Sie dabei Arme und Beine senkrecht nach oben (siehe Abbildung 11.3).**
3. **Malen Sie mit den Füßen und Händen Kreise in die Luft – zuerst im und danach gegen den Uhrzeigersinn. Wenn Sie wollen, können Sie die Hände und Füße auch in gegenläufigen Richtungen bewegen.**

   Atmen Sie ruhig und entspannt durch. Behalten Sie diese Position so lange bei, wie es Ihnen bequem ist. Gehen Sie anschließend in die Ausgangsstellung zurück.
4. **Wiederholen Sie die Schritte 2 und 3 drei bis vier Mal. Insgesamt sollten Sie die Arme und Beine aber nicht länger als fünf Minuten nach oben gestreckt lassen. Schließlich sollen Sie sich nicht verausgaben oder den Rücken überanstrengen.**

Führen Sie diese Übung nicht durch, wenn Sie Probleme im Bereich der unteren Wirbelsäule haben.

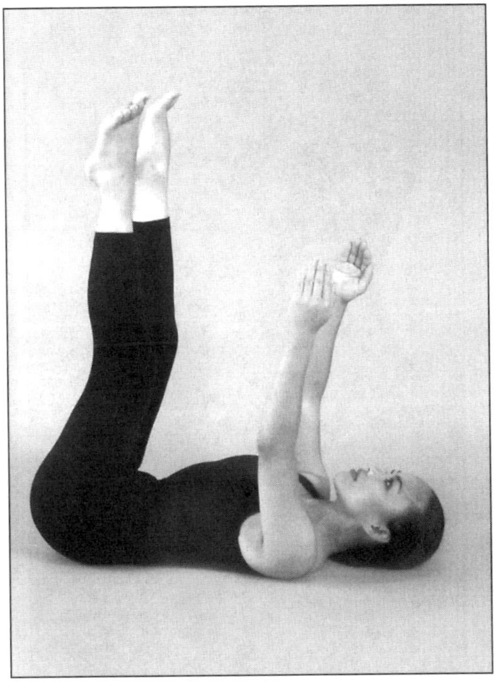

Abbildung 11.3: In dieser Position können Sie die Gelenkigkeit Ihrer Gliedmaßen verbessern.

Rumpfbeuge mit dem Rücken zur Wand

Die Rumpfbeuge mit dem Rücken zur Wand verbessert die Durchblutung des Gehirns, streckt die Wirbelsäule und dehnt die Kniesehnen und -muskeln.

1. **Stellen Sie sich mit dem Rücken gegen die Wand, und gehen Sie dann einen Schritt (etwa 80 Zentimeter) vorwärts. Stellen Sie die Füße etwa einen Meter weit auseinander und lehnen Sie sich dann mit dem Gesäß gegen die Wand.**
2. **Atmen Sie aus, beugen Sie sich dabei nach vorne und lassen Sie die Arme und den Kopf nach unten hängen (siehe Abbildung 11.4).**
3. **Bleiben Sie zwei bis drei Minuten in dieser Position. Üben Sie dabei eine der empfohlenen yogischen Atemtechniken (siehe Kapitel 5).**

Falls Ihnen bei dieser und anderen Umkehrübungen schwindlig wird, verkürzen Sie die in Schritt 4 angegebene Zeit und steigern Sie sie anschließend langsam.

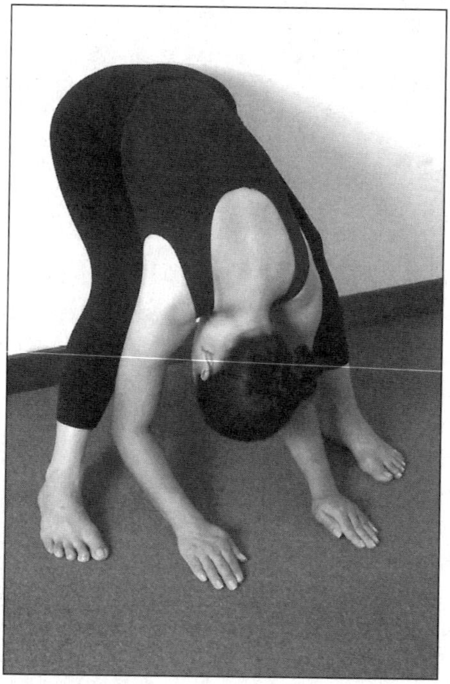

Abbildung 11.4: Diese Position fördert die Durchblutung des Gehirns.

Drei Schulterstandvarianten

Jeder dieser drei Schulterstände verbessert die Durchblutung der Beine, Hüften, des Rückens, Nackens, Herzens und des Kopfes. Die Übungen stimulieren die Drüsenfunktion, bewirken eine Drainage des Lymphsystems und haben eine allgemein beruhigende und verjüngende Wirkung auf das Nervensystem. Die Wand ist ein nützliches Hilfsmittel für die einfacheren beiden Varianten. Wenn Sie sich der Herausforderung gewachsen fühlen, können Sie anschließend den etwas schwierigeren *Viparita Karani* oder halben Schulterstand üben.

Wegen der besonderen Empfindlichkeit des Hals- und Nackenbereichs empfehlen wir, sich auf die Schulterstandpositionen mit der dynamischen Brücke (siehe Kapitel 6), gefolgt von einer kurzen Pause und der dynamischen Kobraposition (siehe Kapitel 12) als Ausgleichsübung vorzubereiten.

Versuchen Sie keine dieser Positionen, wenn Sie schwanger sind, unter hohem Blutdruck leiden, einen Leistenbruch haben, erheblich übergewichtig sind, grünen Star oder Nackenprobleme haben oder am Anfang Ihrer Regel stehen.

Halber Schulterstand gegen die Wand

Diese Position ist eine Variante von *Viparita Karani* und wahrscheinlich die einfachste Möglichkeit, den halben Schulterstand schrittweise zu erlernen (siehe Abbildung 11.5).

1. **Legen Sie sich mit angewinkelten Beinen auf den Boden. Die Zehen sollten dabei die Wand gerade eben berühren. Lassen Sie die Arme mit den Handflächen nach unten an der Seite ruhen.**

2. **Setzen Sie Ihre Füße so gegen die Wand, dass Ihre Knie einen rechten Winkel bilden. (Die Schienbeine sollten senkrecht und die Oberschenkel parallel zur Wand stehen.)**

   Um die richtige Beinhaltung herzustellen, müssen Sie unter Umständen etwas näher an die Wand heranrücken beziehungsweise sich etwas von ihr entfernen (siehe Abbildung 11.5a).

3. **Atmen Sie ein, drücken Sie dabei die Hände gegen den Boden und die Füße gegen die Wand und heben Sie die Hüften auf eine Ihnen angenehme Höhe an (siehe Abbildung 11.5b).**

4. **Beugen Sie die Arme, und legen Sie die Hände in die Hüften.**

   Drücken Sie die Ellbogen und die Rückseite der Oberarme zur Unterstützung gegen den Boden. Entspannen Sie dabei den Nacken (siehe Abbildung 11.5c).

5. **Atmen Sie aus, nehmen Sie dabei einen Fuß von der Wand, und strecken Sie das Bein so weit nach hinten, dass Sie Ihren großen Zeh sehen können (siehe Abbildung 11.5d).**

   Sie können zuerst ein Bein und dann das andere oder auch beide Beine gleichzeitig anheben. Wenn Sie die Beine abwechselnd anheben, denken Sie daran, beide gleichmäßig zu belasten.

   Setzen Sie anschließend die Füße nacheinander gegen die Wand und senken Sie dann die Hüfte wieder ab.

6. **Bleiben Sie so lange in der Position von Schritt 3 und 4, wie es ihnen angenehm ist, höchstens aber 5 Minuten. Üben Sie dabei eine der yogischen Atemtechniken (siehe Kapitel 5).**

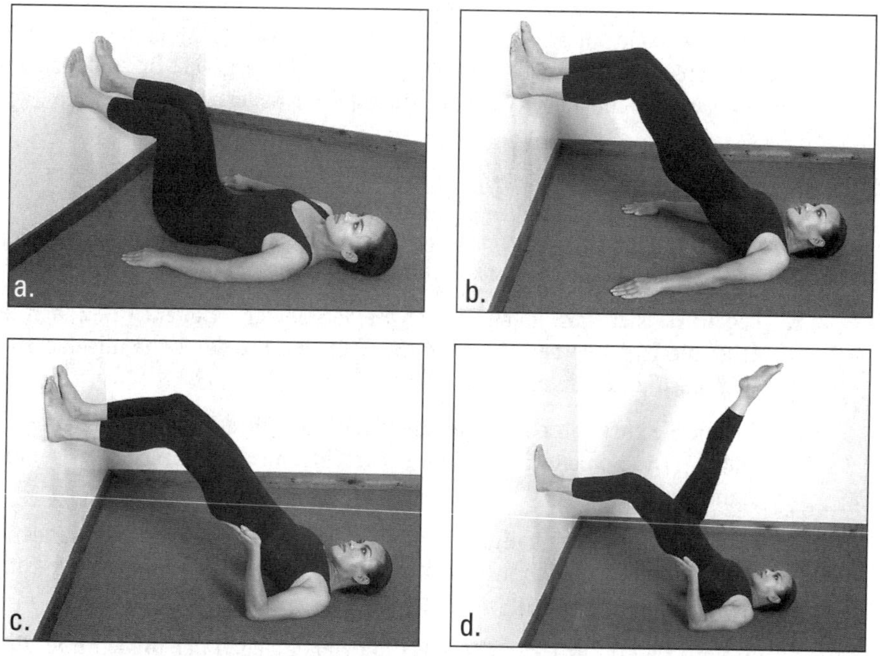

Abbildung 11.5: Die Wand gibt Ihnen bei dieser Übung Unterstützung.

Halber Schulterstand rückwärts gegen die Wand

Auch der halbe Schulterstand rückwärts gegen die Wand (siehe Abbildung 11.6) ist eine Variante von *Viparita Karani.* Der eine oder andere unter Ihnen wird diese Übung einfacher finden als den normalen Schulterstand gegen die Wand. Versuchen Sie beide, und üben Sie diejenige, die Ihnen angenehmer ist.

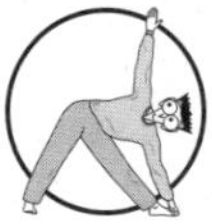

1. **Legen Sie sich auf den Rücken. Der Kopf sollte dabei etwa eine Armlänge von einer Wand entfernt liegen. Winkeln Sie die Beine an und setzen Sie die Füße etwa eine Hüftbreite weit auseinander flach auf den Boden (siehe Abbildung 11.6a). Lassen Sie die Arme mit den Handflächen nach unten an der Seite ruhen.**

2. **Atmen Sie aus, drücken Sie dabei die Handflächen gegen den Boden, ziehen Sie die angewinkelten Knie nach oben und heben Sie die Hüfte auf eine bequeme Höhe an.**

   Ihre Beine sollten gerade, aber nicht durchgedrückt sein. Die Füße sollten senkrecht über dem Kopf schweben.

3. **Winkeln Sie die Arme an, legen Sie die Hände in die Hüften und schieben Sie sie dann weiter in Richtung Taille.**

Drücken Sie die Ellbogen und die Rückseite der Oberarme zur Unterstützung gegen den Boden.

4. **Legen Sie die Zehen zum Abstützen vorsichtig gegen die Wand, und entspannen Sie die Nackenmuskulatur (siehe Abbildung 11.6b).**
5. **Lassen Sie anschließend die Hüften mit Unterstützung der Hände langsam zurücksinken. Winkeln Sie danach die Knie wieder an und setzen Sie die Füße zurück auf den Boden.**
6. **Bleiben Sie so lange in der Position von Schritt 3 und 4, wie es ihnen angenehm ist, höchstens aber 5 Minuten.**

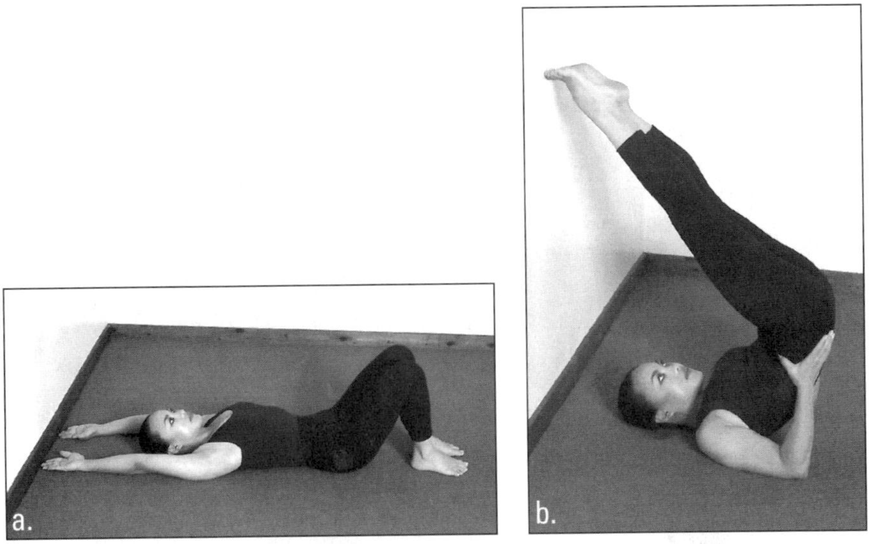

Abbildung 11.6: Auch bei dieser Übung dient eine Wand als Unterstützung.

Der halbe Schulterstand

Als Vorbereitung für diese Übung empfehlen wir die Schulterstandvarianten, bei denen Ihnen eine Wand als Unterstützung dient.

Das Sanskrit-Wort *Viparita* bedeutet »umgedreht« oder »auf dem Kopf stehend«. *Karani* bedeutet »Aktion« oder »Prozess«. Manche Autoren nennen diese Position auch *Sarvangasana*, was so viel bedeutet wie »Position für alle Glieder«.

1. **Legen Sie sich mit angewinkelten Beinen auf den Boden. Setzen Sie die Füße etwa eine Hüftbreite weit auseinander und lassen Sie die Arme mit den Handflächen nach unten an der Seite ruhen.**

2. **Atmen Sie aus, drücken Sie dabei die Handflächen gegen den Boden und ziehen Sie die angewinkelten Knie nach oben. Strecken Sie die Beine aus und heben Sie dabei die Hüfte an (siehe Abbildung 11.7a).**

3. **Winkeln Sie die Arme an, legen Sie die Hände in die Hüften, und schieben Sie sie dann weiter in Richtung Taille. Denken Sie daran, dass die Beine gerade, dabei aber auch entspannt sein sollen. Ihre Füße sollten direkt über dem Kopf schweben.**

   Drücken Sie die Ellbogen und die Rückseite der Oberarme zur Unterstützung gegen den Boden (siehe Abbildung 11.7b).

4. **Bleiben Sie so lange in der Position von Schritt 3, wie es ihnen angenehm ist, höchstens aber 5 Minuten.**

5. **Lassen Sie anschließend die Hüften mit Unterstützung der Hände langsam zurücksinken. Winkeln Sie dann die Knie an und setzen Sie die Füße wieder auf den Boden.**

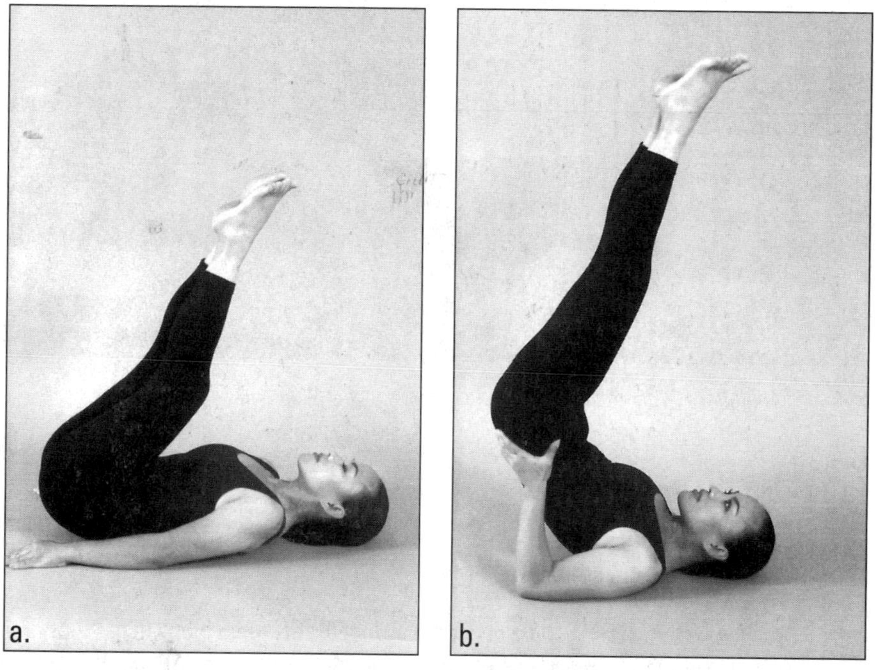

Abbildung 11.7: Die Grundform des halben Schulterstandes

Immer schön langsam in den Kurven!

12

In diesem Kapitel

- Schonen Sie Ihre Wirbelsäule
- Sechs Rückenübungen
- Drei Seitwärtsbeugen
- Vier Vorwärtsbeugen

In diesem Kapitel stellen wir Ihnen eine Reihe yogischer Beugeübungen vor. Betrachten Sie sie als Erweiterungen des Atemvorgangs. Beim Einatmen beugen Sie sich automatisch nach hinten, beim Ausatmen nach vorne. (Nähere Einzelheiten finden Sie in Kapitel 5.) Als Ausgangsstellung für Beugeübungen können verschiedene Positionen dienen: Stehen, Knien, Sitzen, Liegen und sogar Umkehrhaltungen (siehe Kapitel 11). Da wir die Beugeübungen im Stehen in Kapitel 8 und die bekanntesten Beugeübungen zum Aufwärmen in Kapitel 6 behandeln, wollen wir uns in diesem Kapitel auf die Übungen konzentrieren, die auf dem Boden durchgeführt werden.

Der Weg zu einer kräftigen und beweglichen Wirbelsäule

Hätten Sie keine Wirbelsäule, könnten Sie nicht aufrecht gehen. Anderseits würden Sie dann auch nicht unter Rückenschmerzen leiden. Der aufrechte Stand ist aber im Verhältnis zu möglichen Rückenschmerzen ein Gewinn – insbesondere, weil die Schmerzen durchaus vermeidbar sind. Die Wirbelsäule erlaubt Ihnen Vorwärts-, Rückwärts und Seitwärtsbeugen und bis zu einem gewissen Umfang auch Drehungen. All diese Bewegungen führen Sie täglich durch, meistens aber unbewusst und ohne die erforderliche Muskelunterstützung. Yoga nutzt den natürlichen Bewegungsspielraum der Wirbelsäule zum Training der verschiedenen, sie unterstützenden Muskeln und leistet so einen Beitrag zu einem gesunden Rückgrat.

Obwohl die Wirbelsäule mit ihrem eleganten Schwung sehr gut für eine aufrechte Körperhaltung geeignet ist, gehen die meisten Menschen nicht eben sehr klug mit ihr um. Viele erkennen nicht, dass die 33 Wirbel (von denen 24 den beweglichen Teil der Wirbelsäule bilden) durch eine Reihe starker Muskeln und Bänder an Ort und Stelle gehalten werden. Und diese Muskeln und Bänder müssen regelmäßig trainiert werden, um ordnungsgemäß funktionieren zu können.

Die Wirbelsäule wird von zahlreichen Muskeln gehalten, die in mehreren Schichten hinter und vor ihr liegen und am Zwerchfell ansetzen. Verkümmern diese Muskeln jedoch, weil sie entweder falsch gebraucht oder wegen dieses Missbrauchs geschädigt sind, können sie die Wirbelsäule verkrümmen. Diese Verkrümmung verursacht Beschwerden und Schmerzen und stört die Kommunikation mit den Organen und anderen Körperteilen, was für zusätzliche Komplikationen sorgt.

Die Wirbelsäule ist auch deshalb so wichtig, weil sie das Rückenmark schützt – ein Nervenbündel, das durch die knöcherne Säule verläuft. Über diesen Nervenstrang werden der Rumpf und die Gliedmaßen mit Informationen vom Gehirn versorgt. Wenn die Nervenverbindung an irgendeiner Stelle unterbrochen ist, verlieren Sie die Kontrolle über den von dieser Unterbrechung betroffenen Körperteil.

Für Yogaanhänger ist die Wirbelsäule auch aus einem anderen Grund so wichtig: Sie ist die physische Erscheinungsform des unsichtbaren Energiepfades, der sich vom Ende der Wirbelsäule bis zum Scheitel erstreckt. Dieser Weg wird als zentraler Kanal (Sanskrit: *Sushumna-Nadi*) bezeichnet. Im traditionellen Hatha- oder Tantra-Yoga steigt die erweckte Schlangenkraft über diesen Kanal auf. Wenn diese Kraft des reinen Bewusstseins schließlich den Kopf erreicht, erlebt der Yogaanhänger den Zustand der reinsten Extase. Im Yoga symbolisiert die Wirbelsäule die Achse des Universums, das man sich als einen gigantischen Berg mit Namen *Meru* vorstellt. Auf dem Gipfel dieses Berges (d.h. in Ihrem Kopf) liegt der Himmel – Wohnsitz aller Gottheiten. In Kapitel 17 behandeln wir den zentralen Kanal noch etwas ausführlicher.

Rückwärtsbeugen

Wahrscheinlich ist es Ihnen gar nicht bewusst, aber bei Ihrer täglichen Arbeit machen Sie jede Menge Rumpfbeugen vorwärts. Wenn Sie sich die Hose anziehen, die Schuhe zubinden, Sachen vom Fußboden aufheben, am Computer sitzen, im Garten arbeiten oder irgendeinen Sport treiben – an all diesen Tätigkeiten sind Rumpfbeugen in der einen oder anderen Form beteiligt.

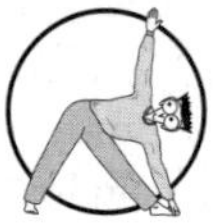

Um den Unterschied zwischen einer Rumpfbeuge aus der Hüfte gegenüber einer Rumpfbeuge aus der Taille heraus zu erleben, setzen Sie sich einmal aufrecht auf einen Stuhl. Legen Sie die Hände auf die Hüftknochen; die Finger sollen dabei nach innen zeigen. Atmen Sie ein und richten Sie dabei die Wirbelsäule auf, heben Sie den Brustkasten und schauen Sie geradeaus. Atmen Sie aus und beugen Sie sich dabei nach vorne, halten Sie aber den Oberkörper weiterhin gerade. Dies ist eine Rumpfbeuge aus der Hüfte heraus. Gehen Sie zum Gegenbeispiel wieder in die Ausgangsposition zurück, schieben Sie aber die Hände ein paar Zentimeter nach oben, bis sie kurz unter dem Rippenbogen liegen. Atmen Sie jetzt wieder aus und drücken Sie dabei das Kinn auf die Brust. Lassen Sie jetzt den Kopf auf die Knie sinken. Dies ist eine Rumpfbeuge aus der Taille heraus. Schlechte Bückgewohnheiten können im Laufe der Jahre zu einem Buckel, mindestens aber zu einer stark gebeugten Haltung führen – mit all den dazu gehörenden Beschwerden, Schmerzen und einer stark eingeschränkten Atmung.

Der beste Ausgleich für diese gebeugte Haltung ist das regelmäßige Üben yogischer Rückwärtsbeugen zur Streckung der Vorderseite des Rumpfes (und der Wirbelsäule). Rückwärtsbeugen werden immer vom Einatmen begleitet – der aktiven Eröffnungsphase des Atemzyklus. Atmen Sie gleich jetzt einmal tief ein, und beachten Sie, wie Ihr Rumpf (und die Wirbelsäule) dabei ganz automatisch gestreckt und nach hinten gebogen wird. Rückwärtsbeugen werden auch als expandierende oder extrovertierte Positionen bezeichnet, die sehr starke Emotionen auslösen können.

Die wichtigsten von ihnen werden meistens in der Mitte einer Yogaroutine durchfgeführt, sodass Sie viel Zeit zur Vorbereitung und zur anschließenden Kompensation (siehe Kapitel 6) haben. In diesem Kapitel stellen wir Ihnen einige der klassischen Rückwärtsbeugen vor, die auf den Boden geübt werden.

Bewegen Sie sich vorsichtig bei den unterschiedlichen Varianten der Kobra und der Heuschrecke. Vermeiden Sie alle Übungen, die Schmerzen im Rücken oder Nacken bereiten.

Kobra 1

Die Kobraposition kräftigt die Arm-, Brust-, Schulter und Rückenmuskulatur und macht sie beweglicher. Die Kobra 1 bearbeitet besonders den oberen Rückenbereich (siehe Abbildung 12.1). Die Kobra erweitert den Brustkasten, verbessert die Lungenkapazität und stimuliert die Nieren- und Nebennieren.

1. **Legen Sie sich auf den Bauch. Nehmen Sie die Füße eine Hüftbreite weit auseinander. Der Fußspann sollte auf dem Boden ruhen.**
2. **Lassen Sie die Stirn auf dem Boden ruhen und entspannen Sie Ihre Schultern. Winkeln Sie die Arme an und legen Sie die Unterarme auf den Boden. Die Handflächen sollen etwa in Augenhöhe auf dem Boden liegen (siehe Abbildung 12.1a).**
3. **Atmen Sie ein, und spannen Sie dabei die Rückenmuskeln an. Drücken Sie die Unterarme gegen den Boden und heben Sie Brustkorb und Kopf an.**

   Schauen Sie dabei weiter geradeaus (siehe Abbildung 12.1b). Behalten Sie die Unterarme und den Bauch am Boden, während Sie nun die Schultern langsam entspannen.
4. **Atmen Sie aus und lassen Sie dabei den Oberkörper und den Kopf langsam auf den Boden zurücksinken.**
5. **Wiederholen Sie die Schritte 3 und 4 drei Mal. Bleiben Sie bei der letzten Wiederholung sechs bis acht Atemzüge lang in der Position von Schritt 3.**

Falls Sie Probleme mit dem unteren Rückenbereich haben, legen Sie die Füße etwas weiter auseinander und lassen Sie die Fersen nach außen zeigen.

Diese Position ist auch unter dem Namen »Sphinx« bekannt. Es handelt sich dabei um eine modifizierte Variante der *Bhujangasana*-Position, die wir im nächsten Abschnitt besprechen.

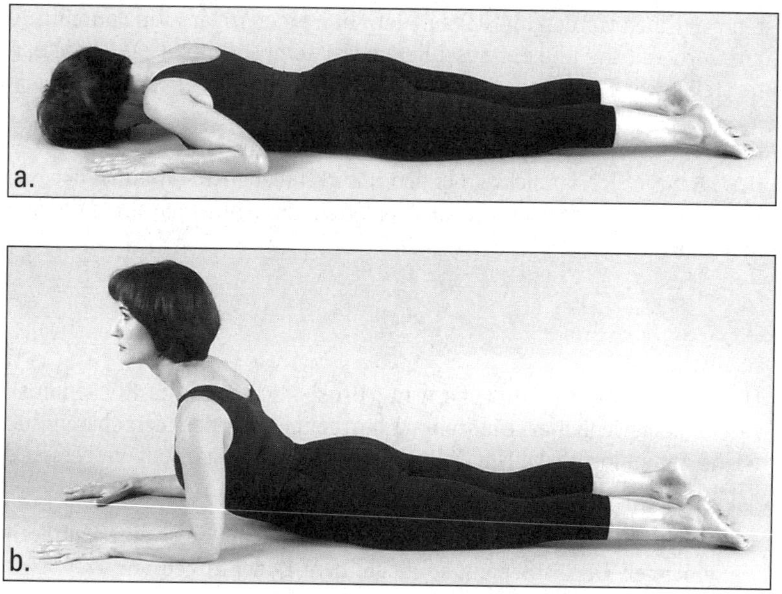

Abbildung 12.1: Die Kobra 1 bearbeitet die Muskulatur des oberen Rückens und ist einfacher als die Kobra 2.

Kobra 2 – Bhujangasana

Diese Position bietet weitgehend die gleichen Vorteile wie die im vorigen Abschnitt besprochene Kobra 1. Darüber hinaus trainiert die Kobra 2 aber auch noch den unteren Rückenbereich (siehe Abbildung 12.2).

1. **Legen Sie sich auf den Bauch. Nehmen Sie die Füße eine Hüftbreite weit auseinander und lassen Sie den Fußspann auf dem Boden ruhen.**
2. **Winkeln Sie die Arme an und legen Sie die Handflächen in Höhe der Achselhöhlen auf den Boden.**

   Lassen Sie die Stirn auf dem Boden ruhen und entspannen Sie die Schultermuskeln (siehe Abbildung 12.2a).
3. **Atmen Sie ein und spannen Sie dabei die Rückenmuskeln an. Drücken Sie die Handflächen gegen den Boden und heben Sie Brustkorb und Kopf an.**

   Schauen Sie dabei weiter geradeaus (siehe Abbildung 12.2b). Behalten Sie die Unterarme und den Bauch am Boden, während Sie nun die Schulter langsam entspannen. Lassen Sie die Ellbogen leicht gebeugt, es sei denn, Sie sind sehr gelenkig.

4. **Atmen Sie aus und lassen Sie dabei den Oberkörper und den Kopf langsam auf den Boden zurücksinken.**

5. **Wiederholen Sie die Schritte 3 und 4 drei Mal. Bleiben Sie bei der letzten Wiederholung sechs bis acht Atemzüge lang in der Position von Schritt 3.**

Hinweis: In der klassischen Variante dieser Haltung liegen die Beine nahe beieinander, und die Knie sind durchgestreckt. Der Kopf liegt in einer Flucht mit der Wirbelsäule, und die Augen zeigen nach vorne. Die Handflächen liegen in Höhe des Bauchnabels auf dem Boden. Die Ellbogen sind leicht gebeugt, die Schultern sind entspannt.

Sie können sich diese Übung erleichtern, wenn Sie die Hände etwas weiter nach vorne legen. Je weiter Sie die Hände nach hinten legen, desto schwieriger wird die Position.

Das Sanskrit-Wort *Bhujangasana* bedeutet wörtlich übersetzt »Schlangenposition«.

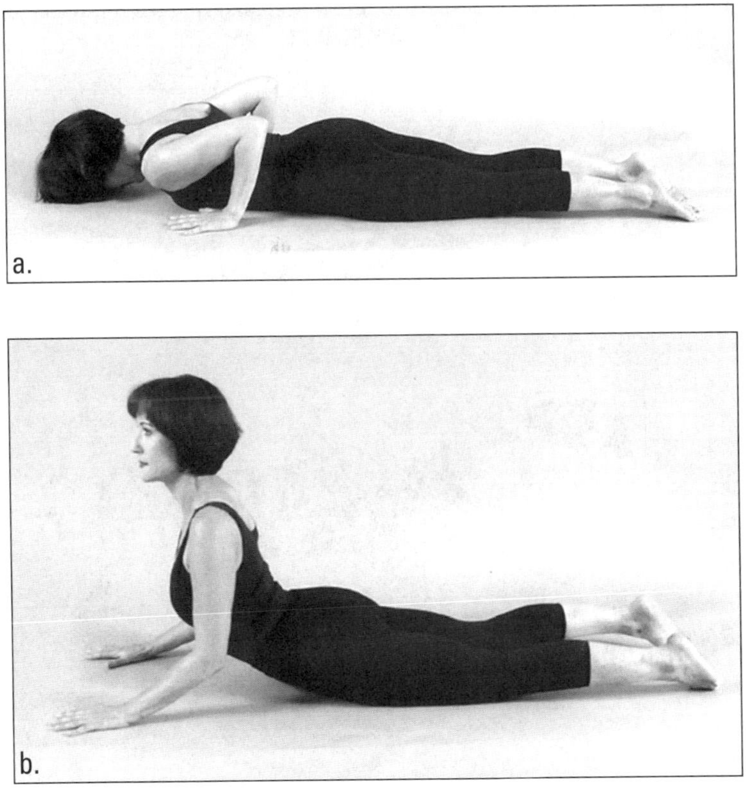

Abbildung 12.2: Die Kobra 2 verbessert die Beweglichkeit des unteren Rückenbereichs.

Kobra 3

Die Kobra 3 ist ebenfalls eine Variante der *Bhujangasana*-Position, bildet aber insofern eine Ausnahme, als die Hände hier den Boden nicht berühren. Sie dient in erster Linie der Stärkung des oberen und unteren Rückenbereichs.

1. **Legen Sie sich auf den Bauch. Nehmen Sie die Füße eine Hüftbreite weit auseinander und lassen Sie den Spann beider Füße auf dem Boden ruhen.**
2. **Lassen Sie die Arme lang ausgestreckt mit den Handflächen nach unten neben sich ruhen (siehe Abbildung 12.3a).**
3. **Atmen Sie ein, heben Sie dabei den Oberkörper und den Kopf und schwingen Sie die Arme wie Flügel nach vorne.**

   Behalten Sie die Beine auf dem Boden (siehe Abbildung 12.3b).
4. **Atmen Sie aus, schwingen Sie die Arme zurück und lassen Sie Ihren Oberkörper und Kopf langsam zurücksinken.**
5. **Wiederholen Sie die Schritte 3 und 4 drei Mal. Bleiben Sie sechs bis acht Atemzüge lang in der Position von Schritt 3.**

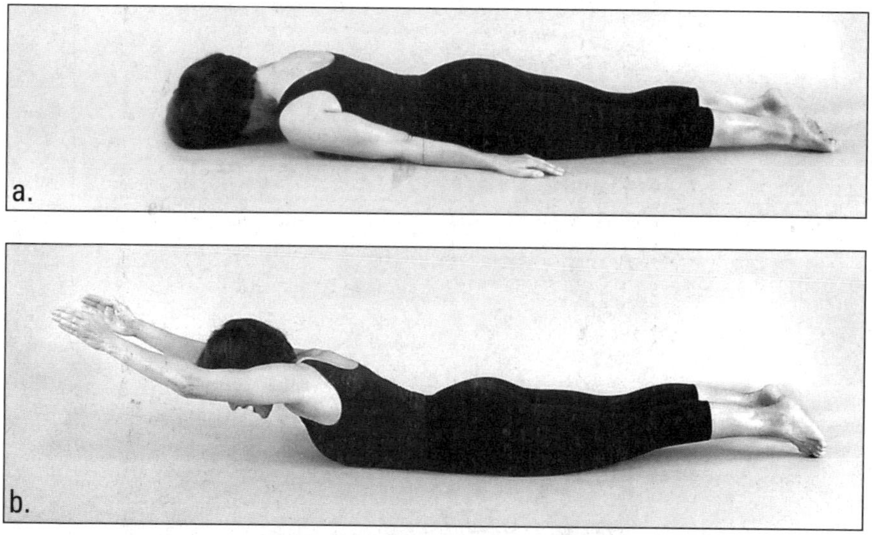

Abbildung 12.3: Diese Kobravariante kräftigt den Rücken- und Nackenbereich.

Die Heuschrecke 1 – Shalabhasana

Die Heuschreckenposition stärkt den gesamten Rumpf, einschließlich des unteren Rückenbereichs und des Nackens (siehe Abbildung 12.4). Darüber hinaus kräftigt sie die Gesäß- und Beinmuskulatur und fördert die Verdauung.

1. **Legen Sie sich auf den Bauch und nehmen Sie die gerade ausgestreckten Füße eine Hüftbreite weit auseinander.**

   Legen Sie die Stirn auf den Boden (siehe Abbildung 12.3a).

2. **Lassen Sie die Arme lang ausgestreckt mit den Handflächen nach unten neben sich ruhen.**
3. **Atmen Sie ein und heben Sie dabei den Oberkörper, den Kopf und ein Bein so hoch, wie es Ihnen ohne Beschwerden möglich ist (siehe Abbildung 12.4a).**
4. **Atmen Sie aus, und lassen Sie dabei Oberkörper, Kopf und Bein langsam zurücksinken.**

   Wiederholen Sie den Vorgang mit dem anderen Bein.

5. **Wiederholen Sie die Schritte 3 und 4 drei Mal, und bleiben Sie dabei jeweils sechs bis acht Atemzüge lang in der Position von Schritt 3.**

Um die Übung etwas schwieriger zu machen, können Sie in Schritt 3 beide Beine gleichzeitig anheben.

Hinweis: In der klassischen Version dieser Haltung sind die Oberschenkel zusammen und die Beine völlig gerade.

Um sich diese und andere Varianten der Heuschrecke und Kobra etwas leichter zu machen, können Sie ein Kissen oder eine gefaltete Decke unter den Bauch legen (siehe Abbildung 12.4b).

Das Sanskrit-Wort *Shalabha* bedeutet »Heuschrecke«.

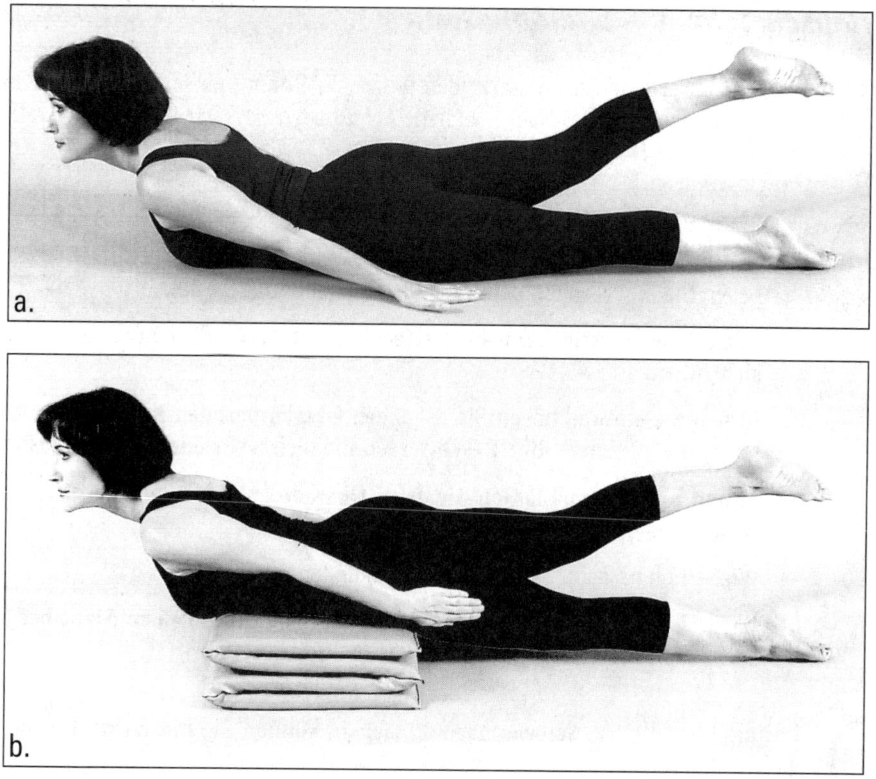

Abbildung 12.4: Versuchen Sie diese Position mit und ohne Decke oder Kissen.

Die Heuschrecke 2

Die Heuschreckenposition kräftigt den Rücken, den Nacken, das Gesäß und die Beine. Mit der folgenden Übung – einer weiteren *Shalabhasana*-Variante – können Sie sich darauf trainieren, die beiden Körperhälften unabhängig voneinander arbeiten zu lassen. Viele Rückenprobleme haben ihre Ursache in der ungleichmäßigen Ausbildung der Muskulatur auf den beiden Seiten der Wirbelsäule. Fachleute bezeichnen diese Situation als »Asymmetrieproblem«. Mit der Heuschrecke 2 können Sie die Symmetrie in Ihrem Rücken wiederherstellen (siehe Abbildung 12.5).

1. **Legen Sie sich auf den Bauch. Nehmen Sie die lang ausgestreckten Füße eine Hüftbreite weit auseinander.**

   Legen Sie die Stirn auf den Boden.

2. **Strecken Sie den rechten Arm nach vorne. Die Handfläche soll dabei auf dem Boden liegen. Lassen Sie den linken Arm mit der Handfläche nach unten ausgestreckt an Ihrer Seite ruhen (siehe Abbildung 12.5a).**

3. **Atmen Sie ein und heben Sie dabei langsam den Brustkorb, den Kopf, den rechten Arm und das linke Bein so hoch, wie es Ihnen ohne Beschwerden möglich ist.**

   Versuchen Sie, den rechten Arm und den Kopf sowie die rechte Hand und den linken Fuß auf gleicher Höhe zu halten (siehe Abbildung 15.5b).

4. **Atmen Sie aus und lassen Sie dabei langsam und gleichzeitig den rechten Arm, den Brustkorb, den Kopf und das linke Bein sinken.**

5. **Wiederholen Sie die Schritte 3 und 4 drei Mal, und bleiben Sie dabei jeweils sechs bis acht Atemzüge lang in der Position von Schritt 3.**

6. **Wiederholen Sie die Sequenz mit dem linken Arm und dem rechten Fuß.**

Hier ein paar interessante biomechanische Fakten: Durch das Anheben des Brustkorbes und des rechten Armes stärken Sie die rechte Seite des oberen Rückens. Wenn Sie dazu auch noch das linke Bein anheben, wird auch die rechte Seite des unteren Rückenbereichs trainiert. Mit dieser Rechts-Links-Kombination von Armen und Beinen wird deshalb immer jeweils eine Seite des oberen *und* unteren Rückenbereichs trainiert.

Vermeiden Sie Heuschreckenvarianten, bei denen Sie lediglich die Beine anheben müssen. Diese Positionen verstärken den Druck auf den Brustkorb, führen zu Nackenverspannungen und lassen das Herz schneller schlagen.

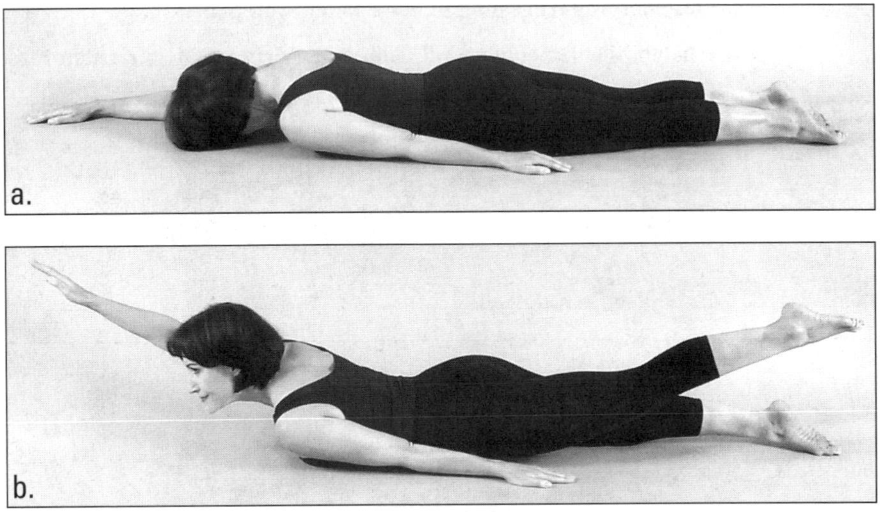

Abbildung 12.5: Diese Position sorgt für das Gleichgewicht zwischen den Muskeln auf der rechten und auf der linken Seite Ihrer Wirbelsäule.

Die Heuschrecke 3 – Superman lässt grüßen

Diese *Shalabhasana*-Variante hat ihren Namen von Superman, der in dieser Haltung mit Warp-Geschwindigkeit durchs All zischt, und ist die anstrengendste Rückwärtsbeuge. Durch das Ausstrecken der Arme und Beine wird die Wirbelsäule ziemlich stark belastet (siehe Abbildung 12.6). Üben Sie diese Haltung erst, wenn Ihnen die beiden anderen Heuschreckenpositionen keinerlei Mühe mehr machen.

Da diese Übung körperlich recht anstrengend ist, sollten Sie sie nicht durchführen, wenn Sie Rücken- oder Nackenprobleme haben.

1. **Legen Sie sich auf den Bauch. Nehmen Sie die gerade ausgestreckten Füße eine Hüftbreite weit auseinander. Legen Sie die Stirn auf den Boden. Lassen Sie beide Arme mit den Handflächen nach unten an Ihrer Seite ruhen (siehe Abbildung 12.6a)**
2. **Atmen Sie ein und heben Sie dabei den Brustkorb, die Beine und den Kopf an. Bewegen Sie gleichzeitig auch die Arme wie Flügel bis ganz nach vorne (siehe Abbildung 12.6b).**
3. **Atmen Sie aus, bewegen Sie dabei die Arme zurück und lassen Sie den Brustkorb, den Kopf und die Beine wieder sinken.**
4. **Wiederholen Sie die Schritte 2 und 3 drei Mal und bleiben Sie dabei jeweils sechs bis acht Atemzüge lang in der Position von Schritt 2.**
6. **Wiederholen Sie die Sequenz mit dem linken Arm und dem rechten Fuß.**

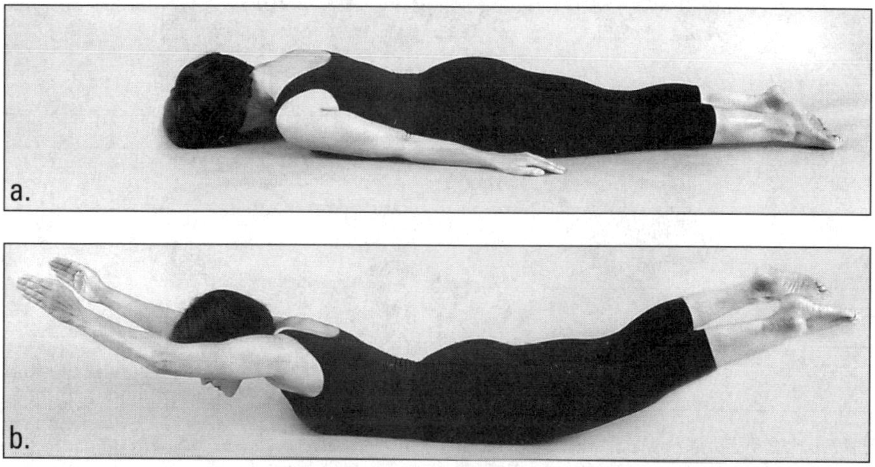

Abbildung 12.6: Üben Sie den Superman nur nach entsprechender Vorbereitung.

Bei den ersten Versuchen mit dieser Übung sollten Sie die Arme nur so weit nach vorne bewegen, dass sie zusammen mit dem Körper ein »T« bilden. In dieser T-Position können sich die Rückenmuskeln langsam an die Belastung gewöhnen.

Seitwärtsbeugen

Die Wirbelsäule lässt sich in vier Richtungen bewegen: nach vorne (Flexion), nach hinten (Extension) und zur Seite (laterale Flexion). Außerdem lässt sie sich auch noch drehen (Rotation). Dabei wird die Seitwärtsbeuge in Yogaroutinen häufig vernachlässigt, was insofern bedauerlich ist, als man mit dieser Übung sehr gut die Muskeln an beiden Seiten des Bauches, des Brustkorbes und der Wirbelsäule strecken und trainieren kann.

Seitwärtsbeugen im Sitzen

Alle Seitwärtsbeugen bewirken dasselbe: Sie strecken und straffen die Muskeln an den Seiten des Rumpfes und verbessern die Beweglichkeit der Wirbelsäule.

1. **Setzen Sie sich mit gekreuzten Beinen auf den Boden. Nähere Einzelheiten über die Ruheposition finden Sie in Kapitel 7.**

   Legen Sie die rechte Hand neben die rechte Hüfte auf den Boden.

2. **Atmen Sie ein und heben Sie dabei den linken Arm langsam zur Seite bis über den Kopf.**

3. **Atmen Sie aus, und schieben Sie die rechte Hand noch weiter nach außen.**

   Lassen Sie den Rumpf, Kopf und den linken Arm bei dieser Seitwärtsbeuge folgen.

4. **Atmen Sie ein und kehren Sie dabei langsam wieder in die aufrechte Position zurück (wie vor Schritt 2).**

5. **Wiederholen Sie die Schritte 2 bis 4 drei Mal. Bleiben Sie anschließend sechs bis acht Atemzüge lang in der seitwärts geneigten Position.**

   Wiederholen Sie die gesamte Sequenz mit der anderen Hand.

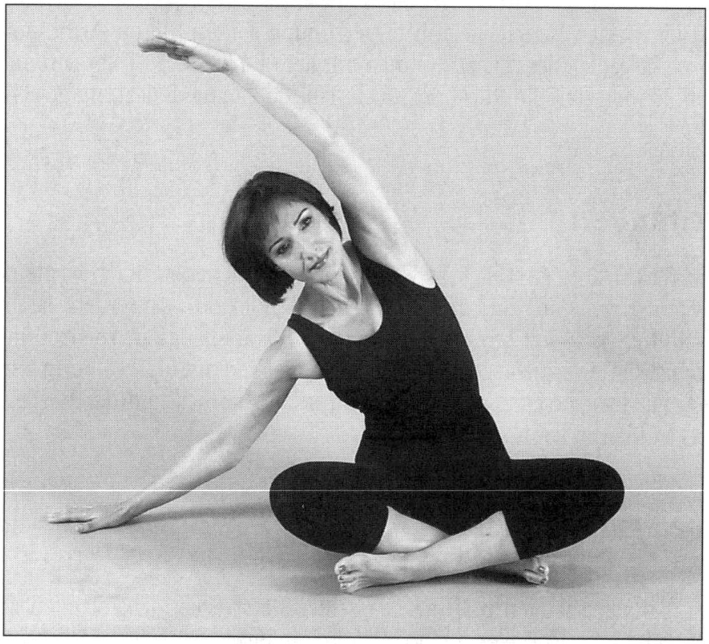

Abbildung 12.7: Lassen Sie bei dieser Übung das Gesäß fest auf dem Boden.

Seitwärtsbeugen auf allen Vieren

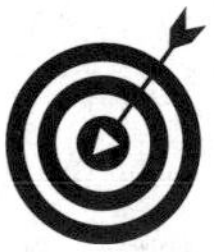

Diese Seitwärtsbeuge – eine Variante der *Cakravakasana*-Position – fördert dieselben Muskelpartien wie die Seitwärtsbeuge im Sitzen. Menschen mit Rücken- oder Hüftbeschwerden, die Probleme mit dem aufrechten Sitzen auf dem Boden haben, gibt die Position auf allen Vieren mehr Freiheit für die Wirbelsäule.

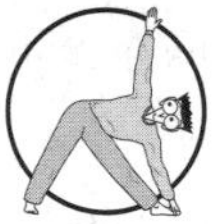

1. **Lassen Sie sich auf alle Viere nieder. Die Hände sollten direkt unter den Schultern, die Knie direkt unter den Hüftknochen liegen.**

   Strecken Sie die Arme geradeaus, aber drücken Sie sie nicht völlig durch.

2. **Atmen Sie aus, drehen Sie dabei Kopf und Körper nach rechts und schauen Sie Ihr Steißbein an (siehe Abbildung 12.8).**

3. **Atmen Sie ein und kehren Sie dabei wieder in die Ausgangsstellung zurück.**

4. **Wiederholen Sie die Schritte 2 und 3 drei Mal, bleiben Sie anschließend sechs bis acht Atemzüge lang in der Position von Schritt 2.**

   Wiederholen Sie die gesamte Sequenz mit der anderen Seite.

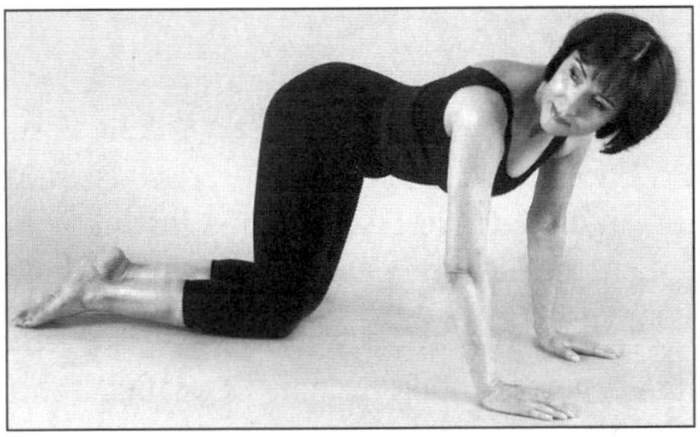

Abbildung 12.8: Auch auf allen Vieren können Sie die Wirbelsäule trainieren.

Seitwärtsbeugen in der Embryostellung

Diese Seitwärtsbeuge – eine Variante der *Balasana*-Position (Embryohaltung, siehe Kapitel 6) – trainiert dieselben Muskelpartien wie die Seitwärtsbeuge im Sitzen (siehe Abbildung 12.9). Das Sanskrit-Wort *Bala* bedeutet »Baby«. Vorbild für diese Übung ist die zusammengerollte Haltung des Embryos im Mutterleib.

1. **Setzen Sie sich auf die Unterschenkel, die zusammen mit den ausgestreckten Füßen eine Linie bilden sollen. Beugen Sie sich so weit nach vorne, bis der Oberkörper auf den Oberschenkeln liegt und der Kopf den Boden berührt.**

   Legen Sie die Arme ausgestreckt und mit den Handflächen nach unten nach vorne (siehe Abbildung 12.9a).

2. **Atmen Sie aus und drehen Sie dabei Kopf und Oberkörper so weit wie möglich nach rechts (siehe Abbildung 12.9b).**

   Warten Sie einige Sekunden und drehen Sie dann den Körper, wenn möglich, noch weiter nach rechts.

3. **Kehren Sie langsam in die Ausgangsstellung zurück, und wiederholen Sie die Sequenz auf der anderen Seite.**

   Bleiben Sie auf jeder Seite sechs bis acht Atemzüge lang in der Position von Schritt 2.

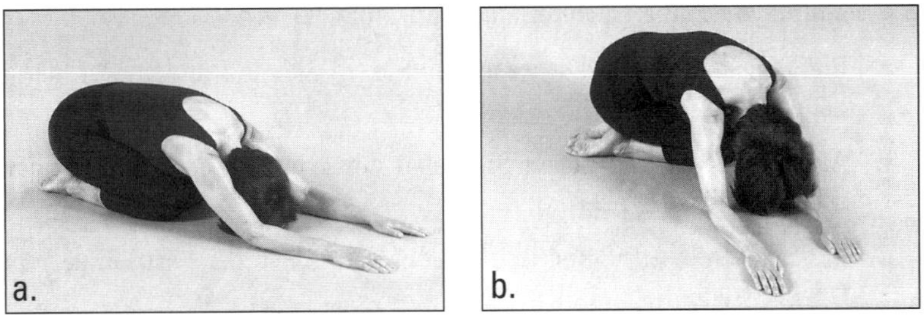

Abbildung 12.9: Gehen Sie beim Strecken zu jeder Seite schrittweise vor.

Vorwärtsbeugen im Sitzen

Von allen Bewegungen, zu denen unser Körper fähig ist, wird die Vorwärtsbeuge wahrscheinlich am häufigsten durchgeführt. Die ersten neun Monate unseres Daseins verbringen wir zusammengerollt im Mutterleib. Weil man diese eingerollte Haltung instinktiv mit Frieden und Sicherheit verbindet, beugt man sich auch nach anstrengenden oder ungewohnten Aktivitäten nach vorne, um sich zu beruhigen und zu entspannen.

Vorwärtsbeugen sind immer ein guter Auftakt für eine Bewegungsroutine (es sei denn, Sie haben unter Bandscheibenproblemen oder anderen Rückenbeschwerden zu leiden). Während Rückwärtsbeugen die lebhaften und extrovertierten Verwandten der Asana-Familie sind, sind Vorwärtsbeugen die zurückhaltenden und introvertierten Familienmitglieder: Letzte werden immer vom Ausatmen begleitet – der passiven und abschließenden Phase des Atemzyklus.

In Sanskrit wird die Vorwärtsbeuge im Sitzen *Pashcimottanasana* genannt, was wörtlich übersetzt »Erweiterung des Westens« bedeutet. In der Yogaterminologie bezeichnet »Westen« den Rücken, während »Osten« für die Vorderseite steht. Dieser Symbolismus bezieht sich sowohl auf die physiologischen als auch auf die psychologischen Wirkungen dieser Position. Sie streckt die Rückseite des Körpers, insbesondere die Wirbelsäule und die Muskeln an der Rückseite der Beine. Und genauso wie die Sonne im Westen untergeht, so zieht sich auch das Licht des Bewusstseins in unser Inneres zurück, wenn wir den Körper in einer Vorwärtsbeuge zusammenfalten.

Gehen Sie bei den Vorwärtsbeugen im Sitzen sehr vorsichtig vor, wenn Sie Probleme mit den Bandscheiben haben.

Vorwärtsbeugen im Sitzen – Pashcimottanasana

Die Vorwärtsbeuge im Sitzen führt zu einer sehr intensiven Streckung der gesamten Rückseite des Körpers. Sie kräftigt und trainiert außerdem die Bauchorgane und die Bauchmuskulatur und wirkt obendrein sehr beruhigend.

1. **Setzen Sie sich mit bequem ausgestreckten Beinen auf den Boden. Die Füße sollten etwa eine Hüftbreite weit auseinander liegen.**

   Richten Sie den Oberkörper auf und legen Sie die Hände neben den Hüften auf den Boden.

2. **Atmen Sie ein und heben Sie dabei die Arme nach vorne bis über den Kopf (siehe Abbildung 12.10a).**

   Lassen Sie die Arme und Beine leicht gebeugt in der Position der nachgiebigen Glieder (siehe Kapitel 6).

3. **Atmen Sie aus und beugen Sie sich dabei aus der Hüfte heraus nach vorne.**

   Lassen Sie die Hände auf dem Boden, den Oberschenkeln oder den Füßen ruhen. Falls Sie den Kopf nicht nahe genug an die Knie bekommen, winkeln Sie sie etwas weiter an, bis Sie merken, dass der Rücken gestreckt wird. (siehe Abbildung 12.10b).

4. **Wiederholen Sie die Schritte 2 bis 4 drei Mal. Bleiben Sie anschließend sechs bis acht Atemzüge lang in der zusammengefalteten Position (Schritt 3) sitzen.**

Hinweis: Die klassische Version dieser Position sieht folgendermaßen aus: Die Beine sind zusammen, die Knie sind durchgedrückt, und die Fußgelenke sind gestreckt (d.h., die Zehen zeigen nach oben). Das Kinn ruht auf der Brust. Die Hände halten die Seiten der Füße, der Rücken ist nach vorne gestreckt, und die Stirn berührt die Beine.

Falls Ihnen das aufrechte Sitzen auf dem Boden schwer fällt, setzen Sie sich auf eine gefaltete Decke oder ein festes Kissen (siehe Abbildung 12.10c).

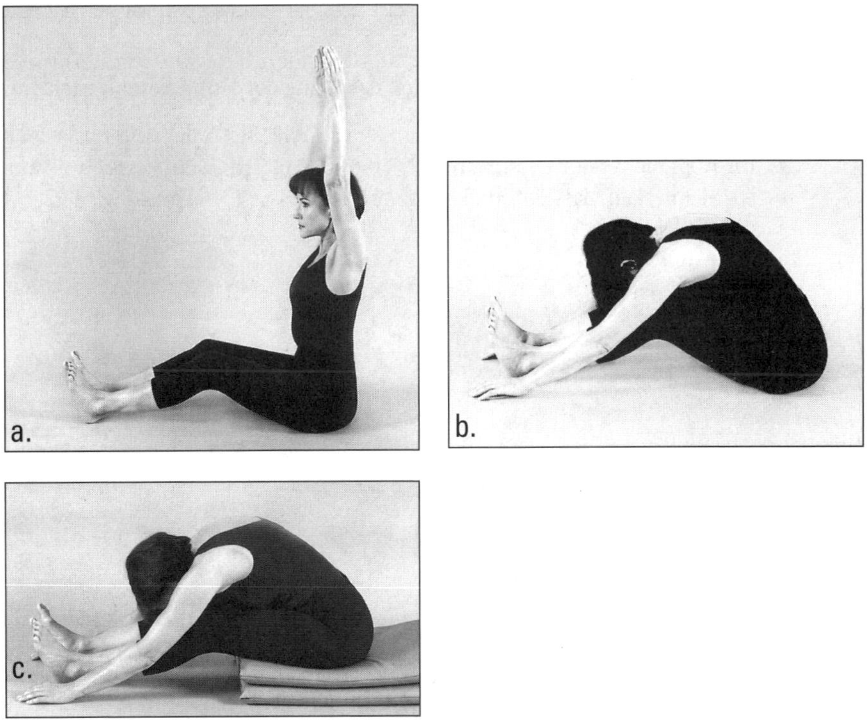

Abbildung 12.10: Winkeln Sie die Beine so weit an, dass der Kopf die Knie berührt.

Den Kopf auf das Knie legen – Janushirshasana

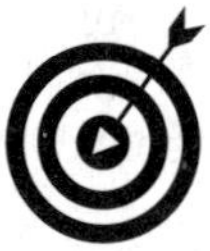

Diese Übung hält Ihre Wirbelsäule elastisch, stimuliert die Bauchorgane und aktiviert den zentralen Kanal (*Sushumna-Nadi*) (siehe Abbildung 12.11). Wie weiter vorne in Kapitel 5 erläutert, ist der zentrale Kanal der Weg, den die erweckte Energie des reinen Bewusstseins nimmt, die letzten Endes zur reinen Ekstase und spirituellen Befreiung führt.

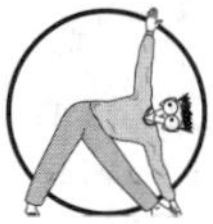

1. **Setzen Sie sich mit ausgestreckten Beinen auf den Boden. Winkeln Sie das linke Bein an und ziehen Sie die linke Ferse an die rechte Leiste.**
2. **Lassen Sie das gebeugte linke Knie auf dem Boden ruhen (aber drücken Sie es nicht mit Gewalt nach unten). Legen Sie die Sohle des linken Fußes an die Innenseite des rechten Oberschenkels.**

   Die Zehen des linken Fußes zeigen zum rechten Knie.
3. **Richten Sie den Oberkörper auf. Atmen Sie ein und heben Sie dabei die Arme nach vorne bis über den Kopf (siehe Abbildung 12.11a).**

   Lassen Sie die Arme und Beine leicht gebeugt in der Position der nachgiebigen Glieder (siehe Kapitel 6).
4. **Atmen Sie aus und beugen Sie sich dabei aus der Hüfte heraus nach vorne.**

   Lassen Sie die Hände auf dem Boden, dem Schienbein oder dem Fuß ruhen. Falls Ihr Kopf nicht nahe genug am rechten Knie liegt, winkeln Sie es etwas weiter an, bis Sie merken, dass der Rücken an der rechten Seite gestreckt wird (siehe Abbildung 12.11b).

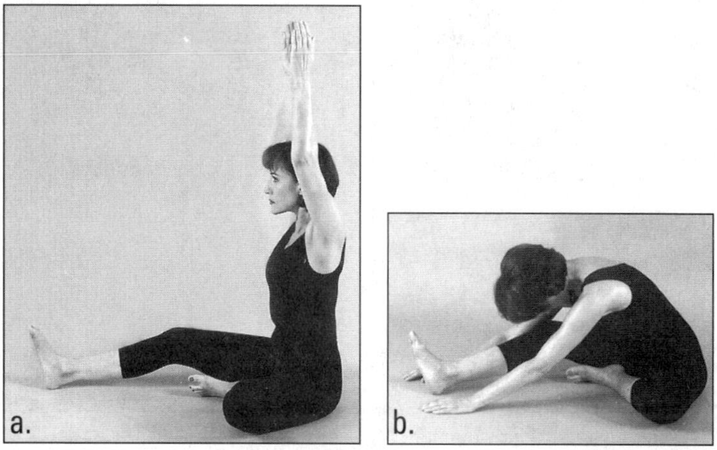

Abbildung 12.11: In dieser Haltung wird der Körper stärker auf der Seite des ausgestreckten Beines gedehnt.

5. **Wiederholen Sie die Schritte 3 und 4 drei Mal. Bleiben Sie anschließend sechs bis acht Atemzüge lang in der Position von Schritt 4.**

   Wiederholen Sie die ganze Sequenz mit der anderen Seite.

Versuchen Sie, die Rückenmuskeln nicht anzuspannen, um eine möglichst intensive Dehnung zu bewirken.

Die Sanskrit-Wörter *Janu* und *Shirsha* bedeuten »Knie« beziehungsweise »Kopf«.

Der Vulkan – Mahamudra

In den alten Yogatexten wird die Vulkanposition über alle Maßen gepriesen. Sie kräftigt den Rücken, dehnt die Beinmuskulatur, öffnet die Hüften und erweitert den Brustkorb. Diese Übung ist insofern einzigartig, als sie die Vorteile sowohl der Rückwärts- als auch die der Vorwärtsbeugen in sich vereinigt.

In der Kombination mit bestimmten »Sperren« (*Bandhas*), die die Energien im Körper festhalten und kanalisieren, hat diese Übung sowohl reinigende als auch heilende Wirkung.

1. **Setzen Sie sich mit ausgestreckten Beinen auf den Boden. Winkeln Sie das linke Bein an, und ziehen Sie den linken Fuß in die rechte Leiste.**

2. **Lassen Sie das linke Knie auf dem Boden ruhen (aber drücken Sie es nicht mit Gewalt nach unten). Legen Sie die Sohle des linken Fußes an die Innenseite des rechten Oberschenkels.**

   Die Zehen des linken Fußes zeigen zum rechten Knie. Richten Sie den Oberkörper auf.

3. **Atmen Sie ein und heben Sie dabei die Arme nach vorne bis über den Kopf (siehe Abbildung 12.11a).**

   Lassen Sie die Arme und Beine leicht gebeugt in der Position der nachgiebigen Glieder (siehe Kapitel 6).

4. **Atmen Sie aus und beugen Sie sich dabei aus der Hüfte heraus nach vorne. Lassen Sie bei dieser Beuge aber den Rücken gerade.**

   Legen Sie die Hände auf das rechte Knie, das Schienbein oder den Fuß und schauen Sie geradeaus.

5. **Wiederholen Sie die Schritte 3 und 4 drei Mal. Bleiben Sie anschließend sechs bis acht Atemzüge lang in der Position von Schritt 4.**

   Wiederholen Sie die ganze Sequenz mit der anderen Seite.

Hinweis: Die klassische Version dieser Position sieht folgendermaßen aus: Das ausgestreckte Bein ist durchgedrückt. Die Hände halten die Zehen des ausgestreckten Beines. Der Rücken ist gerade, und das Kinn ruht auf der Brust.

Der Sanskrit-Begriff *Mahamudra* bedeutet wörtlich übersetzt »Großes Siegel«.

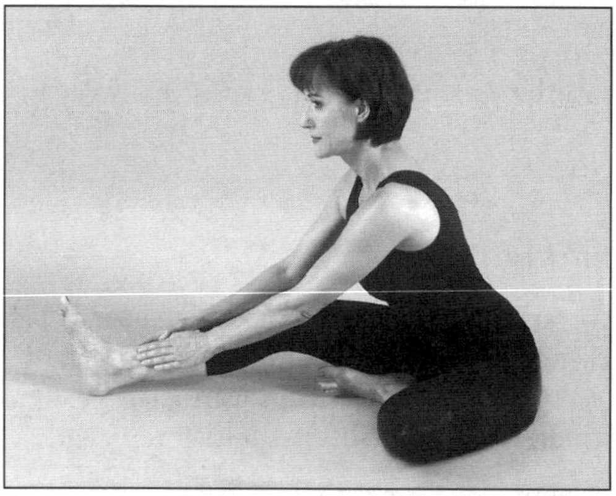

Abbildung 12.12: Der Vulkan bietet sämtliche Vorteile von Vorwärts- und Rückwärtsbeugen.

Vorwärtsbeuge mit gespreizten Beinen – Upavishta Konasana

Die Vorwärtsbeuge mit gespreizten Beinen streckt die Innen- und Rückseite der Beine (Adduktormuskeln und Kniesehnen) und verbessert die Beweglichkeit von Wirbelsäule und Hüftgelenken (siehe Abbildung 12.13). Sie verbessert außerdem die Durchblutung der gesamten Bauchregion, strafft die Bauchmuskeln und wirkt beruhigend auf das Nervensystem.

1. **Setzen Sie sich mit ausgestreckten und gespreizten Beinen (nicht weiter als 90 Grad) auf den Boden.**

   Sie können sich diese äußerst anstrengende Position erleichtern, indem Sie sich auf eine gefaltete Decke setzen.

2. **Atmen Sie ein und heben Sie dabei die Arme nach vorne bis über den Kopf.**

   Lassen Sie die Arme und Beine leicht gebeugt in der Position der nachgiebigen Glieder (siehe Kapitel 6) und richten Sie den Oberkörper auf (siehe Abbildung 12.13a).

3. **Atmen Sie aus, beugen Sie sich dabei aus der Hüfte heraus nach vorne, bis die Hände den Boden berühren.**

Lassen Sie die ausgestreckten Arme mit den Handflächen nach unten auf dem Boden ruhen. Wenn Sie gelenkig genug sind, senken Sie den Kopf bis auf den Boden herunter (siehe Abbildung 12.13b).

4. **Wiederholen Sie die Schritte 2 und 3 drei Mal. Bleiben Sie anschließend sechs bis acht Atemzüge lang in der Position von Schritt 3.**

Hinweis: Die klassische Version dieser Position sieht folgendermaßen aus: Die Beine sind ausgestreckt, und die Zehen zeigen nach oben. Das Kinn und der Brustkorb ruhen auf dem Boden. Die Arme sind mit zusammengelegten Handflächen nach vorne ausgestreckt.

Der Sanskrit-Begriff *Upavishta* bedeutet »sitzend«; *Kona* bedeutet »Dreieck«.

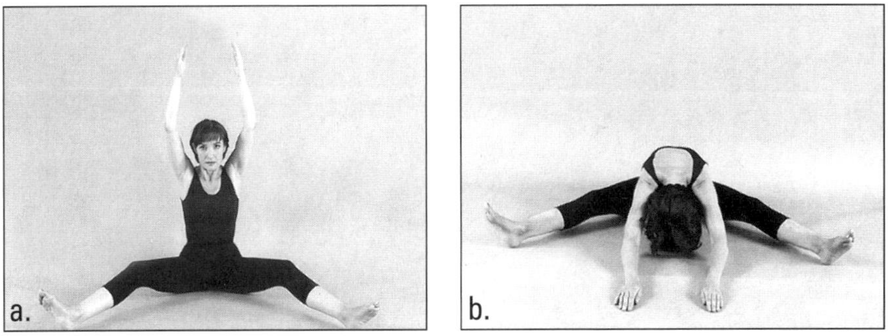

Abbildung 12.13: Wegen der größeren Muskelmasse fällt Männern diese Übung schwerer als Frauen.

Hier können Sie voll aufdrehen

13

In diesem Kapitel

- Yogische Drehungen für eine fitte Wirbelsäule
- Sechs einfache Drehungsübungen

Denken Sie einmal daran, wie Sie täglich Ihre Küche mit einem feuchten Schwammtuch aufwischen: Nachdem Sie die vergossene Milch und die Krümel aufgenommen haben, ist das Tuch schmutzig. Sie halten es unter den Wasserhahn und wringen das schmutzige Wasser heraus. Wenn Sie das Tuch anschließend loslassen, saugt es sich automatisch wieder voll Wasser – diesmal sauberes. Danach können Sie mit Ihrer Säuberungsaktion fortfahren.

Mit dieser Schwammanalogie lässt sich sehr anschaulich die Wirkung yogischer Drehungen auf die Wirbelsäule beschrieben. Natürlich haben Sie keine kleinen Schwämmchen in der Wirbelsäule. Aber zwischen den einzelnen Wirbeln liegen schwammartige Scheiben – die so genannten Bandscheiben. Diese Scheiben haben keine eigene Blutversorgung und sind deshalb darauf angewiesen, dass die normalen Bewegungen die angesammelten Abfallstoffe herauswringen und dann einen frischen Vorrat an Blut und anderen lebenswichtigen Flüssigkeiten heranschaffen. Wenn die Scheiben nicht ständig ausgewrungen und neu eingeweicht werden, können sie im Laufe der Zeit hart werden und austrocknen. Genau wie ein Schwamm, der einige Zeit nicht benutzt wurde, werden auch die Bandscheiben steif und schrumpeln zusammen.

Yogische Drehungen bieten folgende Vorteile:

- ✔ Sie reinigen die Bandscheiben und halten sie fest und elastisch.
- ✔ Sie massieren die inneren Organe wie etwa Darm und Nieren.
- ✔ Sie schüren das innere Feuer der Verdauung.
- ✔ Sie strecken und kräftigen die Rücken- und Bauchmuskulatur.

In diesem Kapitel stellen wir Ihnen Drehübungen, die im Sitzen ausgeführt werden und die obere Wirbelsäule bearbeiten, und einige Übungen vor, die im Liegen ausgeführt werden und in erster Linie auf den unteren Wirbelsäulenbereich wirken. Drehübungen im Stehen finden Sie in Kapitel 8.

Einfache Drehübungen für eingerostete Wirbelsäulen

Falls Sie Bandscheibenprobleme haben, sollten Sie alle Drehübungen sehr vorsichtig angehen. Am besten konsultieren Sie vorher Ihren Arzt oder arbeiten mit einem erfahrenen Yohatherapeuten zusammen.

Eine einfache Drehübung im Sitzen

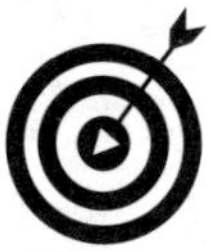

Wahrscheinlich werden Sie wie die meisten Menschen den größten Teil des Tages im Sitzen verbringen. Warum, so werden Sie sich dann vielleicht fragen, fordern wir Sie dann noch auf, auch diese Übung im Sitzen durchzuführen? Vertrauen Sie uns! Dies ist gerade für Anfänger eine gute und sichere Drehübung. Ihre Wirbelsäule wird es Ihnen danken.

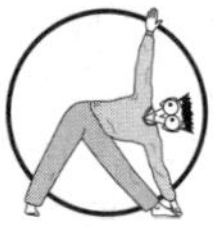

1. **Setzen Sie sich seitwärts auf einen Stuhl, sodass die Rückenlehne rechts von Ihnen ist. Die Füße sollen flach auf dem Boden und die Knie direkt über den Füßen liegen.**
2. **Atmen Sie aus, und drehen Sie sich dabei nach rechts, bis Sie die Seiten der Rückenlehne mit beiden Händen festhalten können.**
3. **Atmen Sie ein und richten Sie die Wirbelsäule dabei auf.**
4. **Atmen Sie aus und drehen Sie den Körper und den Kopf noch weiter nach rechts (siehe Abbildung 13.1).**
5. **Wiederholen Sie die Schritte 1 bis 4. Versuchen Sie, sich bei jedem Ausatmen ein Stückchen weiter zu drehen (aber übertreiben Sie es nicht). Bleiben Sie jeweils sechs bis acht Atemzüge lang in dieser Haltung.**

   Wiederholen Sie die gesamte Sequenz anschließend andersherum.

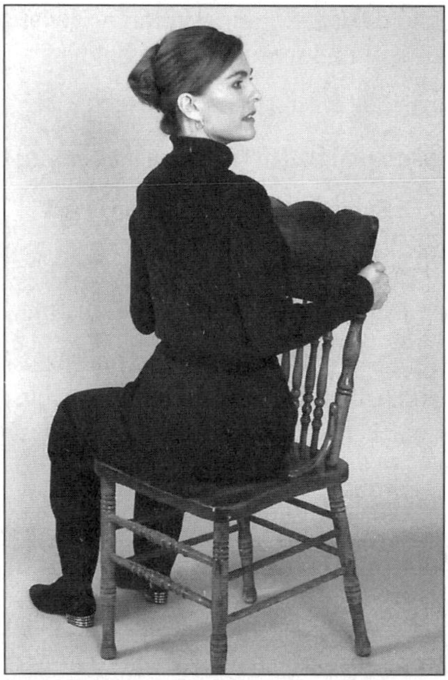

Abbildung 13.1: Beginnen Sie die Drehbewegung mit der Schulter. Kopf und Hals folgen dann automatisch.

Falls der Stuhl etwas zu hoch für Sie sein sollte, legen Sie sich einfach eine gefaltete Decke oder ein Telefonbuch unter die Füße.

Eine einfache Drehübung für den Boden

Wenn Sie die Drehübung auf dem Stuhl beherrschen, können Sie die neu erlernte Position auf den Boden übertragen und die folgende Übung probieren. Der Effekt ist ähnlich wie der bei der im vorigen Abschnitt beschriebenen Übung. Normalerweise werden Sie die Drehung beim Sitzen wohl auf dem Boden üben, weil die meisten Yogaübungen auf dem Boden stattfinden. Wenn Sie Ihrer Wirbelsäule allerdings auch im Büro eine kleine Auffrischung gönnen und nicht allzuviel Aufmerksamkeit erregen wollen, sollten Sie dazu besser eine sitzende Haltung einnehmen.

1. **Setzen Sie sich mit gekreuzten Beinen und aufgerichtetem Oberkörper auf den Boden.**
2. **Legen Sie die linke Handfläche auf das rechte Knie.**
3. **Legen Sie die rechte Handfläche hinter Ihrer rechten Hüfte auf den Boden und stützen Sie sich leicht ab.**
4. **Atmen Sie ein und richten Sie dabei die Wirbelsäule auf.**
5. **Atmen Sie aus und drehen Sie dabei Rumpf und Kopf nach rechts (siehe Abbildung 13.2).**

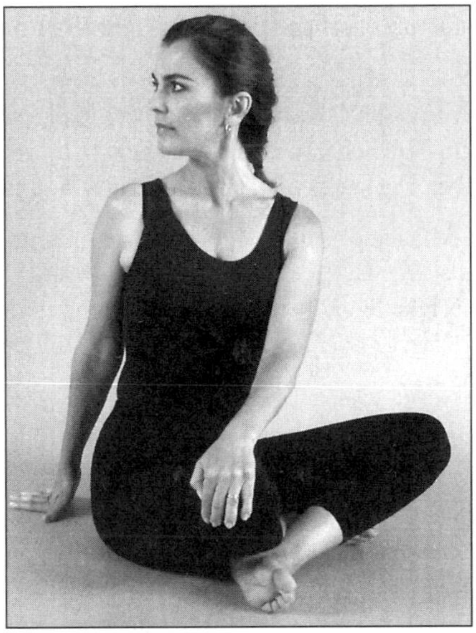

Abbildung 13.2: Drehübungen im Sitzen trainieren den oberen Rückenbereich.

6. **Wiederholen Sie die Schritte 4 und 5 drei Mal. Versuchen Sie, sich bei jedem Ausatmen ein Stückchen weiter nach rechts zu drehen. Bleiben Sie jeweils sechs bis acht Atemzüge lang in dieser Haltung.**

   Wiederholen Sie die gesamte Sequenz anschließend andersherum.

Falls Sie Schwierigkeiten haben, in dieser Haltung gerade zu sitzen, setzen Sie sich auf eine gefaltete Decke oder ein Kissen, um die Hüfte auf die gleiche Höhe wie die Knie zu bringen.

So dreht sich der weise Mann

Die in den beiden vorigen Abschnitten beschriebenen Drehübungen sind die einfachsten aus dem breiten Spektrum yogischer Drehungen. Durch eine Änderung der Beinhaltung können Sie erstens die Übung schwieriger machen, dabei gleichzeitig aber auch deren Wirkung verstärken. Die folgende Übung wird Sie für die zusätzliche Mühe belohnen.

1. **Setzen Sie sich mit gestreckten Beinen auf den Boden. Beugen Sie das rechte Knie und legen Sie den rechten Fuß an die Innenseite des linken Oberschenkels. Die Zehen solle gerade nach vorne zeigen.**
2. **Legen Sie die rechte Handfläche hinter sich auf den Boden. Halten Sie das rechte Knie mit der linken Hand fest.**
3. **Atmen Sie ein und richten Sie dabei den Oberkörper auf.**
4. **Atmen Sie aus und drehen Sie Körper und Kopf nach rechts (siehe Abbildung 13.3).**
5. **Wiederholen Sie die Schritte 3 und 4 drei Mal. Versuchen Sie, sich bei jedem Ausatmen ein Stückchen weiter nach rechts zu drehen (aber übertreiben Sie es nicht). Bleiben Sie sechs bis acht Atemzüge lang in dieser Haltung.**

   Wiederholen Sie die gesamte Sequenz anschließend andersherum.

Wenn Sie Schwierigkeiten haben, in dieser Haltung gerade zu sitzen, setzen Sie sich auf eine gefaltete Decke oder ein Kissen, um die Hüfte auf die gleiche Höhe wie die Knie zu bringen.

Diese Übung ist eine Variante der klassischen *Maricyasana*-Übung. Das Sanskrit-Wort *Marici* bedeutet »Lichtstrahl« und ist der Name eines Weisen aus dem Altertum.

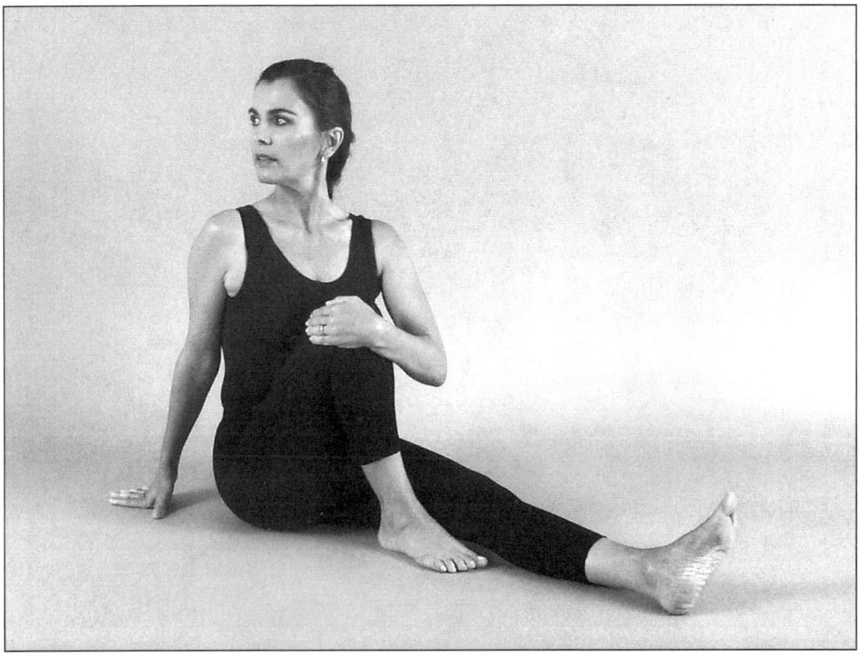

Abbildung 13.3: Diese Übung massiert die Bandscheiben auf schonende Weise.

Eine einfache Drehübung im Liegen

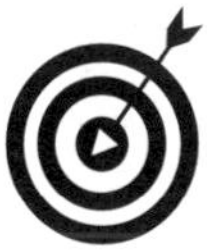

Bei den weiter vorne beschriebenen Drehübungen mussten Sie aufrecht sitzen. Die nächsten Übungen in diesem Kapitel beschäftigen sich mit Drehbewegungen, die Sie im Liegen durchführen können. Die Hüftdrehung mit angewinkelten Beinen ist eine Variante der klassischen Position namens *Parivartanasana*. Das Sanskrit-Wort *Parivartana* bedeutet »Drehen«. Diese Position wird in Kapitel 8 beschrieben.

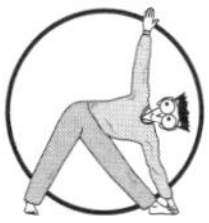

1. **Legen Sie sich mit angewinkelten Beinen auf den Boden. Die Füße sollten dabei eine Hüftbreite weit auseinander stehen. Strecken Sie die Arme zur Seite aus, sodass sie zusammen mit dem Körper ein »T« bilden.**
2. **Atmen Sie aus und lassen Sie die Beine dabei langsam nach rechts sinken, während Sie den Kopf nach links drehen (siehe Abbildung 13.4).**
3. **Atmen Sie ein und bringen Sie die angewinkelten Beine wieder in die Ausgangsstellung zurück.**
4. **Atmen Sie aus, und lassen Sie die Beine dabei langsam nach links sinken, während Sie den Kopf nach rechts drehen.**
5. **Wiederholen Sie die Schritte 1 bis 4 drei Mal. Halten Sie die Position am Schluss jedes Durchganges sechs bis acht Atemzüge lang.**

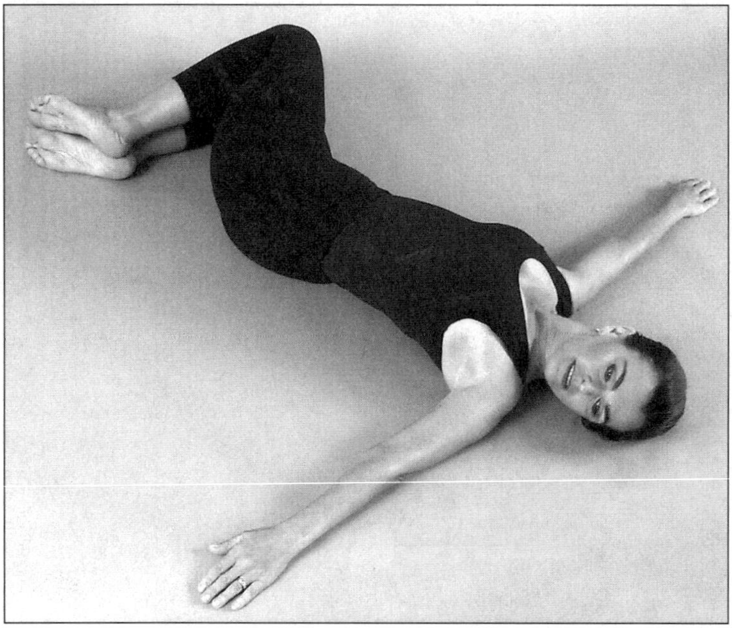

Abbildung 13.4: Diese Position wirkt beruhigend auf den unteren Rückenbereich.

Das Schweizer Armeemesser

Diese Position – eine Variante der klassischen Position *Jathara Parivritti* – vitalisiert die Bauchorgane, dehnt den unteren Rückenbereich und öffnet die Hüften. *Jathara Parivritti* bedeutet wörtlich übersetzt »Bauchdrehung«.

1. **Legen Sie sich mit ausgestreckten Beinen flach auf den Rücken und breiten Sie die Arme in Schulterhöhe so aus, dass sie zusammen mit dem Körper ein »T« bilden.**
2. **Winkeln Sie das rechte Knie an und ziehen Sie den Oberschenkel an den Bauch.**
3. **Atmen Sie aus und lassen Sie dabei das rechte Bein langsam nach links sinken. Strecken Sie es anschließend bequem aus.**
4. **Strecken Sie den linken Arm nach hinten über den Kopf aus und drehen Sie den Kopf nach rechts (siehe Abbildung 13.5).**

   Heben Sie den Kopf dabei nicht vom Boden an.
5. **Halten Sie diese Position sechs bis acht Atemzüge lang. Legen Sie nach den Schritten 1 bis 4 immer eine kurze Entspannungspause ein.**

   Wiederholen Sie diese Sequenz mit der anderen Seite.

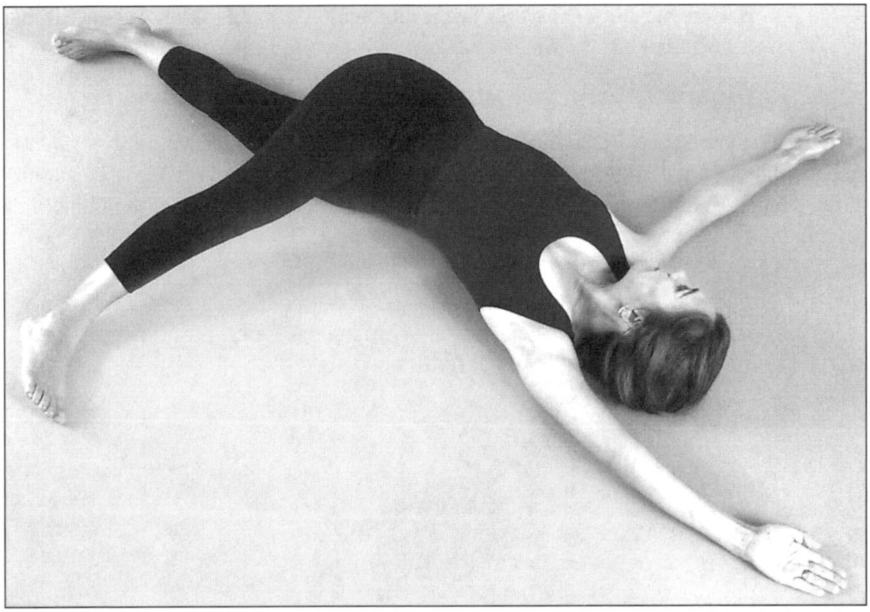

Abbildung 13.5: Versuchen Sie sich in dieser Position die in den Armen und Beinen liegenden Energiebahnen vorzustellen.

Drehungen im Liegen mit ausgestreckten Beinen – Jathara Parivritti

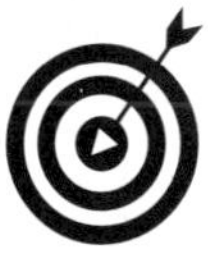

Wenn Ihnen das Schweizer Armeemesser Spaß macht, werden Sie auch die folgende, etwas schwierigere Übung mögen. Diese Variante der *Jathara Parivritti*-Position gibt Ihnen dieselben Vorteile wie das Schweizer Armeemesser, bewirkt aber eine noch stärkere Streckung des unteren Rückenbereichs. Und natürlich ist diese Streckung auch gut für Ihre Muskeln und die gesamte Wirbelsäule.

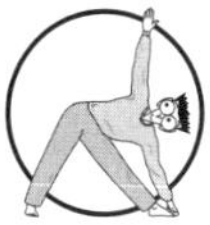

1. **Legen Sie sich mit angewinkelten Beinen flach auf den Rücken und breiten Sie die Arme in Schulterhöhe so aus, dass sie zusammen mit dem Körper ein »T« bilden. Die Füße sollten etwa eine Hüftbreite weit auseinander stehen.**
2. **Winkeln Sie die Beine an und ziehen Sie die Oberschenkel an den Bauch.**
3. **Atmen Sie aus und lassen Sie dabei die angewinkelten Beine langsam nach rechts sinken.**
4. **Strecken Sie sie anschließend bequem aus, und drehen Sie den Kopf nach links (siehe Abbildung 13.6).**

   Achten Sie darauf, dass der Kopf dabei nicht vom Boden angehoben wird.

5. **Halten Sie diese Position sechs bis acht Atemzüge lang. Legen Sie nach den Schritten 1 bis 4 immer eine kurze Entspannungspause ein.**

   Wiederholen Sie die Sequenz anschließend zur anderen Seite.

Hinweis: In der klassischen Version dieser Position sind die Knie gerade, und die Beine ruhen dicht nebeneinander auf dem Boden. Die Arme sind im rechten Winkel zum Körper gerade ausgestreckt. Die Hand auf der Seite, zu der die ausgestreckten Beine zeigen, hält den oben liegenden Fuß.

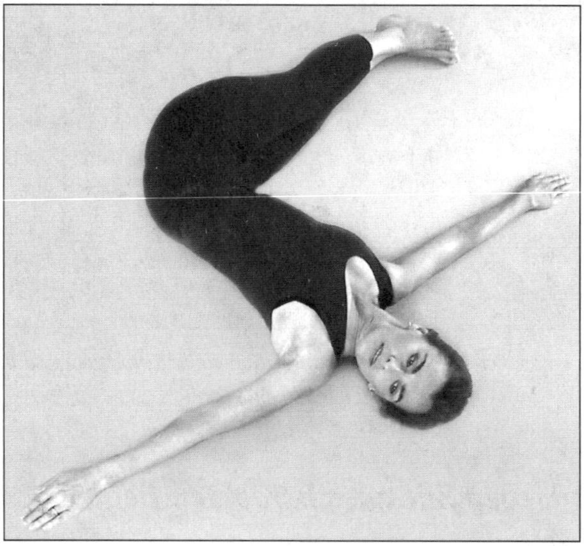

Abbildung 13.6: Wenn Ihnen diese Position zu schwierig ist, winkeln Sie einfach die Beine etwas an.

14 Eine dynamische Übung: Der Sonnengruß

In diesem Kapitel

- Die Vorteile des Sonnengrußes
- Der siebenstufige Sonnengruß
- Der zwölfstufige Sonnengruß

Seit Urzeiten genießt die Sonne wegen ihrer lebensspendenden Kraft die besondere Aufmerksamkeit des Menschen. Die Anbetung der Sonne ist die erste und natürlichste spirituelle Ausdrucksform der Menschheit: Denken Sie nur an die Sumerer, die Ägypter und Mayas. Nirgendwo aber hat sich die Verehrung der Sonne so erhalten wie in der 10.000 Jahre alten Zivilisation Indiens, wo bis heute Millionen von Menschen die Sonne in ihren täglichen Ritualen anbeten.

Sie müssen aber kein Sonnenanbeter sein, um vom yogischen Sonnengruß zu profitieren. Diese Übung (*Surya Namaskara*) – eine aus mehreren Positionen bestehende Sequenz – gilt unter vielen Anhängern als so allumfassend, dass sie auch ohne weitere Übungen als vollständige Routine verwendet werden kann.

Die Technik und die Anzahl der Schritte im Sonnengruß sind je nach Yogaschule oder Organisation unterschiedlich. Natürlich behauptet jede Schule von sich, das Original zu praktizieren.

In diesem Kapitel konzentrieren wir uns auf die bekannteste Form des Sonnengrußes – eine zwölfstufige Sequenz, die in den frühen 50er-Jahren von Swami Vishnu Devananda, einem Schüler des großen Swami Sivananda im Westen eingeführt wurde.Wir stellen Ihnen hier außerdem eine siebenstufige Version vor, die im Knien praktiziert wird und sich auch für Leute eignet, die sich die für die zwölfstufige Variante erforderliche Gelenkigkeit, Muskelkraft und Fitness erst noch erarbeiten müssen.

Die Vorteile des Sonnengrußes

Der Sonnengruß bietet ein breites Spektrum an Vorteilen:

- Er streckt die Wirbelsäule und stärkt die sie unterstützenden Muskeln.
- Er stärkt und streckt die Arm- und Beinmuskulatur.
- Er verbessert die Haltung, Koordinationsfähigkeit und Ausdauer.

- ✔ Er fördert das feine Gleichgewicht zwischen Muskelanspannung und -entspannung.
- ✔ Er unterstützt die Zusammenarbeit von Körper, Atmung und Geist.
- ✔ Er verbessert die Lungenfunktion und die Sauerstoffversorgung der Muskeln (einschließlich der des Herzens).
- ✔ Er kann (mit Modifikationen) von Menschen aller Altersstufen durchgeführt werden.

Die großen Yogameister behaupten außerdem, dass der Sonnengruß noch weitere psychologische und spirituelle Auswirkungen hat, weil er die subtilen Lebensenergien stimuliert, die den Menschen zu einem höheren Bewusstsein führen. Keine Wunder also, dass der Sonnengruß in den meisten der heute angebotenen Videos empfohlen wird.

Der siebenstufige Sonnengruß

Wenn Sie für den zwölfstufigen Sonnengruß noch nicht bereit sind, können Sie auch von der folgenden siebenstufigen Version profitieren. Diese Übung dient außerdem als Vorbereitung für die im Stehen praktizierte Variante der *Surya namaskara*-Übung. In Abbildung 14.1 sehen Sie die sieben Schritte dieser Übung. Wenden Sie für diese Übung eine der in Kapitel 5 beschriebenen yogischen Atemtechniken an.

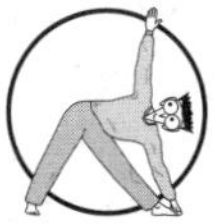

1. **Knien Sie sich hin und setzen Sie sich auf die Oberschenkel. Richten Sie den Oberkörper auf und legen Sie die Handflächen in der Gebetshaltung zusammen. Die Daumen sollten dabei das Brustbein berühren (siehe Abbildung 14.1a).**
2. **Atmen Sie ein, öffnen Sie die Hände, strecken Sie die Arme leicht nach vorne aus und heben Sie sie dann bis über den Kopf. Heben Sie das Gesäß etwas an, drücken Sie das Kreuz durch und schauen Sie an die Zimmerdecke (siehe Abbildung 14.1b).**
3. **Atmen Sie aus und beugen Sie sich dabei aus der Hüfte heraus nach vorne. Legen Sie die Handflächen, dann die Unterarme und schließlich die Stirn auf den Boden. Bleiben Sie einige Sekunden lang in dieser Position.**
4. **Rutschen Sie mit den Händen nach vorne, bis die Arme ganz ausgestreckt sind. Lassen Sie anschließend den Oberkörper nach vorne rutschen, winkeln Sie die Arme leicht an und nehmen Sie die in Kapitel 13 beschriebene Kobraposition ein (siehe Abbildung 14.1d).**
5. **Atmen Sie aus, winkeln Sie die Fußgelenke an, heben Sie die Hüften an, strekken Sie die Arme aus und senken Sie den Oberkörper. Behalten Sie beide Hände auf dem Boden (siehe Abbildung 14.1e).**
6. **Atmen Sie ein, knien Sie sich dabei auf den Boden und schauen Sie geradeaus (siehe Abbildung 14.1f).**

7. **Atmen Sie aus, setzen Sie sich dabei wieder auf die Oberschenkel und legen Sie die Hände wieder in der Gebetshaltung zusammen (siehe Abbildung 14.1g).**
8. **Wiederholen Sie die gesamte Sequenz drei bis zwölf Mal. Bewegen Sie sich dabei langsam und legen Sie nach jedem Einatmen beziehungsweise Ausatmen eine kleine Pause ein.**

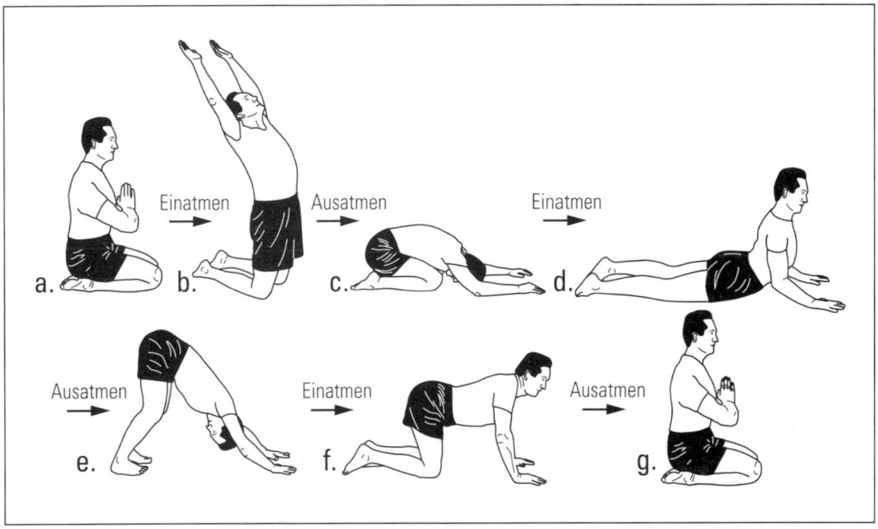

Abbildung 14.1: Synchronisieren Sie Ihren Gruß an die Sonne mit der Atmung.

Der Sonnengruß für Fortgeschrittene

Um den größtmöglichen Nutzen aus Ihren Yogapositionen zu ziehen, sollten Sie auch den Kopf an der Übung beteiligen. Nehmen Sie eine feste Standposition ein: Setzen Sie dabei die Füße fest auf den Boden. Wenn Sie eine Rumpfbeuge machen, beugen Sie sich mit voller Konzentration. Wenn Sie sich strecken, konzentrieren Sie sich auf die Streckung. Mit der gebotenen Konzentration wird eine Übung nicht nur viel eleganter, sondern auch weitaus wirksamer.

Sehen Sie in Abbildung 14.2, wie die Übung aussehen sollte. Begleiten Sie diese Übung mit einer der in Kapitel 5 beschriebenen yogischen Atemtechniken.

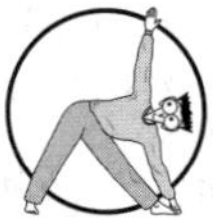

1. **Stellen Sie sich hin und setzen Sie die Füße etwa eine Hüftbreite weit auseinander. Legen Sie die Hände in der Gebetshaltung zusammen. Die Daumen sollten dabei das Brustbein berühren (siehe Abbildung 14.2a).**

2. **Atmen Sie ein, öffnen Sie die Hände, strecken Sie die Arme leicht nach vorne aus und heben Sie sie dann bis über den Kopf. Drücken Sie das Kreuz durch und schauen Sie an die Zimmerdecke (siehe Abbildung 14.2b).**

3. **Atmen Sie aus und beugen Sie sich dabei aus der Hüfte heraus nach vorne. Winkeln Sie die Knie etwas an (Position der nachgiebigen Glieder; siehe Kapitel 3) und legen Sie die Hände auf den Boden. Bringen Sie Ihren Kopf so nahe wie möglich an die Beine heran (siehe Abbildung 14.2c).**

4. **Atmen Sie ein, beugen Sie dabei das linke Knie und setzen Sie den rechten Fuß ganz weit nach hinten (siehe Abbildung 14.2d).**

   Ihr linkes Knie sollte dabei direkt über dem Fußgelenk liegen. Der Oberschenkel sollte sich in einer Position parallel zum Boden befinden. Schauen Sie weiter geradeaus (siehe Abbildung 14.2d).

5. **Atmen Sie aus und setzen Sie den linken Fuß neben den rechten, wie bei einem Liegestütz. Wenn Ihre Arme müde werden, knien Sie sich einen Moment hin und legen Sie eine kleine Pause ein (siehe Abbildung 14.2e).**

6. **Atmen Sie ein und senken Sie (aus der Liegestützposition) danach beim Ausatmen die Knie, den Brustkasten und das Kinn auf den Boden. Das Gesäß muss dabei weiter in der Luft bleiben (siehe Abbildung 14.f).**

7. **Atmen Sie ein, lassen Sie dabei den Oberkörper nach vorne rutschen und nehmen Sie die beschriebene Kobraposition ein (siehe Abbildung 14.2g).**

8. **Atmen Sie aus, winkeln Sie die Fußgelenke an, heben Sie die Hüften an, strekken Sie die Arme aus und lassen Sie den Oberkörper sinken. Behalten Sie beide Hände auf dem Boden (siehe Abbildung 14.2h).**

9. **Atmen Sie ein und setzen Sie dabei den rechten Fuß zwischen die Hände. Schauen Sie geradeaus (siehe Abbildung 14.2i).**

10. **Atmen Sie aus und setzen Sie den linken Fuß neben den rechten. Winkeln Sie die Knie an und bleiben Sie in der Rumpfbeuge stehen (siehe Abbildung 14.2j).**

11. **Atmen Sie ein und heben Sie dabei die Arme nach vorne bis über den Kopf. Drücken Sie das Kreuz durch und schauen Sie nach oben (siehe Abbildung 14.2k).**

12. **Atmen Sie aus und legen Sie die Hände wieder zusammen (Gebetshaltung, siehe Abbildung 14.2l).**

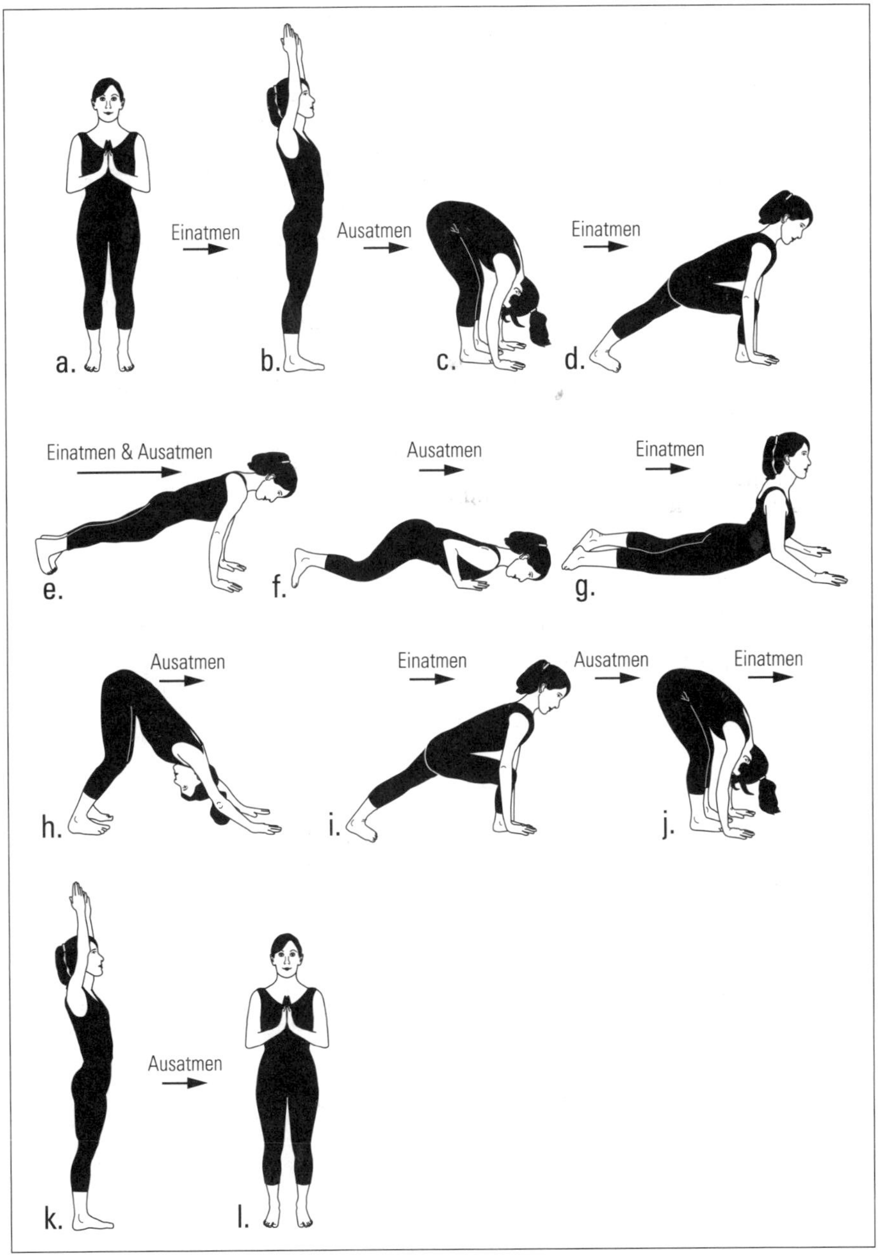

Abbildung 14.2: Hier sehen Sie, wie die Atmung mit den Übungen koordiniert wird.

13. **Wiederholen Sie die gesamte Sequenz drei bis zwölf Mal. Beginnen Sie jede Squenz mit einem anderen Fuß.**

    Bewegen Sie sich langsam und legen Sie nach jedem Ein- beziehungsweise Ausatmen eine kleine Pause ein.

Wenn Sie Rückenprobleme haben und Ihnen das in Schritt 11 beschriebene Aufrichten aus der Rumpfbeuge Beschwerden bereitet, sollen Sie es folgendermaßen versuchen: Lassen Sie das Kinn auf der Brust ruhen und die Arme hängen. Richten Sie sich Wirbel für Wirbel langsam auf. Wenn Sie dann aufrecht stehen, heben Sie die Arme nach vorne bis über den Kopf, drücken Sie das Kreuz durch und schauen Sie an die Zimmerdecke.

Falls Ihnen sowohl der sieben- als auch der zwölfstufige Sonnengruß zu schwierig ist, üben Sie nur die Schritte 1 bis 3 der zwölfstufigen Version. Wenn Sie sich nach einiger Übung fit genug fühlen, können Sie sich mit der schwierigeren Version beschäftigen.

Empfohlene Routinen

15

In diesem Kapitel

- Die wichtigsten Yogaprinzipien: eine kleine Wiederholung
- Ein Acht-Wochen-Übungsplan für Einsteiger
- So geht es nach den acht Wochen weiter

Bei den Yogaroutinen in diesem Kapitel handelt es sich um bewährte Sequenzen aus Larry Paynes Yogaprogramm, das schon Tausenden von Menschen geholfen hat. Sie sind sicher, eignen sich auch für Einsteiger und können zur Stresslinderung, zur Kraftverbesserung und zur allgemeinen Steigerung der Vitalität eingesetzt werden.

Da dies vielleicht Ihre erste Begegnung mit Yoga ist (weil Sie das Buch mit diesem Kapitel begonnen haben), stellen wir Ihnen hier die wichtigsten Prinzipien vor. Nähere Einzelheiten über die hier behandelten Übungen finden Sie in den Teilen I und II.

- ✔ **Yoga ist kein Wettkampfsport.** Haben Sie Geduld. Wenn Sie sich an die Anweisungen halten, werden Sie sich langsam verbessern – egal, mit welchem Schwierigkeitsgrad Sie begonnen haben.
- ✔ **Nehmen Sie die Haltungen langsam ein.** Das Gleiche gilt auch für das Beenden einer Haltung. In einer Yogasitzung hat Eile nichts zu suchen. Bedenken Sie, dass das Beenden einer bestimmten Position ein integraler Bestandteil der betreffenden Übung ist.
- ✔ **Wenden Sie bei den Übungen die yogischen Atemtechniken an.** Siehe Kapitel 5.
- ✔ **Legen Sie nach jedem Ein- beziehungsweise Ausatmen eine kleine Pause ein.** Siehe Kapitel 5.
- ✔ **Fordern Sie sich, aber überanstrengen Sie sich nicht.** Yoga sollte niemals Schmerzen verursachen oder zu Verletzungen führen. Siehe Kapitel 2 und 3.
- ✔ **Bewegen Sie sich mehrmals in eine Position hinein und wieder heraus, bevor Sie sie längere Zeit beibehalten.** Damit bereiten Sie Ihren Körper auf die intensiven Dehnungen vor und können Körper, Atmung und Geist besser aufeinander abstimmen (siehe Kapitel 5).
- ✔ **Nehmen Sie keine Änderungen an der Reihenfolge vor, in der die Übungen durchgeführt werden.** Die hier vorgestellten Sequenzen sind so zusammengestellt, dass Sie den höchstmöglichen Nutzen daraus ziehen können. (Nähere Einzelheiten über die Zusammenstellung eigener Routinen finden Sie in Kapitel 16.)

Einfache Drehübungen für eingerostete Wirbelsäulen

Der größte Teil dieses Kapitels widmet sich dem Acht-Wochen-Kursus, mit dem Sie Ihre Yoga-Exerzitien aus dem Stand heraus anfangen können – schmerzlos und effizient. Wenn Sie sich an diesen Plan halten, werden Sie Ihre Gelenkigkeit, Ihren Muskeltonus, Ihre Kraft und Konzentration im Laufe der Zeit steigern. Mit größter Wahrscheinlichkeit werden Sie daneben aber auch noch einige weitere Änderungen an sich bemerken – mehr Energie, bessere Verdauung und tieferer Schlaf. Wie der Weise sagt: Jeder Anfang ist schwer. Das ist wahr, aber wir werden Ihnen die ersten Schritte so einfach wie möglich machen.

- ✔ **Woche 1 und 2:** Üben Sie die Positionen des Abschnitts *Anfänger 1, Teil I* (ungefähr 15 Minuten pro Sitzung) mindestens drei und höchstens sechs Mal pro Woche.
- ✔ **Woche 3 und 4:** Üben Sie die Positionen des Abschnitts *Anfänger 1, Teil I und II* (ungefähr 30 Minuten) mindestens drei und höchstens sechs Mal pro Woche.
- ✔ **Woche 5 und 6:** Üben Sie die Positionen der Abschnitte *Anfänger 2, Teil I* und *Anfänger 1, Teil II* (ungefähr 30 Minuten) mindestens drei und höchstens sechs Mal pro Woche.
- ✔ **Woche 7 und 8:** Üben Sie die Positionen der Abschnitte *Anfänger 2, Teil I und II* (ungefähr 30 Minuten) mindestens drei und höchstens sechs Mal pro Woche.

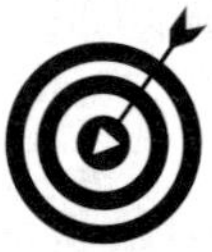

Beim Üben der in den folgenden Abschnitten beschriebenen Positionen sollten Sie die Anweisungen für Atmung und Bewegung befolgen. Sie können aber auch einfach sechs bis acht Atemzüge lang in jeder Haltung verweilen.

Anfänger 1, Teil I

Sie können diese Routine als eigenständige 15-Minuten-Routine verwenden oder sie mit der Routine von Abschnitt *Anfänger 1, Teil II* zu einer 30-minütigen Sitzung kombinieren. Wir beschreiben hier sowohl die notwendigen Aufwärm- als auch die Ausgleichsübungen und Ruhepositionen.

Wenn Sie nur Zeit für eine 15-Minuten-Sitzung haben, sollten Sie die Übungen dieses Abschnitts und nicht die Übungen von Teil II durchführen.

Totenhaltung

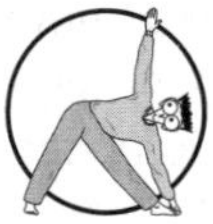

1. **Legen Sie sich flach auf den Rücken. Die Arme sind mit den Handflächen nach oben locker an der Seite ausgestreckt (siehe Abbildung 15.1).**
2. **Atmen Sie sechs bis acht Mal langsam durch die Nase ein und aus.**

   Legen Sie nach jedem Ein- beziehungsweise Ausatmen eine kleine Pause ein. Verwenden Sie in dieser Haltung und im Rest der Routine die Technik der Fokusatmung (siehe Kapitel 5).

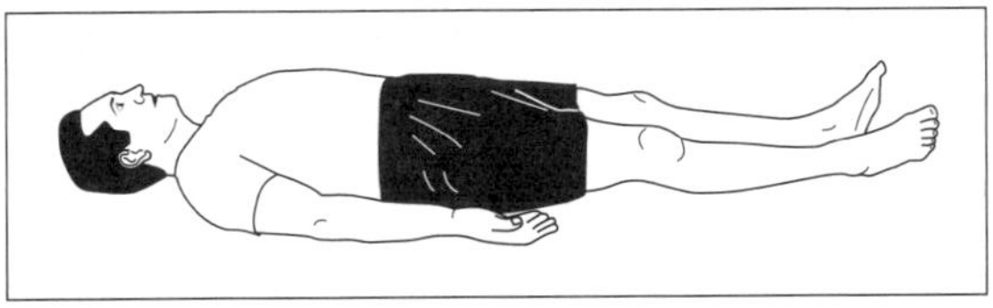

Abbildung 15.1: Entspannen Sie sich, und verwenden Sie für den Rest der Routine die Fokus-Atemtechnik.

Arme im Liegen ausstrecken

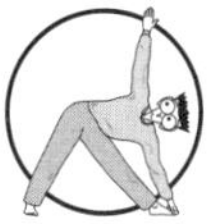

1. **Legen Sie sich flach auf den Rücken. Die Arme sind mit den Handflächen nach unten locker an der Seite ausgestreckt (siehe Abbildung 15.2a).**
2. **Atmen Sie ein, heben Sie die Arme dabei an und lassen Sie sie hinter dem Kopf auf den Boden sinken (siehe Abbildung 15.2b).**

   Legen Sie eine kurze Pause ein.
3. **Atmen Sie aus und führen Sie die Arme wieder in die Ausgangslage zurück.**
4. **Wiederholen Sie die Schritte 2 und 3 sechs bis acht Mal.**

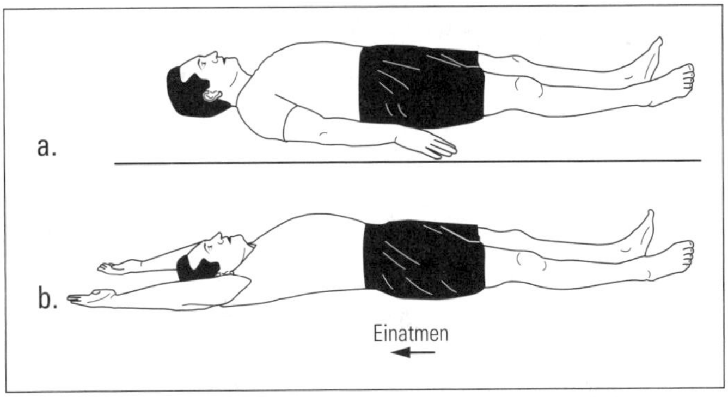

Abbildung 15.2: Stimmen Sie Atmung und Körperbewegung aufeinander ab.

Knie an die Brust

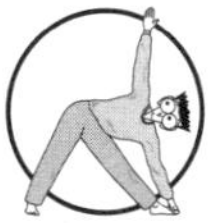

1. **Legen Sie sich mit angewinkelten Beinen auf den Rücken.**
2. **Atmen Sie aus und ziehen Sie dabei das rechte Bein an die Brust, während Sie das linke Bein ausstrecken.**

   Halten Sie Ihr Schienbein kurz unterhalb des Knies fest (siehe Abbildung 15.3). Wenn Sie Probleme mit dem Knie haben, halten Sie stattdessen den Oberschenkel fest.

3. **Halten Sie diese Position sechs bis acht Atemzüge lang. Wiederholen Sie den ganzen Vorgang anschließend mit der anderen Seite.**

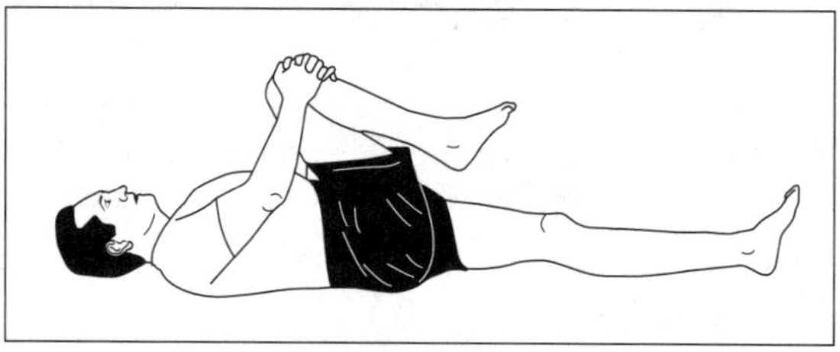

Abbildung 15.3: Diese Position lockert den Unterkörper und strafft den Rücken.

Köpfchen in das Wasser, Schwänzchen in die Höh'

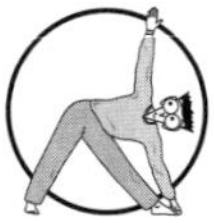

1. **Lassen Sie sich auf alle Viere nieder. Die Knie sollten sich dabei direkt unter der Hüfte, die Hände direkt unter der Schulter befinden.**

   Strecken Sie die Arme aus, aber drücken Sie sie nicht ganz durch (siehe Abbildung 15.4a).

2. **Atmen Sie aus, heben Sie dabei das Gesäß an und strecken Sie die Beine. Drücken Sie aber die Knie nicht ganz durch.**

   Stecken Sie beim Anheben des Gesäßes den Kopf zwischen die Arme (siehe Abbildung 15.4b). Drücken Sie, wenn möglich, die Fersen auf den Boden und den Kopf in Richtung Beine. Brechen Sie an dieser Stelle ab, wenn die Übung den Nacken zu sehr belastet.

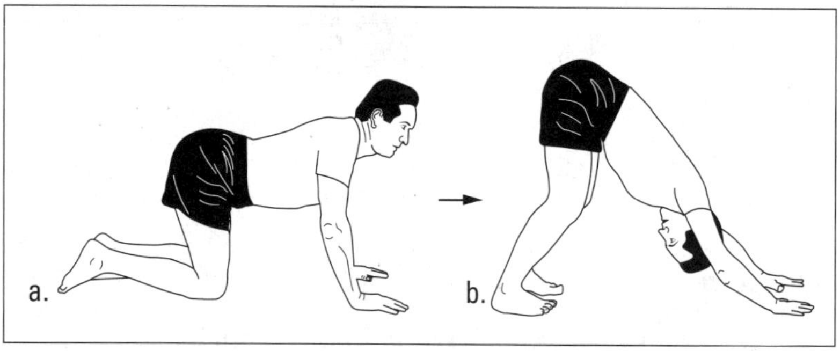

Abbildung 15.4: Diese Übung bereitet den Körper auf die Standpositionen vor.

3. **Atmen Sie ein, und kehren Sie wieder in die Ausgangsposition von Schritt 1 zurück.**

4. **Wiederholen Sie die Schritte 1 bis 3 drei Mal. Behalten Sie die Position von Schritt 2 sechs bis acht Atemzüge lang bei.**

Embryohaltung

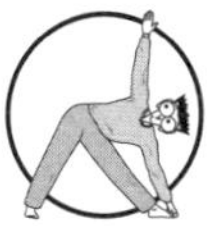

1. **Beginnen Sie wieder auf Händen und Knien. Die Knie stehen etwa eine Hüftbreite weit auseinander. Die Hände liegen senkrecht unter den Schultern.**

   Die Arme sind ausgestreckt, aber nicht durchgedrückt.

2. **Atmen Sie aus und setzen Sie sich auf Ihre Oberschenkel. Lassen Sie den Oberkörper auf den Oberschenkeln und die Stirn auf dem Boden ruhen.**

3. **Legen Sie die Arme so neben sich, dass die Hände nach hinten zeigen. Die Handflächen sollten nach oben zeigen. Sie können stattdessen auch die Arme nach vorne mit den Handflächen nach unten ausstrecken.**

4. **Schließen Sie die Augen und bleiben Sie sechs bis acht Atemzüge lang in dieser Position (siehe Abbildung 15.5).**

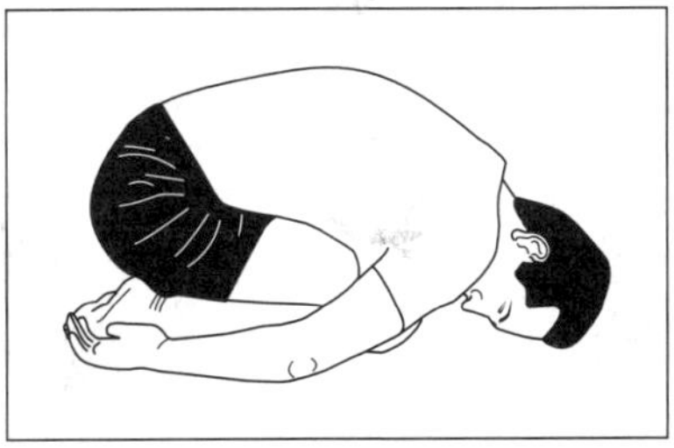

Abbildung 15.5: Eine kurze Pause vor den anstrengenderen Übungen dieser Yogaroutine

Kämpferhaltung

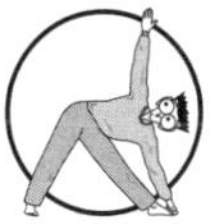

1. **Nehmen Sie die Berghaltung ein (siehe Abbildung 15.15 weiter unten; siehe auch Kapitel 6). Atmen Sie aus, und setzen Sie den rechten Fuß dabei etwa einen Meter (bzw. eine Beinlänge) nach vorne.**

   Wenn Sie in dieser Haltung keinen sicheren Stand haben, drehen Sie den linken Fuß etwas nach außen (sodass die Zehen nach links weisen).

2. **Legen Sie die Hände auf die Hüften und vergewissern Sie sich, dass der Bauch genau nach vorne zeigt.**

   Lassen Sie die Arme anschließend locker an der Seite herabhängen (siehe Abbildung 15.6a).

3. **Atmen Sie ein, und heben Sie dabei die Arme nach vorne bis über den Kopf. Beugen Sie das Knie zu einem rechten Winkel, sodass es direkt über dem Fußgelenk zu liegen kommt.**

4. **Beugen Sie Ihre Arme ein wenig und legen Sie die Handflächen zusammen.**

Falls Ihnen bei dieser Übung der untere Rückenbereich Probleme bereitet, beugen Sie den Körper so weit über das vorgestreckte Bein, bis die Spannung verschwindet. Schauen Sie dabei geradeaus.

5. **Wiederholen Sie die Schritte 3 und 4 drei Mal und halten Sie die Position mit dem vorgestreckten Bein sechs bis acht Atemzüge lang.**
6. **Wiederholen Sie die Sequenz anschließend zur anderen Seite.**

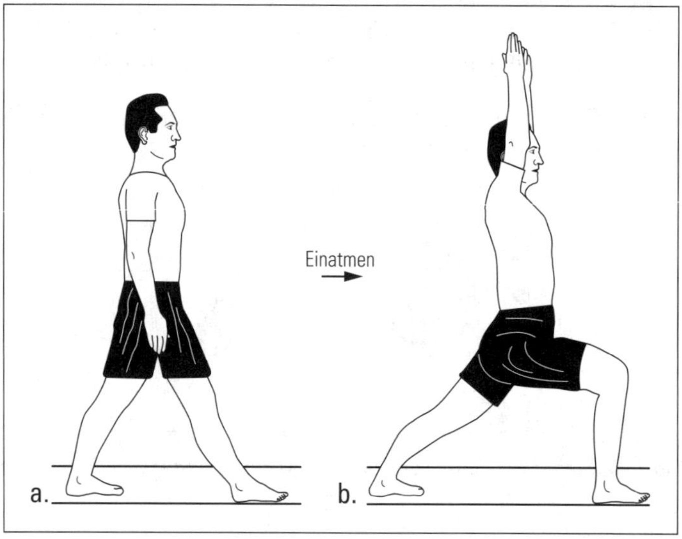

Abbildung 15.6: Die Kämpferhaltung: Symbol für Kraft und Stärke

Rumpfbeuge vorwärts

1. **Nehmen Sie die Berghaltung ein (siehe Abbildung 15.15 weiter unten; siehe auch Kapitel 6). Atmen Sie ein, und heben Sie die Arme langsam nach vorne bis über den Kopf (siehe Abbildung 15.7a).**
2. **Atmen Sie aus, und beugen Sie sich dabei aus der Hüfte heraus nach vorne.**

   Wenn Sie an der Rückseite der Beine ein Ziehen verspüren, gehen Sie etwas in die Knie und lassen Sie die Arme locker hängen (siehe Abbildung 15.7b).

   Falls Sie mit dem Kopf nicht nahe genug an die Knie herankommen, winkeln Sie die Beine noch etwas weiter an. Wenn Sie gelenkig genug sind, sollten Sie die Beine gerade lassen, sie aber nicht durchdrücken. Lassen Sie den Kopf entspannt nach unten hängen.

3. **Atmen Sie aus, und richten Sie dabei den Oberkörper Wirbel für Wirbel wieder auf. Andere Möglichkeiten zum Aufrichten (für Fortgeschrittene) werden in Kapitel 8 beschrieben.**

4. **Wiederholen Sie die Schritte 1 bis 3 drei Mal. Bleiben Sie sechs bis acht Atemzüge lang in der Position von Schritt 2.**

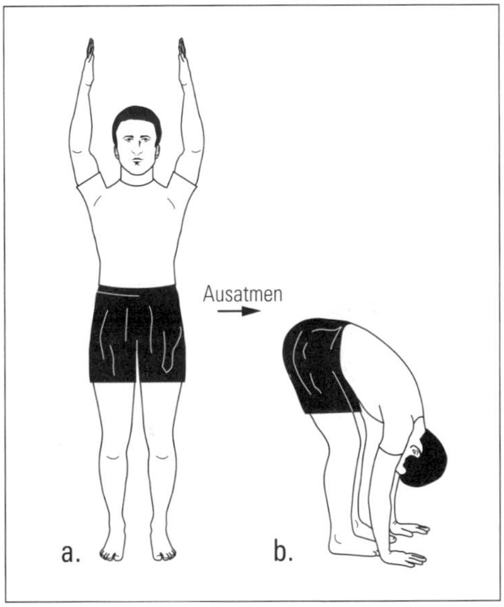

Abbildung 15.7: Gehen Sie etwas in die Knie, wenn Sie in dieser Haltung ein Ziehen in den Oberschenkeln verspüren.

Umgedrehtes Dreieck

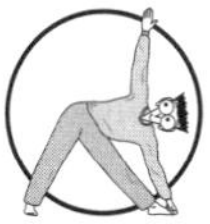

1. **Nehmen Sie die Berghaltung ein (siehe Abbildung 15.15 weiter unten; siehe auch Kapitel 6). Atmen Sie aus und setzen Sie den rechten Fuß etwa einen Meter (oder ungefähr eine Beinlänge) nach rechts.**

2. **Atmen Sie ein, breiten Sie die Arme in Schulterhöhe zur Seite aus, sodass sie zusammen mit dem Körper ein »T« bilden (siehe Abbildung 17.8a).**

3. **Atmen Sie aus, beugen Sie sich dabei aus der Hüfte heraus nach vorne und legen Sie die rechte Hand an die Innenseite des linken Fußes.**

4. **Strecken Sie den linken Arm zur Zimmerdecke und schauen Sie auf Ihre linke Hand.**

   Gehen Sie etwas in die Knie, und winkeln Sie die Arme leicht an. Beugen Sie das linke Knie, oder legen Sie die linke Hand etwas mehr in die Mitte, wenn Sie in dieser Position ein unangenehmes Ziehen verspüren.

5. **Wiederholen Sie die Schritte 2 bis 4 drei Mal. Bleiben Sie sechs bis acht Atemzüge lang in der Position von Schritt 4.**
6. **Wiederholen Sie diese Sequenz für die andere Seite.**

Diese Übung kräftigt die Nackenmuskulatur, kann sie aber am Anfang auch etwas überfordern. Lassen Sie den Kopf einfach hängen, wenn Sie Schmerzen im Nacken spüren.

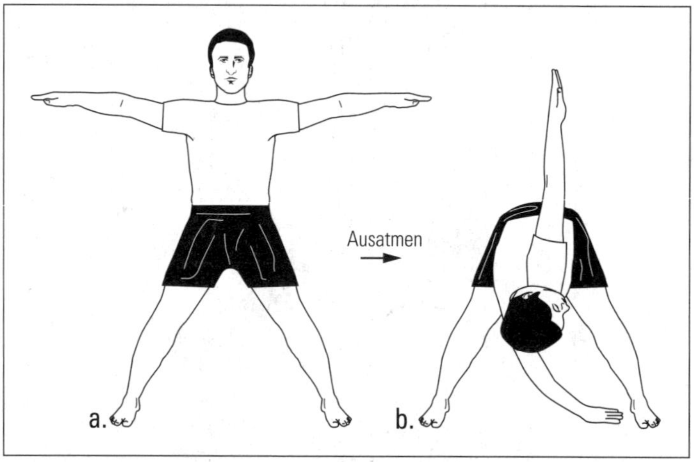

Abbildung 15.8: Diese Drehübung verjüngt Ihre Wirbelsäule.

Rumpfbeuge mit gespreizten Beinen

1. **Nehmen Sie die Berghaltung ein (siehe Abbildung 15.15 weiter unten; siehe auch Kapitel 6). Atmen Sie aus und setzen Sie den rechten Fuß etwa einen Meter (oder ungefähr eine Beinlänge) nach rechts.**
2. **Atmen Sie ein, breiten Sie die Arme in Schulterhöhe zur Seite aus, sodass sie zusammen mit dem Körper ein »T« bilden (siehe Abbildung 15.9a).**
3. **Atmen Sie aus, beugen Sie sich dabei aus der Hüfte heraus nach vorne. Winkeln Sie die Beine leicht an.**
4. **Verschränken Sie die Arme und lassen Sie den Oberkörper locker hängen.**
5. **Bleiben Sie sechs bis acht Atemzüge lang in dieser Position (siehe Abbildung 15.9b).**

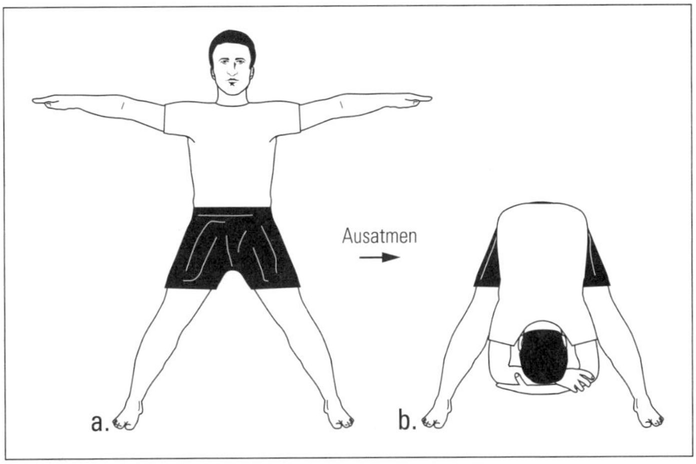

Abbildung 15.9: Lassen Sie den Oberkörper entspannt hängen. Sie werden bei jeder Rumpfbeuge etwas weiter nach unten kommen.

Der Karatekämpfer

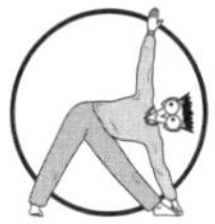

1. **Nehmen Sie die Berghaltung ein (siehe Abbildung 15.15 weiter unten). Atmen Sie ein, und breiten Sie die Arme dabei in Schulterhöhe zur Seite aus, sodass sie zusammen mit dem Körper ein »T« bilden.**
2. **Konzentrieren Sie sich auf einen Punkt etwa drei Meter vor Ihnen am Boden.**
3. **Atmen Sie aus und ziehen Sie dabei das linke Bein so hoch wie möglich an die Brust (siehe Abbildung 15.10).**

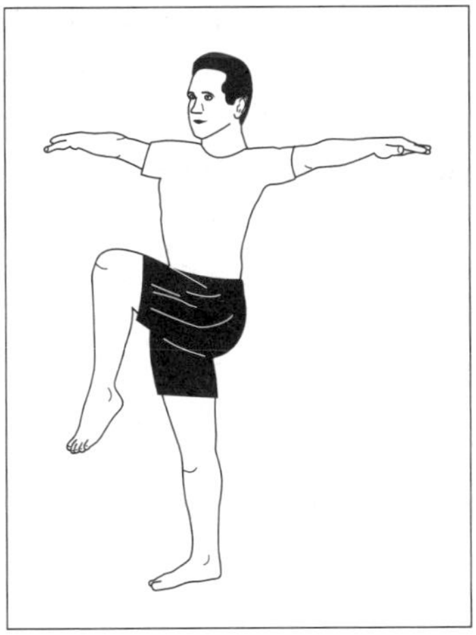

Abbildung 15.10: Diese Haltung können Sie in jedem Karate-Film sehen.

4. **Bleiben Sie sechs bis acht Atemzüge lang in dieser Position.**
6. **Wiederholen Sie diese Übung mit dem anderen Bein.**

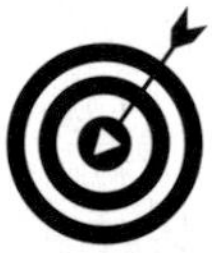

Wenn Sie diese Position sicher beherrschen, können Sie Folgendes versuchen: Strekken Sie das linke Bein langsam nach unten bis kurz über den Boden. Heben Sie anschließend bei jeder Wiederholung das ausgestreckte Bein langsam weiter an, bis es (möglichst) parallel zum Boden schwebt.

Totenhaltung

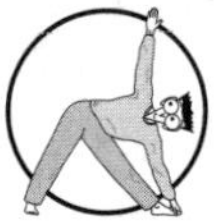

Nehmen Sie noch einmal die am Anfang dieser Routine beschriebene Totenhaltung ein (siehe Abbildung 15.1). Bleiben Sie sechs bis acht Atemzüge lang in dieser Position.

Anfänger 1, Teil II

Das folgende Programm ist die Fortsetzung der Übungssequenz *Anfänger 1, Teil I*. Die Übungen haben den gleichen Schwierigkeitsgrad. Wenn Sie allerdings nur Zeit für ein 15-Minuten-Programm haben, sollten Sie besser die Übungen von *Anfänger 1, Teil I* anstelle der folgenden Übungen durchführen.

Yogische Bauchaufzüge

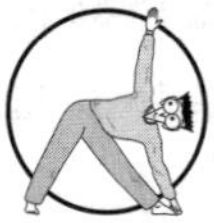

1. **Legen Sie sich mit angewinkelten Beinen auf den Boden. Die Füße stehen etwa eine Hüftbreite weit auseinander.**
2. **Drehen Sie die Füße nach innen und legen Sie die Knie aneinander.**
3. **Verschränken Sie die Arme so hinter dem Kopf, dass beide Daumen direkt hinter den Ohren liegen (siehe Abbildung 15.11a).**
4. **Atmen Sie aus und drücken Sie dabei die Knie fest, aber behutsam, zusammen und ziehen Sie den Oberkörper ein Stückchen nach oben.**

   Die Ellbogen sollen dabei eine Linie mit den Schultern bilden. Schauen Sie an die Zimmerdecke (siehe Abbildung 15.11b). Ziehen Sie den Kopf nicht mit den Armen hoch, sondern unterstützen Sie ihn nur leicht. Das Aufrichten soll mithilfe der Bauchmuskulatur erfolgen.
5. **Atmen Sie ein, und lassen Sie sich dabei langsam nach hinten sinken.**
6. **Wiederholen Sie die Schritte 4 bis 6 sechs bis acht Mal.**

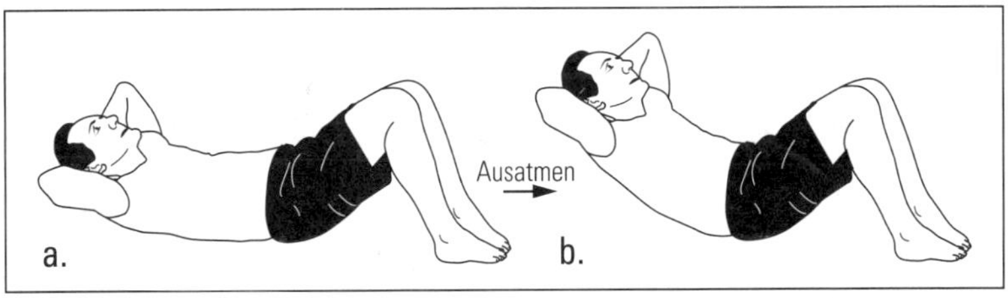

Abbildung 15.11: Atmen Sie beim Aufrichten aus und halten Sie den Blick auf die Zimmerdecke gerichtet.

Kobra 2

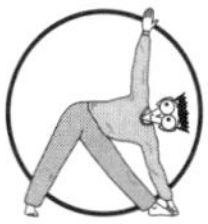

1. **Legen Sie sich flach auf den Bauch, mit den Füßen eine Hüftbreite weit auseinander. Die Zehenspitzen zeigen dabei nach hinten.**
2. **Winkeln Sie die Arme an und legen Sie die Handflächen etwa in Achselhöhe auf den Boden.**

   Lassen Sie die Stirn auf dem Boden ruhen und entspannen Sie die Schultern (siehe Abbildung 15.12a).
3. **Atmen Sie ein, und heben Sie langsam den Kopf und den Oberkörper an. Wenn Sie spüren, dass auch die Muskeln im unteren Rückenbereich aktiviert werden, drücken Sie die Hände nach unten, machen Sie ein Hohlkreuz und schauen Sie geradeaus (siehe Abbildung 15.12b).**

   Die Hüften bleiben dabei auf dem Boden, und die Schultern werden nach unten gedrückt. Die Arme bleiben leicht angewinkelt – es sei denn, Sie sind besonders gelenkig.
4. **Atmen Sie aus und lassen Sie Oberkörper und Kopf langsam zurücksinken.**
5. **Wiederholen Sie die Schritte 3 bis 4 drei Mal. Bleiben Sie jeweils sechs bis acht Atemzüge lang in der aufgerichteten Position.**

Wenn Ihnen diese Position zu anstrengend ist, nehmen Sie stattdessen die Kobra 1 (siehe Kapitel 12).

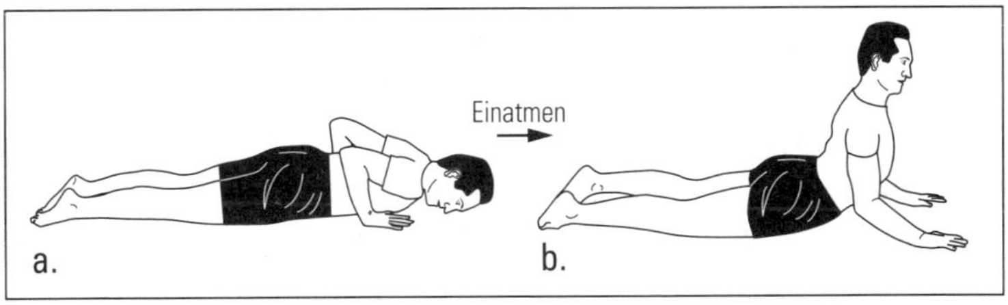

Abbildung 15.12: Heben Sie den Oberkörper nur so weit an, wie es ohne Beschwerden möglich ist.

Embryohaltung

Siehe Abbildung 15.5. Schließen Sie die Augen, und bleiben Sie sechs bis acht Atemzüge lang in dieser Position.

Kniesehnen und -muskeln dehnen

1. **Legen Sie sich auf den Rücken, strecken Sie die Beine aus und lassen Sie die Arme ausgestreckt an den Seiten ruhen.**
2. **Winkeln Sie das linke Knie an und setzen Sie den linken Fuß fest auf den Boden (siehe Abbildung 15.13a).**
3. **Atmen Sie aus und heben Sie dabei das rechte Bein so gerade wie möglich senkrecht nach oben (siehe Abbildung 15.13b).**
4. **Atmen Sie ein und senken Sie das Bein wieder ab. Behalten Sie den Kopf und die Hüfte dabei auf dem Boden.**
5. **Wiederholen Sie die Schritte 3 und 4 drei Mal. Halten Sie anschließend das rechte Bein mit den ineinander verschränkten Händen am Oberschenkel sechs bis acht Atemzüge lang fest (siehe Abbildung 15.13c).**
6. **Wiederholen Sie die Übung mit dem anderen Bein.**

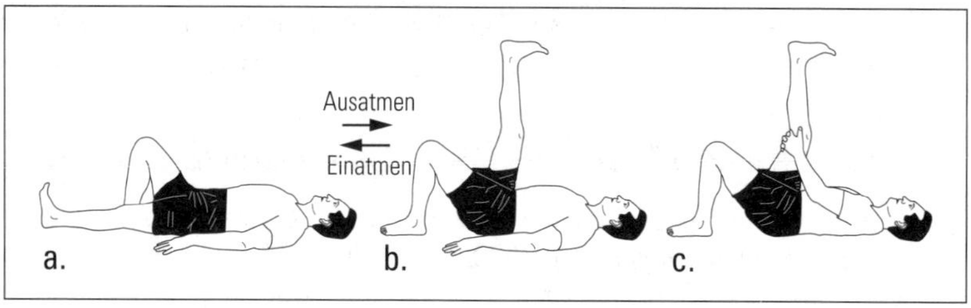

Abbildung 15.13: Mit entsprechend vorbereiteten Kniesehnen werden Ihnen viele Übungen leichter fallen.

Kopf ans Knie

1. **Setzen Sie sich mit ausgestreckten Beinen auf den Boden. Winkeln Sie das linke Bein an und ziehen Sie die linke Ferse zur rechten Leiste.**
2. **Drücken Sie das linke Knie sanft auf den Boden (aber wenden Sie keine Gewalt an). Legen Sie die linke Fußsohle an die Innenseite des rechten Oberschenkels. Die Ferse liegt in der Leiste, die Zehen zeigen zum rechten Knie.**

3. **Richten Sie den Oberkörper auf, atmen Sie ein und heben Sie dabei die Arme nach vorne und weiter bis über den Kopf.**

   Lassen Sie die Arme und das rechte Bein leicht gebeugt (nach dem Prinzip der nachgiebigen Glieder; siehe Abbildung 15.14a).

4. **Atmen Sie aus und beugen Sie sich dabei aus der Hüfte heraus nach vorne über das ausgestreckte Bein.**

Legen Sie die Hände auf das Knie, das Schienbein oder den Fuß. Falls Sie den Kopf nicht nahe genug an das rechte Knie heranbekommen, winkeln Sie das rechte Bein leicht an, bis Sie merken, dass die Muskeln auf der rechten Rückenseite gedehnt werden (siehe Abbildung 15.14b).

5. **Wiederholen Sie die Schritte 3 und 4 drei Mal. Halten Sie anschließend sechs bis acht Atemzüge lang die Position von Schritt 4.**

6. **Wiederholen Sie die Übung mit dem anderen Bein.**

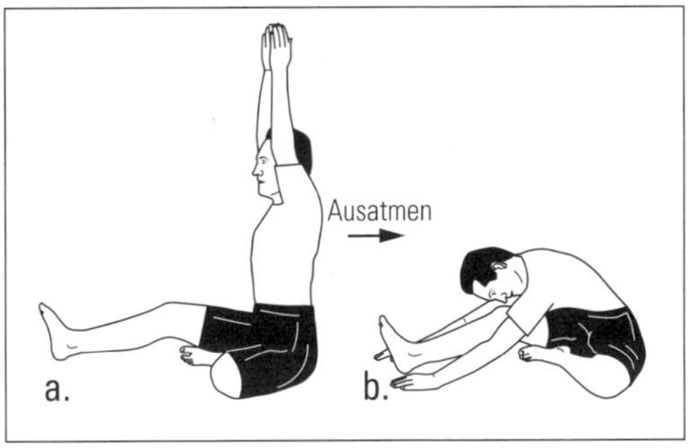

Abbildung 15.14: Falten Sie sich bei dieser Übung nicht gewaltsam zusammen.

Totenhaltung

Schauen Sie sich hierzu die Abbildung 15.1 im Abschnitt »Totenhaltung« an. Bleiben Sie sechs bis acht Atemzüge lang in dieser Haltung.

Anfänger 2, Teil I

Wenn Sie die in den Anfänger-1-Abschnitten beschriebenen Sequenzen lange genug geübt haben, werden Sie wahrscheinlich fit für die etwas anspruchsvolleren Übungen der Abschnitte *Anfänger 2, Teil I* und *Anfänger 2, Teil II* sein. Wenn Sie sich jedoch noch nicht durchtrainiert genug fühlen, sollten Sie noch ein paar Wochen weiter bei den Anfänger-1-Übungen bleiben – wenigstens aber so lange, bis Sie diese Sequenzen problemlos beherrschen. Nehmen Sie sich ruhig Zeit. Niemand hetzt Sie!

Die Routine kann entweder als eigenständiges 15-Minuten-Programm durchgeführt oder mit der Routine *Anfänger 1, Teil II* (Woche 5 und 6 unseres Acht-Wochen-Programms) oder *Anfänger 2, Teil II* (Woche 5 und 6 unseres Acht-Wochen-Programms) zu einem 30-Minuten-Programm kombiniert werden.

Berghaltung

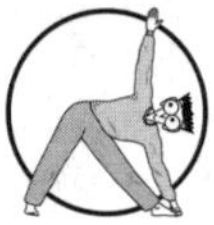

1. **Stellen Sie sich aufrecht und entspannt hin. Die Füße stehen eine Hüftbreite weit auseinander.**
2. **Lassen Sie die Arme locker hängen. Die Handflächen zeigen zu den Oberschenkeln.**
3. **Stellen Sie sich eine vertikale Linie vor, die Ihr Ohr, das Schultergelenk und die jeweilige Seite der Hüfte, des Knies und des Fußgelenkes verbindet.**
4. **Halten Sie den Kopf nach vorne gerichtet. Die Augen sind dabei geschlossen oder geöffnet (siehe Abbildung 15.15).**
5. **Atmen Sie sechs bis acht Mal ein und aus. Verwenden Sie dabei die dreistufige yogische Atmung oder die Brust-Bauch-Atmung (siehe Kapitel 5). Behalten Sie dieses Atemmuster für den Rest der Übungen bei.**

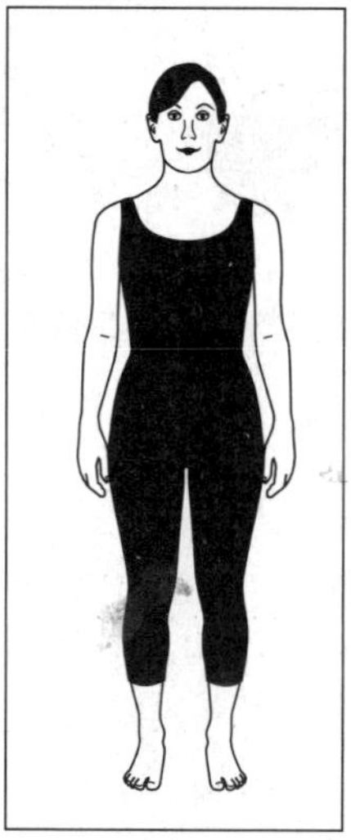

Abbildung 15.15: Beginnen Sie mit dieser Haltung, um Körper, Geist und Atmung aufeinander abzustimmen.

Verjüngungssequenz

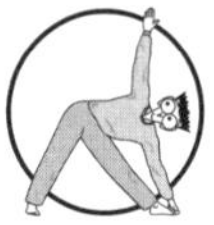

1. **Stellen Sie sich in der Berghaltung aufrecht und entspannt hin. Die Füße stehen eine Hüftbreite weit auseinander, die Arme hängen locker herunter (siehe Abbildung 15.16a).**

2. **Atmen Sie ein, breiten Sie dabei die Arme zur Seite aus und ziehen Sie sie bis über den Kopf (siehe Abbildung 15.16b). Legen Sie anschließend eine kurze Pause ein.**

3. **Atmen Sie aus, beugen Sie sich dabei von der Hüfte aus nach vorne und versuchen Sie, den Kopf möglichst nahe an die Knie und die Hände möglichst nahe an den Boden zu bekommen (siehe Abbildung 15.16c).**

   Lassen Sie Arme und Beine leicht gebeugt. (Nähere Einzelheiten über die Position der nachgiebigen Glieder finden Sie in Kapitel 3.) Legen Sie anschließend eine kurze Pause ein.

4. **Atmen Sie ein, beugen Sie dabei die Knie etwas weiter und breiten Sie die Arme so zur Seite aus, dass sie mit dem Körper ein abgeknicktes »T« bilden (siehe Abbildung 15.16d).**

   Legen Sie eine kurze Pause ein.

5. **Atmen Sie aus und beugen Sie sich dabei wieder ganz hinunter. Lassen Sie die Arme dabei locker hängen (siehe Abbildung 15.16e).**

6. **Atmen Sie ein, breiten Sie die Arme wie Flügel zur Seite aus und richten Sie sich wieder zur vollen Größe auf. Heben Sie die Arme anschließend weiter bis über den Kopf (siehe Abbildung 15.16f).**

7. **Atmen Sie aus und lassen Sie die Arme dabei wieder sinken, bis sie wie in der Position von Schritt 1 locker herabhängen (siehe 15.16g).**

8. **Wiederholen Sie die gesamte Sequenz langsam sechs bis acht Mal.**

   Bleiben Sie beim letzten Durchgang jeweils sechs bis acht Atemzüge lang in der halb gebeugten (Schritt 4) und in der ganz gebeugten Stellung (Schritt 5).

Anstelle der Verjüngungssequenz können Sie auch sechs bis acht Durchgänge des Sonnengrußes im Knien oder Stehen absolvieren.

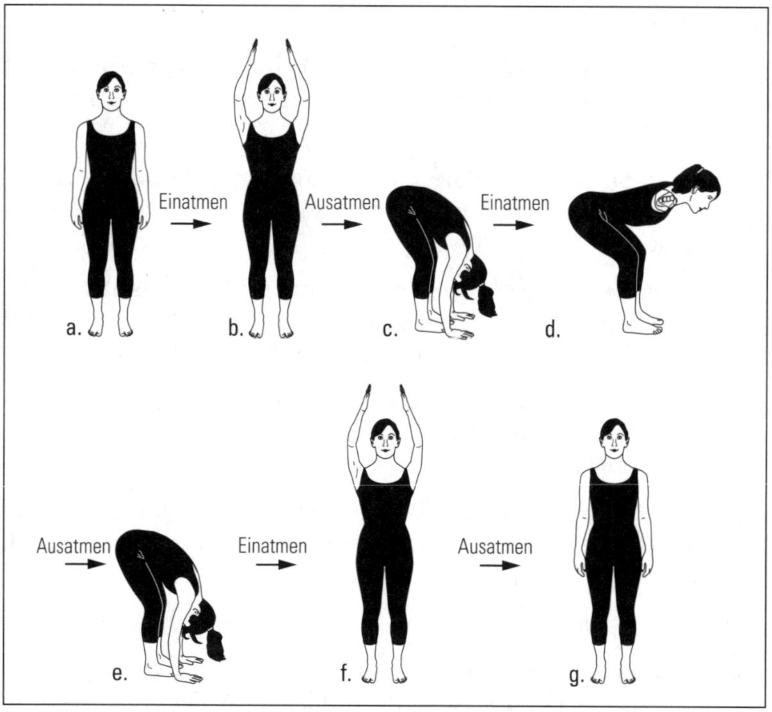

Abbildung 15.16: Diese Sequenz belebt den gesamten Körper.

Halbe Hocke

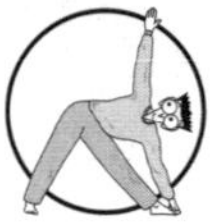

1. **Beginnen Sie mit der Bergposition (siehe Abbildung 15.15). Atmen Sie ein, und heben Sie dabei die Arme nach vorne bis über den Kopf. Die Handflächen zeigen in dieser Haltung gegeneinander (siehe Abbildung 15.17a).**
2. **Atmen Sie aus, winkeln Sie die Knie an, und gehen Sie in eine halbe Hocke.**
3. **Winkeln Sie die Arme leicht an, aber behalten Sie sie weiterhin über dem Kopf. Schauen Sie geradeaus (siehe Abbildung 15.17b).**
4. **Wiederholen Sie die Schritte 1 bis 3 drei Mal. Bleiben Sie dabei sechs bis acht Atemzüge lang in der Position von Schritt 3.**

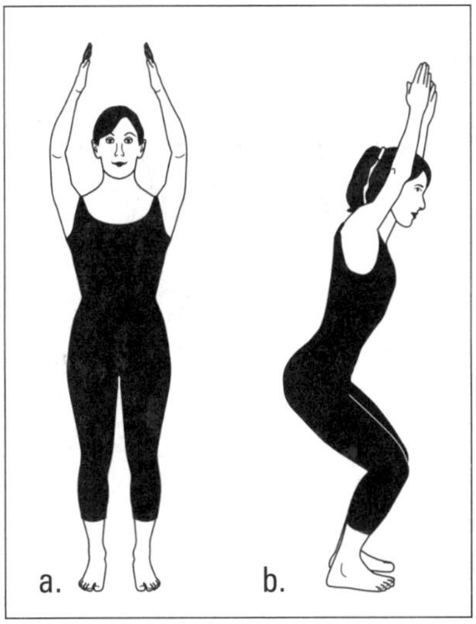

Abbildung 15.17: Diese Übung strafft die Oberschenkelmuskulatur.

Rumpfbeuge im Stehen

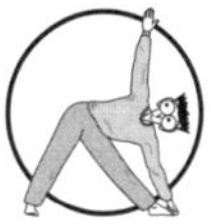

Wiederholen Sie die in Abbildung 15.7 im Abschnitt *Anfänger 1, Teil I* beschriebene Stellung. Bleiben Sie sechs bis acht Atemzüge lang in der gebeugten Stellung.

Die balancierende Katze

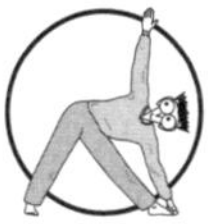

1. **Gehen Sie auf alle viere. Die Hände liegen dabei direkt unter den Schultern, die Knie direkt unter den Hüftgelenken.**

   Strecken Sie die Arme aus, aber drücken Sie sie nicht durch.

2. **Atmen Sie aus und lassen Sie dabei die linke Hand nach vorne und das rechte Bein nach hinten rutschen.**

3. **Atmen Sie ein und heben Sie dabei den rechten Arm und das linke Bein so hoch, wie es Ihnen ohne Probleme möglich ist (siehe Abbildung 15.18).**

   Bleiben Sie sechs bis acht Atemzüge lang in dieser Stellung.

4. **Wiederholen Sie den ganzen Vorgang für die andere Seite (linker Arm, rechtes Bein).**

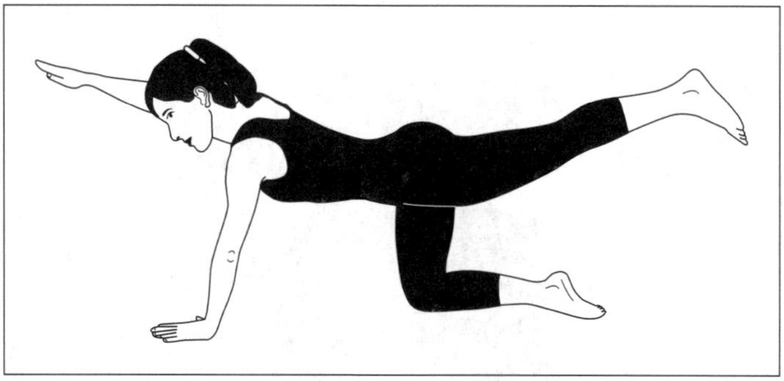

Abbildung 15.18: Eine klassische Position zur Stärkung der Rückenmuskulatur

Totenstellung

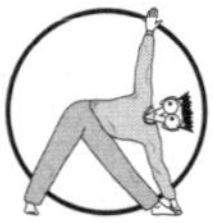

Schauen Sie sich Abbildung 15.1 im Abschnitt *Anfänger 1, Teil I* an. Entspannen Sie sich sechs bis acht Atemzüge lang in dieser Position.

Anfänger 2, Teil II

Wahrscheinlich sind Sie jetzt in der siebten Woche unseres Acht-Wochen-Programms und beherrschen die Übungen der Abschnitte *Anfänger 1, Teil I und II* und *Anfänger 2, Teil I*. In diesem Abschnitt können Sie jetzt Ihr Training weiter intensivieren. Keine Angst, wenn Sie bei diesen Übungen anfangen zu schwitzen – je gründlicher der Körper durch Yoga gereinigt wird, desto geruchloser wird der Schweiß.

Das ausgestreckte Bein anheben

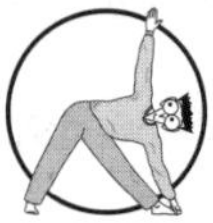

1. **Legen Sie sich mit angewinkelten Beinen auf den Rücken. Die Füße liegen eine Hüftbreite weit auseinander.**
2. **Legen Sie die linke Hand direkt hinter dem linken Ohr an den Hinterkopf.**
3. **Heben Sie das rechte Bein leicht angewinkelt so hoch wie möglich.**

   Winkeln Sie das Fußgelenk an und legen Sie die rechte Handfläche auf den rechten Oberschenkel (siehe Abbildung 15.19a).
4. **Atmen Sie aus, richten Sie sich dabei etwas auf und lassen Sie die rechte Hand in Richtung Knie rutschen.**

   Lassen Sie den linken Arm weiter hinter dem Kopf und schauen Sie an die Zimmerdecke. Drücken Sie den Kopf nicht nach vorne (siehe Abbildung 15.19b).

5. **Atmen Sie ein und lassen Sie dabei den Körper langsam zurücksinken.**
6. **Wiederholen Sie die Schritte 4 und 5 sechs bis acht Mal.**
7. **Wiederholen Sie die ganze Sequenz für die andere Seite.**

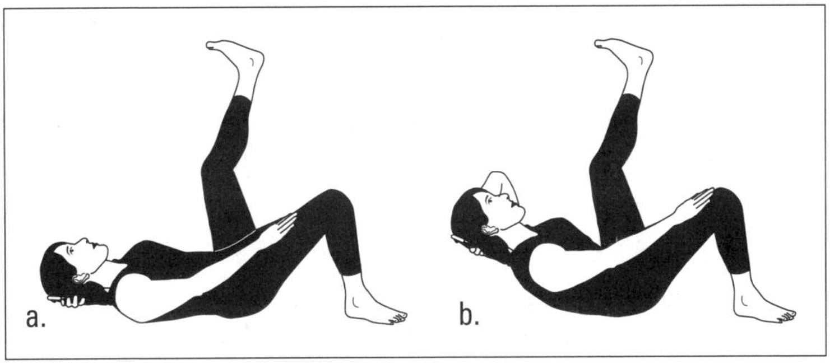

Abbildung 15.19: Diese Übung trainiert die Abduktormuskeln.

Falls diese Übung Ihren Nacken zu stark beansprucht, unterstützen Sie ihn mit beiden Händen.Verschwinden die Beschwerden auch dann nicht, sollten Sie die Übung beenden.

Die dynamische Brücke

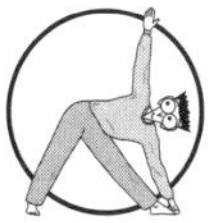

1. **Legen Sie sich mit angewinkelten Beinen auf den Rücken. Die Füße liegen eine Hüftbreite weit auseinander.**
2. **Lassen Sie die Arme mit den Handflächen nach unten an Ihrer Seite ruhen (siehe Abbildung 15.20a).**
3. **Atmen Sie ein und heben Sie dabei die Hüfte an (siehe Abbildung 15.20b).**
4. **Atmen Sie aus und senken Sie dabei die Hüfte wieder ab.**
5. **Wiederholen Sie die Schritte 3 und 4 sechs bis acht Mal.**

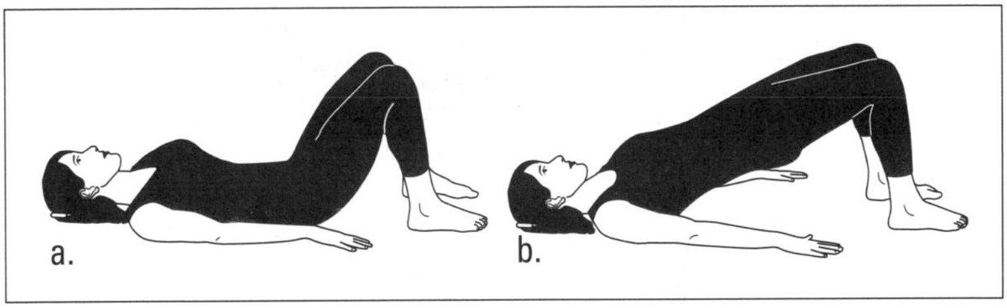

Abbildung 15.20: Die Brücke ist eine klassische Ausgleichsübung.

Heuschrecke 2

1. **Legen Sie sich flach auf den Bauch und spreizen Sie die Beine so weit, dass die Füße eine Hüftbreite weit auseinander liegen. Strecken Sie die Füße gerade, sodass der Fußspann auf dem Boden zu liegen kommt.**

   Lassen Sie die Stirn auf dem Boden ruhen.

2. **Strecken Sie den rechten Arm nach vorne und legen Sie die Handfläche auf den Boden. Strecken Sie den linken Arm nach hinten und lassen Sie ihn mit nach oben zeigender Handfläche auf dem Boden ruhen (siehe Abbildung 15.21a).**

3. **Atmen Sie ein und heben Sie dabei langsam den Oberkörper, den Kopf, den rechten Arm und das linke Bein so hoch, wie es Ihnen problemlos möglich ist.**

   Versuchen Sie dabei, den rechten Arm immer direkt neben dem Ohr zu behalten und den linken Fuß so hoch wie die rechte Hand zu heben (siehe Abbildung 15.21b).

4. **Atmen Sie aus und senken Sie dabei gleichzeitig den Arm, das Bein, den Oberkörper und den Kopf.**

5. **Wiederholen Sie die Schritte 3 und 4 drei Mal und bleiben Sie sechs bis acht Atemzüge lang in der Position von Schritt 3.**

6. **Wiederholen Sie die Übung mit dem linken Arm und dem rechten Bein.**

Seien Sie vorsichtig bei allen Varianten der Heuschreckenposition, bei denen nur die Beine angehoben werden, weil dadurch der Druck auf den Oberkörper, die Herzschlagfrequenz und die Muskelanspannung im Nacken zunimmt. Vermeiden Sie diese Übungen ganz, wenn Sie Herzbeschwerden haben oder unter hohem Blutdruck leiden.

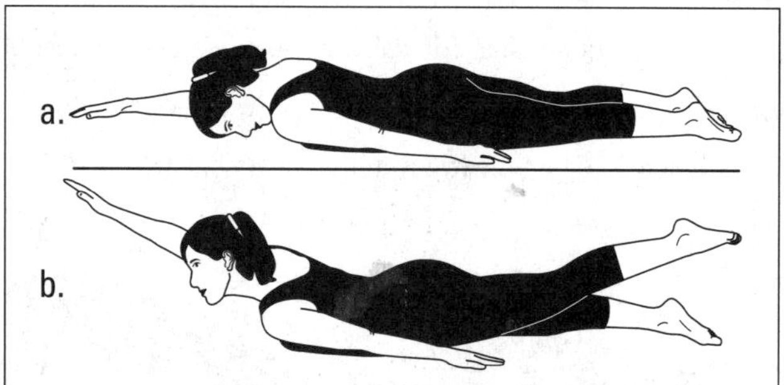

Abbildung 15.21: Versuchen Sie, den linken Fuß und die rechte Hand auf die gleiche Höhe zu bekommen.

Embryohaltung

Siehe Abbildung 15.5 im Abschnitt *Anfänger 1, Teil I*. Schließen Sie die Augen, und bleiben Sie sechs bis acht Atemzüge lang in dieser Position.

Kniesehnen und -muskeln dehnen

1. **Legen Sie sich auf den Rücken, strecken Sie die Beine aus und lassen Sie die Arme mit den Handflächen nach unten ausgestreckt an den Seiten ruhen.**
2. **Winkeln Sie das linke Knie an und setzen Sie den linken Fuß fest auf den Boden (siehe Abbildung 15.13a).**
3. **Atmen Sie aus und heben Sie dabei das rechte Bein so gerade wie möglich senkrecht nach oben (siehe Abbildung 15.13b).**
4. **Atmen Sie ein und senken Sie das Bein wieder ab. Behalten Sie den Kopf und die Hüfte dabei auf dem Boden.**
5. **Wiederholen Sie die Übung sechs bis acht Mal. Halten Sie anschließend das rechte Bein mit den ineinander verschränkten Händen am Oberschenkel sechs bis acht Atemzüge lang fest (siehe Abbildung 15.13c).**
6. **Wiederholen Sie die Schritte 1 bis 5 mit dem anderen Bein.**

Legen Sie Ihren Kopf auf eine gefaltete Decke oder ein Kissen, wenn Ihre Nacken- oder Halsmuskulatur beim Heben und Senken des Beins zu sehr angespannt wird.

Seien Sie vorsichtig bei allen Rumpfbeugen im Sitzen, falls Sie Bandscheibenprobleme haben. Vermeiden Sie diese Übungen völlig, wenn Ihr Rücken, das Gesäß oder die Beine zu schmerzen anfangen oder taub werden.

Rumpfbeugen im Sitzen

1. **Setzen Sie sich mit bequem ausgestreckten Beinen auf den Boden. Die Füße sollten eine Hüftbreite weit auseinander liegen.**

   Richten Sie den Oberkörper auf und legen Sie die Handflächen rechts und links neben die Hüften.

2. **Atmen Sie ein und heben Sie die Arme dabei nach vorne bis über den Kopf an.**

   Lassen Sie die Arme und Beine leicht gebeugt in der Position der nachgiebigen Glieder (siehe Kapitel 3; siehe Abbildung 15.22a).

3. **Atmen Sie aus und beugen Sie sich dabei aus der Hüfte heraus so weit nach vorne, bis Hände, Kopf und Oberkörper über den Beinen liegen.**

Legen Sie die Hände auf die Oberschenkel, die Schienbeine oder die Füße. Falls Sie mit dem Kopf nicht nahe genug an die Knie herankommen, winkeln Sie die Beine noch etwas weiter an, bis Sie ein Ziehen im Rücken spüren (siehe Abbildung 15.22b).

4. **Wiederholen Sie die Schritte 2 und 3 drei bis vier Mal. Bleiben Sie anschließend sechs bis acht Atemzüge lang in der gebeugten Haltung.**

Wenn Sie bei dieser Übung Schwierigkeiten mit dem aufrechten Sitzen haben, setzen Sie sich auf eine gefaltete Decke oder ein Kissen (siehe Abbildung 15.22c).

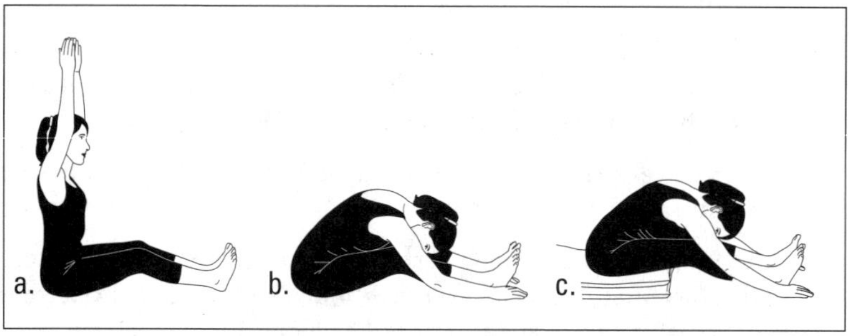

Abbildung 15.22: Rumpfbeugen vorwärts haben eine beruhigende Wirkung und werden deshalb in der Regel gegen Ende einer Routine geübt.

Totenhaltung

Schauen Sie sich hierzu die Abbildung 15.1 im Abschnitt *Anfänger 1, Teil I* an. Bleiben Sie sechs bis acht Atemzüge lang in dieser Haltung.

Und wie geht's jetzt weiter?

Nach dem Acht-Wochen-Kursus sollten Sie folgendermaßen vorgehen:

- ✔ Führen Sie die empfohlenen Übungen weiter durch und wechseln Sie dabei tageweise zwischen *Anfänger 1, Teil I und II* und *Anfänger 2, Teil I und II.*
- ✔ Führen Sie das Programm *Anfänger 2, Teil I und II* durch und ersetzen Sie die »Verjüngungskur« durch sechs Durchgänge des Sonnengrußes (im Knien oder im Stehen; siehe Kapitel 14).
- ✔ Blättern Sie weiter zu Kapitel 16, in dem wir Ihnen Tipps zur Entwicklung Ihres ganz persönlichen Yogaprogramms geben.

Nachdem Sie jetzt einen ersten Eindruck vom Hatha-Yoga gewonnen haben, sollten Sie sich ernsthaft überlegen, ob Sie nicht doch ein paar Privatstunden nehmen oder sich für ein Yogaseminar einschreiben sollten. Dabei könnten Sie sich dann mit anderen Teilnehmern austauschen und dadurch die nötige Motivation zum Weitermachen verschaffen. Falls Sie bis zu diesem Zeitpunkt ausschließlich allein geübt haben, empfehlen wir, Ihre Haltung bei den verschiedenen Übungen von einem Yogalehrer überprüfen zu lassen und sich von ihm Empfehlungen für die nächsten Schritte zu holen.

Teil IV

Yoga für alle Lebenslagen

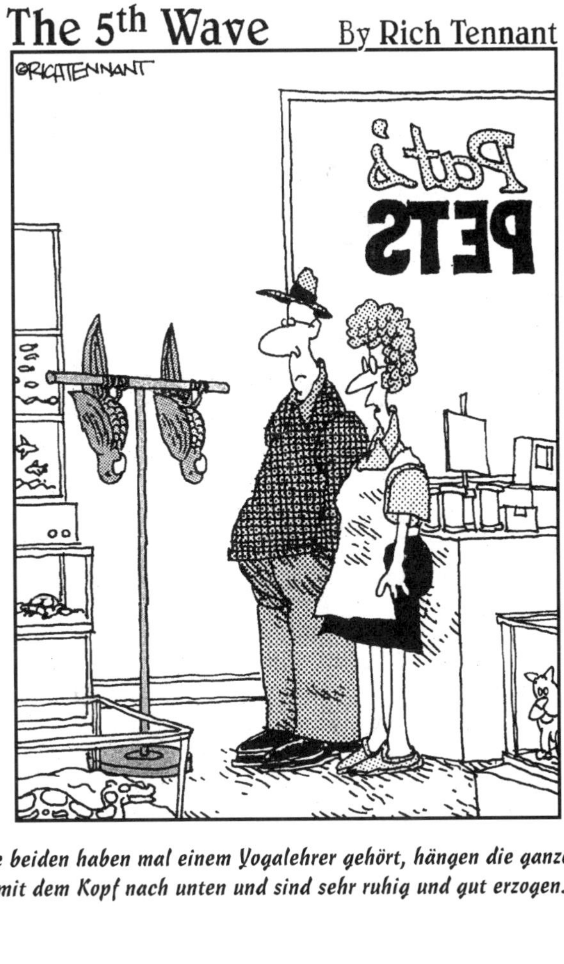

»Die beiden haben mal einem Yogalehrer gehört, hängen die ganze Zeit mit dem Kopf nach unten und sind sehr ruhig und gut erzogen.«

In diesem Teil...

In diesem Teil wenden wir uns den ruhigeren Aspekten des Yoga zu. Nach den Bewegungs- und Haltungsübungen erfahren Sie hier, wie Sie eine eigene Routine zusammenstellen und sich auf Ihre erste Meditationssitzung vorbereiten können.

Weiter vorne haben wir bereits auf die Bedeutung der richtigen Reihenfolge der Übungen hingewiesen. Im ersten Kapitel dieses Teils können Sie diese Kenntnisse dazu nutzen, um eine eigene Routine zusammenzustellen. In den dann folgenden Kapiteln lernen Sie die Grundlagen der Meditation kennen und erfahren, wie Sie mit Yoga Rückenprobleme kurieren und sich die Schwangerschaft erleichtern können.

Ein eigenes Yogaprogramm entwickeln

16

In diesem Kapitel

- Die klassische Formel für ein Yogaprogramm
- 30- und 60-Minuten-Routinen
- Tipps für 15-Minuten-Routinen
- Ein Quickie-Programm für fünf Minuten

Wenn es Ihnen wie den meisten Yogafans geht, werden Sie jetzt wahrscheinlich darauf brennen, ein eigenes Übungsprogramm zu entwickeln. An Meinungen darüber, wie ein effizientes Hatha-Yogaprogramm auszusehen hat, herrscht wahrlich kein Mangel. In diesem Kapitel stellen wir Ihnen einige praktische Regeln und ein klassisches Rezept vor, an denen Sie sich beim Zusammenstellen eigener Routinen für alle nur denkbaren Lebenslagen orientieren können.

Wir haben nicht die Absicht, mit unseren Ratschlägen allgemeingültige Rezepte anzubieten. Besondere Situationen verlangen auch besondere Lösungen. Wir können und wollen den Lesern, die unter akuten Krankheiten der Wirbelsäule oder anderen Beschwerden leiden, kein Allheilmittel anbieten. In Kapitel 18 behandeln wir zwei spezielle Situationen – die alltäglichen Rückenprobleme und die Schwangerschaft. Eine Formel, die jedes denkbare Leiden oder alle Situationen berücksichtigt, kann weder dieses noch ein anderes Buch bieten.

Wenn Sie gesundheitliche Probleme haben, sollten Sie Ihre Yogaübungen nur unter Aufsicht Ihres Arztes und immer zusammen mit einem Yogatherapeuten durchführen. Dieses Kapitel beschäftigt sich mit der Entwicklung von Übungen zur Stresslinderung und zur Steigerung der allgemeinen Fitness. Unser Schwerpunkt liegt auf der Vorbeugung und nicht auf der Therapie.

In Kapitel 6 haben wir bereits beschrieben, welche Faktoren Sie bei der Planung einer Yogaroutine beachten sollten:

- ✔ Sie müssen Ihre Ziele für die Sitzung bestimmen.
- ✔ Sie müssen die Regeln für die korrekte Reihenfolge der einzelnen Übungen beachten (Vorbereitung, Ausgleich und Ruhephase).
- ✔ Sie müssen eine Anfangsübung bestimmen.
- ✔ Sie müssen immer die als nächstes folgende Übung berücksichtigen.
- ✔ Sie müssen festlegen, wie lange die Sitzung dauern soll.

In den Kapitel 7 bis 15 beschreiben wir die Einzelschritte für die wichtigsten Übungen. Obwohl jedes Kapitel dieses Buches eine selbstständige Einheit bildet, wird Ihnen das vorliegende Kapitel mehr bringen, wenn Sie die Kapitel 5 und 6 noch einmal durchlesen und die Kapitel von Teil III als Referenz benutzen.

Eine Übungsroutine nach der klassischen Formel

Die Entwicklung eines eigenen Yogaprogramms ist wie die Zusammenstellung eines Lieblingsessens. Als Erstes überlegen Sie, wie viel Zeit Sie aufwenden wollen und nach welcher Küche Ihnen der Sinn steht. Sie schlagen im Kochbuch nach, aus welchen Zutaten das Hauptgericht und die Beilagen bestehen und wie die betreffenden Einzelkomponenten zubereitet werden. Wenn dann das Essen fertig ist, setzen Sie sich an den Tisch und genießen Ihr Mahl. Sie essen langsam und lassen sich jeden Bissen auf der Zunge zergehen. Nach dem Essen werden Sie dann wahrscheinlich nicht sofort aufspringen, sondern sich erst einmal zurücklehnen und entspannen, während der Magen mit seiner Verdauungsarbeit beginnt.

Bei der Entwicklung eines Yogaprogramms nach der *klassischen Formel* gehen Sie folgendermaßen vor:

- ✔ Sie legen fest, wie lange die Routine dauern soll.
- ✔ Sie wählen die Hauptpositionen aus den in den Kapitels 7 bis 15 behandelten Übungen aus.
- ✔ Sie bestimmen die Vorbereitungs- und Ausgleichsübungen für die einzelnen Positionskategorien.
- ✔ Sie planen Zeit zur Entspannung am Ende der Routine ein, um die Früchte Ihrer Bemühungen in Ruhe genießen zu können.

Für das klassische Rezept werden folgende zwölf Zutaten benötigt:

1. Einstimmungsphase (zur Abstimmung von Körper, Geist und Atmung)
2. Vorbereitung oder Aufwärmphase (wird auch zwischen den Hauptübungen verwendet)
3. Standpositionen
4. Balanceübungen
5. Bauchübungen
6. Umkehrübungen (optional)
7. Rückwärtsbeugen
8. Vorwärtsbeugen
9. Drehübungen
10. Ruhephase (kann bei Bedarf auch zwischen den Hauptübungen eingelegt werden)
11. Ausgleichs- oder Kompensationsübungen
12. Schlussentspannung

Sie müssen nicht unbedingt alle Zutaten verwenden. Wichtig ist nur, dass Sie die richtige Reihenfolge einhalten (von 1 bis 9, mit der Entspannung am Schluss). Die Kategorien *Ruhephase*, *Vorbereitung oder Aufwärmphase* und *Schlussentspannung* können jederzeit eingeschoben werden. Die Balance- und Umkehrpositionen können Sie je nach verfügbarer Zeit ausführen oder auslassen.

Die klassische Formel eignet sich optimal für die Zusammenstellung eines 30- bis 60-minütigen Fitnessprogramms, kann aber auch zur Entwicklung eines 15- oder 5-Minuten-Programms verwendet werden.

Komponenten eines 30- beziehungsweise 60-minütigen Fitnessprogramms

Ein altes Sprichwort sagt, dass man einem hungernden Menschen nicht einen Fisch schenken, sondern ihm lieber eine Angel geben und das Angeln beibringen soll. Genauso können wir Ihnen – wie in Kapitel 15 – einige vorbereitete Yogaroutinen anbieten oder Ihnen sagen, wie Sie eine eigene Routine entwickeln können. Die meisten Yogaanfänger können nicht mehr als 30 Minuten für ein Yogaprogramm aufbringen. Wir wollen aber, dass Sie auch für eine 60-Minuten-Routine gerüstet sind, wenn später einmal der Appetit auf Yoga größer wird.

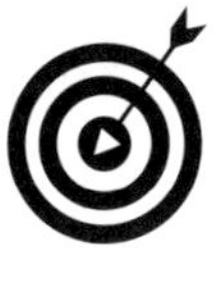

Als Richtwert für die Planung Ihrer Übungsroutine können Sie von zwei Minuten für jede Einzelposition ausgehen. Manche Übungen verlangen etwas weniger, manche etwas mehr Zeit. Eine symmetrische oder für beide Körperhälften durchzuführende Position wie die Kämpferhaltung (siehe Kapitel 8) gilt als Einzelübung oder -position. Wenn Sie sich für den Sonnengruß oder eine ähnliche dynamische Übungsfolge entscheiden (siehe Kapitel 14 und 15), müssen Sie die Zeit verdoppeln oder verdreifachen – je nach Übungsserie und Anzahl der Wiederholungen.

Die Einstimmungsphase

Am besten lässt sich diese Phase mit folgendem Vergleich beschreiben: Die *Einstimmung* ist das Einloggen ins Internet. Das Kennwort ist dabei die Atemtechnik, die Sie für die Einstimmungsphase und den Rest des Programms wählen. Nachdem Sie sich angemeldet und zwischen Ihrem Körper, dem Geist und der Atmung eine bewusste Verbindung hergestellt haben, steht Ihnen die ganze Welt des Yoga offen. Wenn Sie die Einstimmungsphase vergessen, werden Sie aus dem kosmischen Internet geworfen, bevor Sie die Annehmlichkeiten einer Hatha-Yoga-Sitzung genießen können.

Suchen Sie sich also zunächst einmal eine Atemtechnik aus (siehe Kapitel 5). Wenn Sie Anfänger sind, wählen Sie etwas Einfaches wie etwas die Fokus- oder die Bauchatmung. Später können Sie dann zur klassischen Drei-Stufen-Atmung oder zur Bauch-Brust-Atmung wechseln – oder sogar die *Ujjavi*-Technik einsetzen.

Verwechseln Sie die Atmungsarten nicht mit den traditionellen Techniken zur Atemkontrolle (*Pranayama*), die ebenfalls in Kapitel 5 beschrieben wird.

Wählen Sie als Nächstes eine der Ruhepositionen aus Kapitel 6 oder eine Sitzübung aus Kapitel 7 aus – je nach Lust, Laune und Kondition. Berücksichtigen Sie dabei aber auch die Positionen, die Sie für den Rest der Routine vorgesehen haben. Die Totenhaltung (d.h., Sie liegen flach auf dem Rücken) ist eine gute Ausgangsübung für Anfänger. Bei dem hektischen Leben, das wir führen, müssen wir erst einmal zur Ruhe kommen, bevor wir mit unseren Übungen beginnen können. Wenn Sie sich flach auf den Boden legen, wird sich die Entspannung über kurz oder lang von ganz allein einstellen. Aber auch eine Ruheposition im Sitzen oder die Bergposition (als Standposition) sind gute Positionen zur Einstimmung auf die Yogaroutine. In Abbildung 16.1 sehen Sie einige Ruhepositionen, die Ihnen bei der Einstimmung helfen können.

Die Einstimmungsphase sollte etwa sechs bis acht Atemzüge lang sein. Je mehr Sie auf Ihre Atmung achten und je bewusster Sie die Einstimmung erleben, desto mehr Gewinn werden Sie aus dem Übungsprogramm ziehen können.

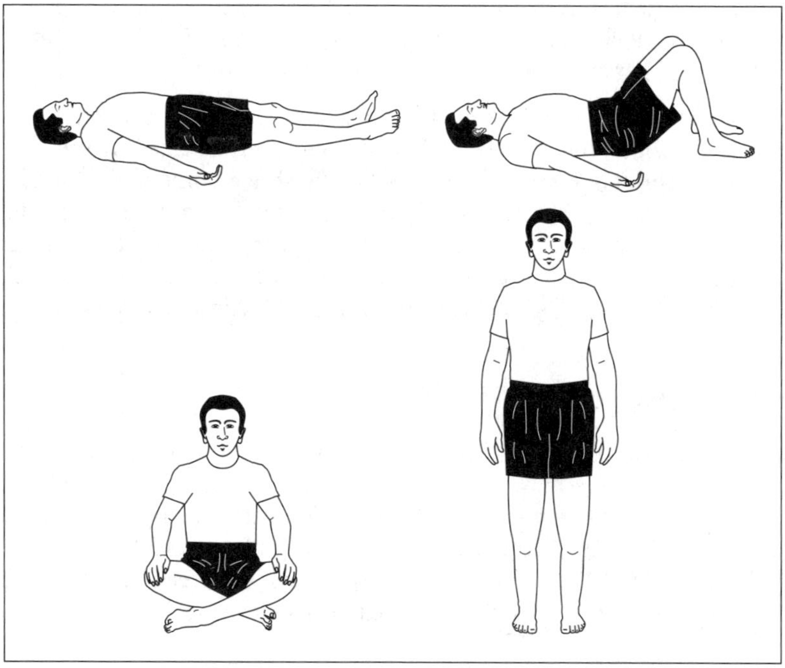

Abbildung 16.1: Diese Ruhestellungen sind gute Ausgangspositionen für die Einstimmungsphase.

Vorbereitung und Aufwärmen

Sie werden vielleicht bemerkt haben, dass alle Vorbereitungsübungen in Kapitel 6 aus dem Zusammenfalten und Öffnen des Körpers (Flexion und Extension) bestehen. Beide Bewegungen unterstützen den Körper beim Atmen und bereiten ihn auf die folgenden Bewegungsabläufe vor. Wählen Sie eine Aufwärmposition oder -sequenz aus Kapitel 6, die Ihrer Einstimmungshaltung ähnelt.

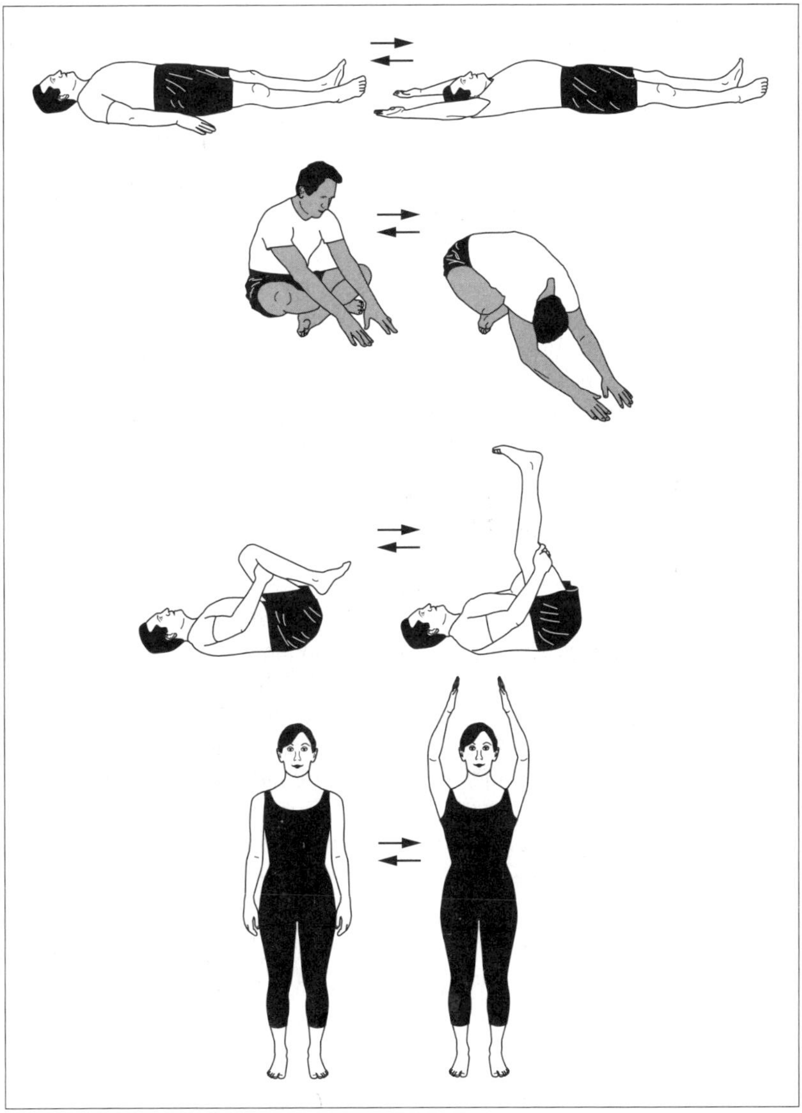

Abbildung 16.2: Aufwärm- und Lockerungspositionen

Gestalten Sie Ihr Yogaprogramm so harmonisch wie möglich. Bewegen Sie sich wie ein langsam dahinziehender Fluss. Ihre Einstimmungs- und Vorbereitungsübungen könnten Sie zum Beispiel auf dem Boden durchführen; danach stellen Sie sich hin und beginnen mit den Standpositionen. Wechseln Sie nicht wie ein Jojo zwischen Positionen am Boden und Standübungen hin und her. Bewegungsökonomie ist eines der Prinzipien der Hatha-Yoga-Schule.

Bei einer 30-Minuten-Routine haben Sie Zeit für mindestens zwei Aufwärmübungen. Zur Vorbereitung der Problemzonen Nacken und Hals empfehlen wir Übungen, bei denen die Arme bewegt werden. Die Bewegung der Arme führt erstens zu einer Streckung der Wirbelsäule und lockert außerdem den Nacken- und Schulterbereich. Aufwärmübungen, bei denen die Beine bewegt werden, sind eine gute Vorbereitung, wenn anschließend Standpositionen folgen. In Abbildung 16.2 finden Sie einige Beispiele für Aufwärmpositionen im Sitzen, Liegen und Stehen. Die vollständige Beschreibung dieser Positionen finden Sie in Kapitel 6.

Standpositionen

Die im Stehen durchgeführten Übungen sind in der Regel der anstrengendste Teil eines Programms. In einem 30-Minuten-Programm haben Sie ungefähr Zeit für drei bis vier Übungen im Stehen, in einem 60-minütigen Programm können Sie ungefähr sechs bis acht *Asanas* unterbringen. Für diesen Abschnitt Ihrer Routine können Sie die in Kapitel 8 vorgestellten Positionen auswählen.

Bevor Sie die Positionen auswählen, hier noch einmal die Regel für die korrekte Reihenfolge: *Auf Rückwärtsbeugen, Drehungen und Seitwärtsbeugen sollten immer Vorwärtsbeugen folgen*. Denken Sie also daran, dass Sie bei den meisten Standpositionen auch die Zeit für eine Rumpfbeuge vorwärts einplanen müssen. In Abbildung 16.3 sehen Sie Beispiele für Standpositionen, die Sie in ein 30- beziehungsweise 60-Minuten-Programm einbauen könnten. Als Alternative dazu könnte Sie allerdings auch den dynamischen Sonnengruß im Knien oder Stehen aus Kapitel 14 oder die Verjüngungsübung für Anfänger aus Kapitel 15 wählen. Was die Zeit angeht, so ersetzt eine dynamische Übung drei bis sechs Standübungen – je nach Übung und Anzahl der Durchgänge. Wenn Sie eine dynamische Sequenz wählen, sollten Sie genügend Zeit für eine abschließende Drehübung oder eine Rumpfbeuge als Ausgleich einplanen.

Um eine 30-Minuten-Routine auf 45 Minuten zu verlängern, planen Sie ganz einfach zwei Durchgänge für die Standpositionen ein und fügen Sie in den Kategorien »Bauchübungen«, »Rückwärtsbeugen« und »Vorwärtsbeugen« jeweils eine Position hinzu.

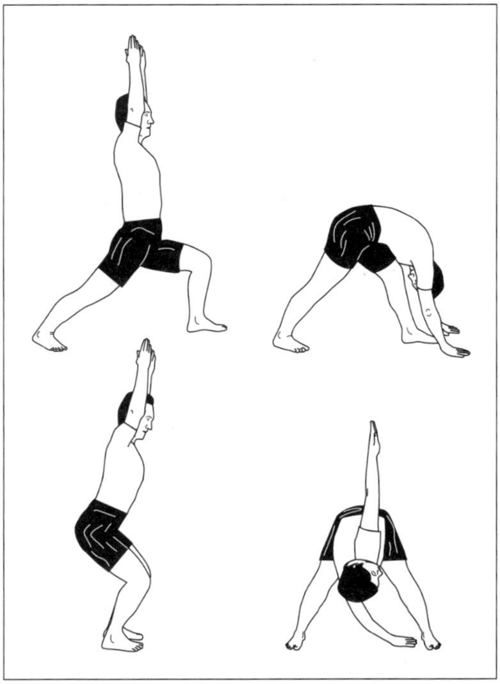

Abbildung 16.3: Die gängigsten Standpositionen

Balanceübungen

Die Balanceübungen sind optional und können je nachdem, wie viel Energie Sie haben oder wie viel Zeit Ihnen zur Verfügung steht, auch ausgelassen werden. Bei diesen Übungen handelt es sich meistens um Positionen, die ein gewisses Maß an körperlicher Kondition voraussetzen. Balanceübungen sind allerdings insofern sehr lohnend, als Sie an ihnen Ihre Fortschritte unmittelbar messen können. Sie lassen sich gut im Anschluss an die Standübungen durchführen, weil Sie zu diesem Zeitpunkt bereits aufgewärmt und vorbereitet sind. Wählen Sie eine Übung aus den in Kapitel 9 beschriebenen Balanceübungen aus.

Ruhe

Den meisten wird an dieser Stelle eine kleine Ruhepause ganz recht kommen. Zum Ausruhen wird normalerweise eine kniende, sitzende oder liegende Haltung eingenommen. Wir können gar nicht oft genug betonen, wie wichtig es ist, sich während der Übungen nicht unter Zeitdruck zu fühlen. Wenigstens während des kurzen Yogaprogramms sollten Sie glauben, Sie hätten alle Zeit der Welt. Bei einer 30- beziehungsweise 60-Minuten-Routine sollte die erste Ruhepause auf halber Strecke eingelegt werden. In dieser Ruhephase haben Sie Gelegenheit zur inneren Einkehr und können sich mit Ihren körperlichen, mentalen und emotionalen Reaktionen auseinandersetzen.

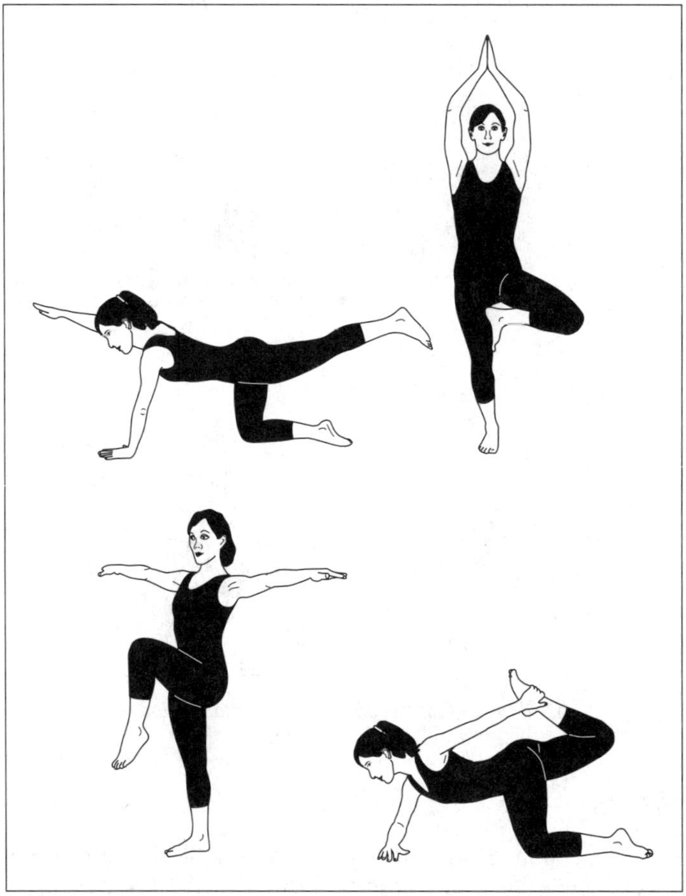

Abbildung 16.4: Beispiele für Balanceübungen

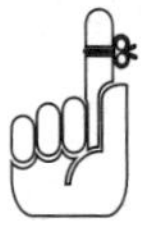

Achten Sie darauf, so lange zu ruhen, bis Sie wirklich bereit zum Fortfahren sind. Wenn Sie unter Zeitdruck stehen, ist diese erste längere Ruhephase auch der logische Zeitpunkt zum Beenden der Routine. Suchen Sie sich eine der Ruhepositionen aus Kapitel 6 oder eine der Sitzpositionen aus Kapitel 7 aus (siehe auch Abbildung 16.1).

Bauchübungen

Wie wir in Kapitel 10 bereits erwähnt haben, ist der Bauch der Körperteil, auf den sich die Aufmerksamkeit der meisten westlichen Yogaanhänger konzentriert. Wir empfehlen für ein 30 Minuten oder länger dauerndes Programm wenigstens eine, aber niemals mehr als zwei Bauchübungen. Wählen Sie dazu eine der Übungen aus Kapitel 10 oder eine der in Abbildung 16.5 dargestellten Übungen für eine 30-Minuten-Routine (bei einer 60-Minuten-Routine ein bis zwei Übungen).

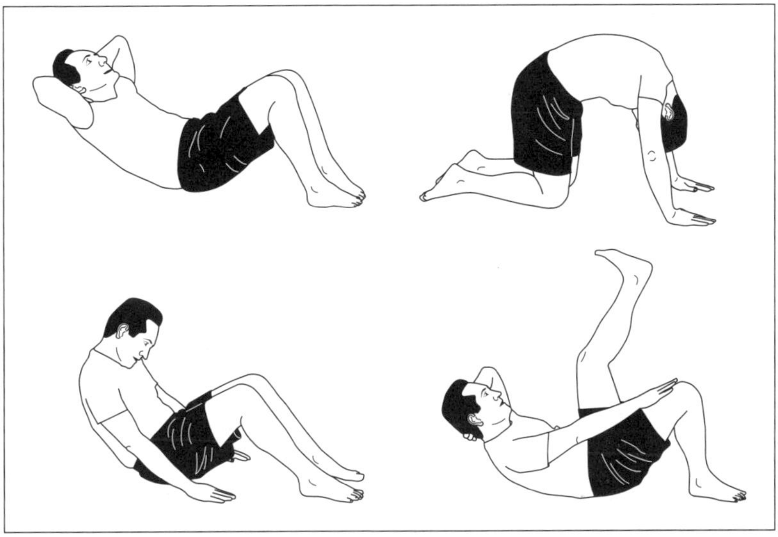

Abbildung 16.5: Diese Übungen trainieren die Bauchregion.

Ausgleich und Vorbereitung

Legen Sie nach den Bauchübungen eine kurze Pause ein, und üben Sie danach sechs bis acht Mal die dynamische Brücke oder das einfache Armheben im Liegen (siehe Kapitel 6 und Abbildung 16.6). Die dynamische Brücke erfüllt an dieser Stelle zwei Funktionen. Sie ist erstens ein Ausgleich für die Bauchübungen und bereitet zweitens den Rücken und den Nackenbereich auf die danach folgenden Umkehrübungen oder Rückwärtsbeugen vor.

Hinweis: Ausgleichs- beziehungsweise Vorbereitungsübungen sind normalerweise dynamisch.

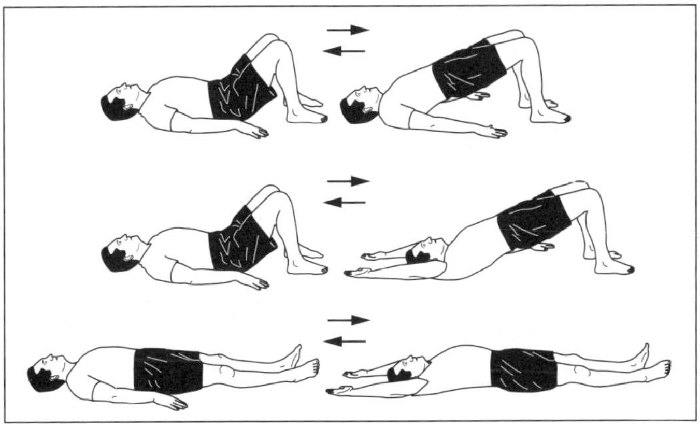

Abbildung 16.6: Der Ausgleich für Bauchübungen dient gleichzeitig als Vorbereitung für Umkehrübungen und Rückwärtsbeugen.

Umkehrpositionen (optional)

Umkehrübungen werden von indischen Yogalehrern oft am Anfang oder am Ende eines Seminars durchgeführt. Wir Menschen aus der westlichen Welt legen unsere Umkehrübungen aber lieber in die Mitte eines Programms, wenn wir den Rücken und Nacken ausreichend vorbereitet und noch genügend Zeit für Ausgleichsübungen haben. Umkehrpositionen wie die in Abbildung 16.7 dargestellten sind optional. Anfänger sollten den halben Schulterstand und den Schulterstand gegen die Wand frühestens nach sechs bis acht Wochen Yogatraining versuchen.

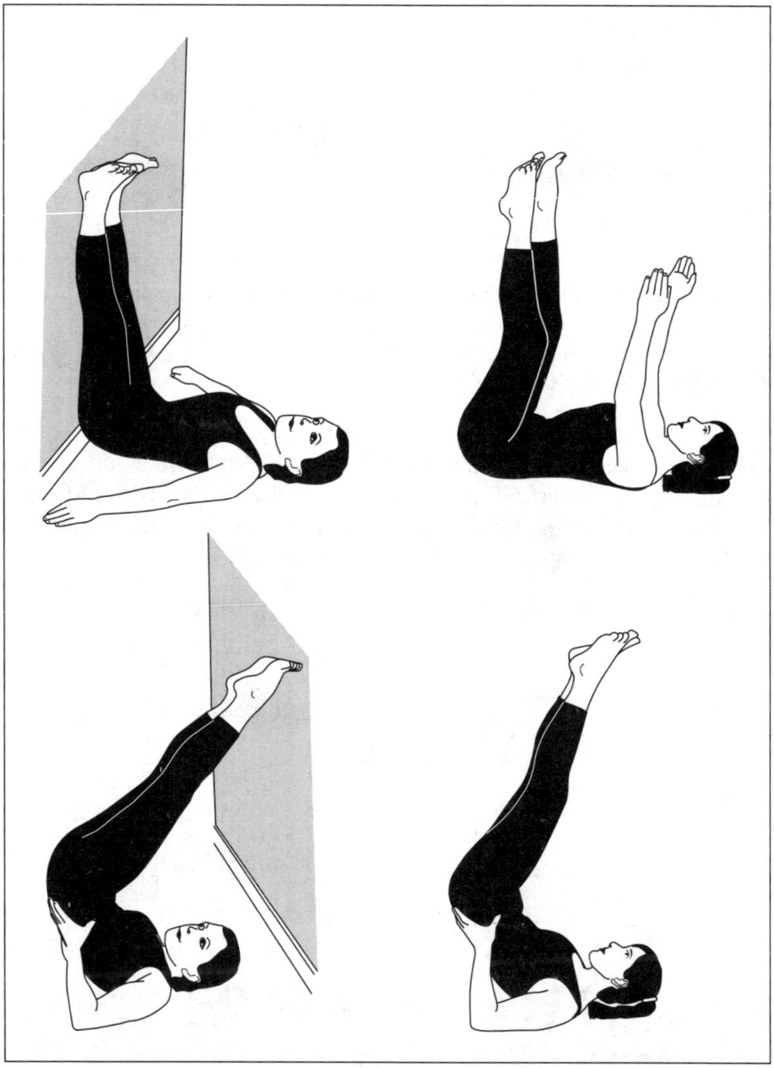

Abbildung 16.7: Umkehrpositionen sind mit Vorsicht zu genießen.

Selbst wenn Sie Ihre Yogaübungen gut beherrschen, sollten Sie Umkehrpositionen nur dann üben, wenn Sie völlig frei von Nackenproblemen sind. Sie müssen vor Umkehrpositionen zwar keine Angst haben, sollten Sie aber mit einem gewissen Respekt betrachten. Es sind starke Positionen, erfordern aber auch ein gewisses Gleichgewichtsgefühl und Kraft. In Kapitel 11 stellen wir Ihnen mehrere einfache und sichere Umkehrpositionen vor.

Vom einfachen halben Schulterstand oder dem halben Schulterstand gegen die Wand raten wird dringend ab, wenn Sie unter grünem Star oder Bluthochdruck leiden, bereits einen Herzinfarkt oder eine Schlaganfall gehabt haben, anfällig für Leistenbrüche sind, sich am Anfang der Menstruation befinden, schwanger sind oder mehr als 40 Pfund Übergewicht haben.

Ausgleich für Umkehrpositionen und Vorbereitung auf Rückwärtsbeugen

Nach den einfacheren Umkehrpositionen sollten Sie eine kurze Pause einlegen – normalerweise in der Totenhaltung (siehe Kapitel 4). Legen Sie nach einem halben Schulterstand eine Ruhepause ein, und fahren Sie dann mit einer der Kobrastellungen oder dem Diamantsitz als Ausgleichsübung fort (siehe Kapitel 7). Die Kobra und der Diamantsitz sind außerdem eine gute Vorbereitung für die nun folgenden Rückwärtsbeugen.

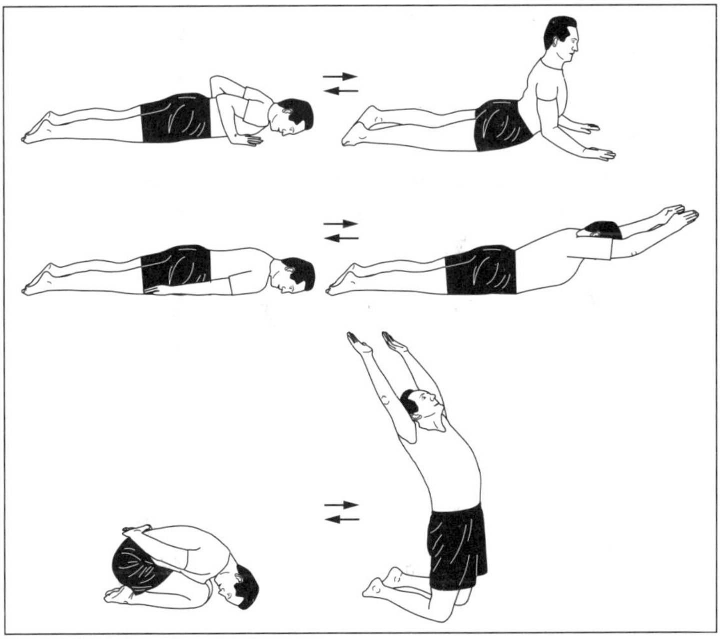

Abbildung 16.8: Diese Übungen dienen als Ausgleich für Umkehrpositionen und als Vorbereitung für die intensiveren Rückwärtsbeugen.

Rückwärtsbeugen

Finden Sie selbst heraus, wie wohltuend Rückwärtsbeugen nach einer Umkehrposition sind und wie gut sich die Kobrapositionen als Ausgleich für den Schulterstand eignet. Die Kobra ist eine sanfte Rückwärtsbeuge, die sich gut als Vorbereitung für die körperlich anstrengenderen Rückwärtsbeugen wie etwa die verschiedenen Heuschreckenvarianten eignet. Die Tatsache, dass wir Bewohner der westlichen Welt uns viel zu häufig nach vorne beugen, macht die Rückwärtsbeugen zu einem der wichtigsten Teile Ihres Yogaprogramms. Eine Rückwärtsbeuge (siehe Kapitel 12) sollte in keinem Yogaprogramm fehlen. Für Programme, die länger als 30 Minuten dauern, sollten Sie sogar zwei Rückwärtsbeugen einplanen. In Abbildung 16.9 finden Sie einige Rückwärtsbeugen, die Sie in Ihre persönliche Yogaroutine aufnehmen können.

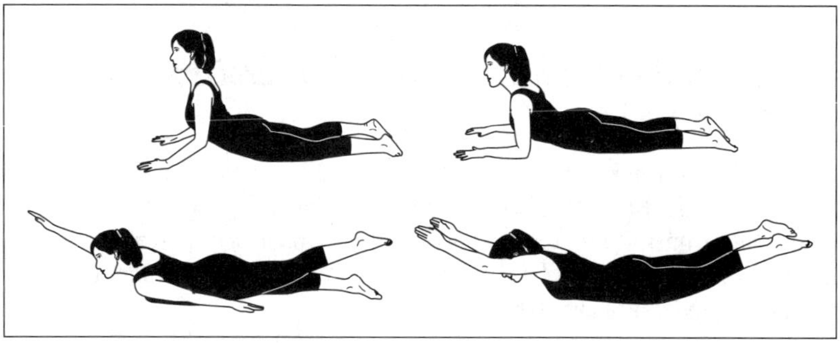

Abbildung 16.9: Die gängigsten Rückwärtsbeugen

Ausgleich für Rückwärtsbeugen

Als Ausgleichsübung für Rückwärtsbeugen schließt sich in aller Regel irgendeine Art von Vorwärtsbeuge im Knien an (siehe Abbildung 16.10). Wir empfehlen meistens die Kopf-ans-Knie- oder die Embryohaltung (siehe Kapitel 6). Nach den etwas anstrengenderen Rückwärtsbeugen wie etwa den Heuschreckenvarianten sollten Sie immer eine kurze Pause einlegen, gefolgt von einer Vorwärtsbeuge mit angewinkelten Beinen und der dynamischen Brücke als zweiter Ausgleichsübung. Diese Sequenz lockert den Nacken und die oberen Rückenpartien.

Vorbereitungsübungen für Rumpfbeugen

Gerade bei Rumpfbeugen mit gestreckten Beinen ist eine ausreichende Vorbereitung von entscheidender Bedeutung. Das Strecken der Kniesehnen und die Lockerung der Hüften vor einer der Rumpfbeugen im Sitzen (siehe Kapitel 12) verbessert erstens die Haltung und macht außerdem die gesamte Übung weitaus sicherer. Planen Sie bei einem 30-Minuten-Programm immer eine Dehnungsübung für die Kniesehnen oder die Babywiege ein (siehe Kapitel 6). Bei einem längeren Programm können Sie auch beide Positionen üben (siehe auch Abbildung 16.11).

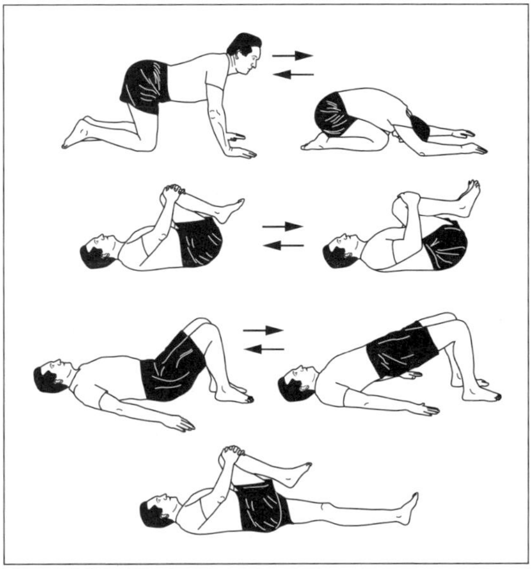

Abbildung 16.10: Ausgleichsübungen für Rückwärtsbeugen sind ein wichtiger Teil jedes Yogaprogramms.

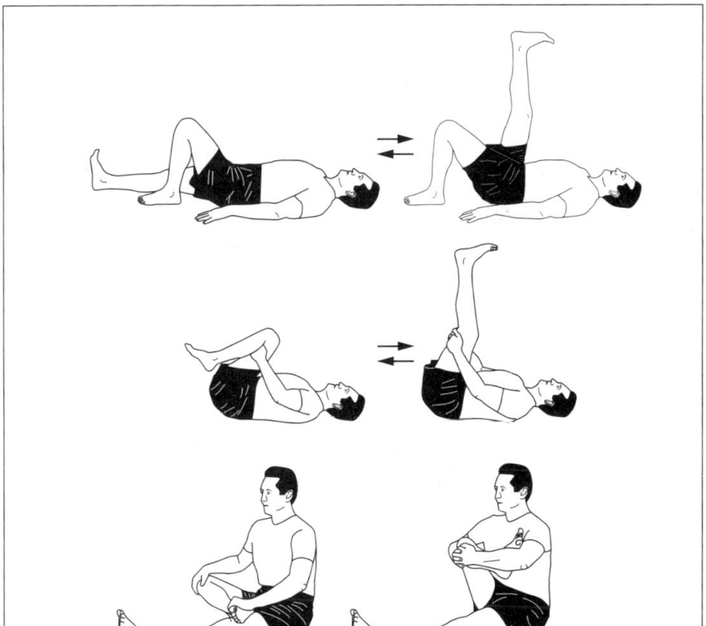

Abbildung 16.11: Mit diesen Positionen können Sie sich auf die Rumpfbeugen vorbereiten.

Rumpfbeugen im Sitzen

Rumpfbeugen im Sitzen werden wegen ihrer beruhigenden Wirkung normalerweise gegen Ende einer Routine geübt. Von allen in diesem Buch beschriebenen Übungen trennt die Rumpfbeuge mit gestreckten Beinen im Sitzen die Geschlechter am augenfälligsten. Männer haben mehr Muskelmasse – insbesondere in der Hüft- und Leistenpartie – und sind normalerweise steifer in den Knien. Eine geeignete Vorbereitung der Kniesehnen ist für sie deshalb besonders wichtig. Wenn Sie mit den Übungen in dieser Kategorie Probleme haben, winkeln Sie einfach die Knie etwas stärker an oder setzen Sie sich auf ein Kissen oder eine gefaltete Decke (siehe Kapitel 12 und 17). Wählen Sie für eine 30-Minuten-Routine eine der Vorwärtsbeugen aus Kapitel 12. Bei der Vorbereitung eines 60-Minuten-Programms sollten Sie zwei dieser Positionen einplanen (siehe auch Abbildung 16.12). Als Alternative können Sie diese Übungen durch eine Seitwärtsbeuge im Knien oder im Sitzen (siehe Kapitel 12) und eine Rumpfbeuge im Knien oder im Sitzen als Ausgleich ersetzen.

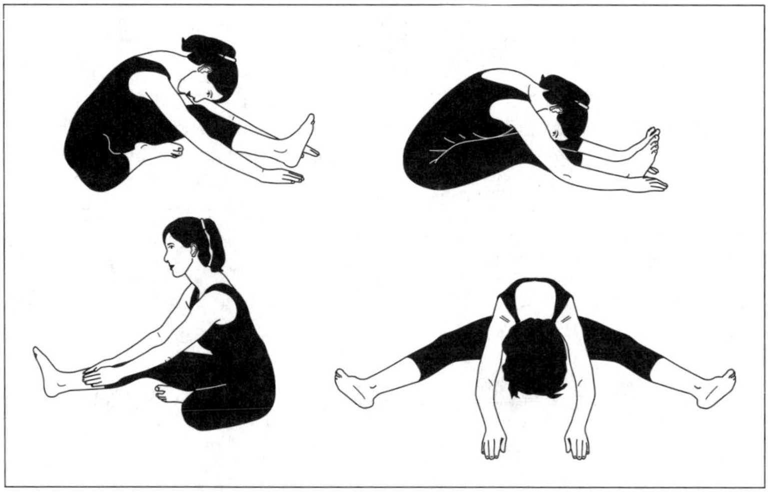

Abbildung 16.12: Beispiele für Rumpfbeugen im Sitzen

Ausgleichsübungen für Rumpfbeugen im Sitzen

Rumpfbeugen im Sitzen tragen den Ausgleichsaspekt normalerweise bereits in sich. Manchmal jedoch sollten Sie eine vorsichtige Rückwärtsbeuge wie etwa die dynamische Brücke als Konterposition (siehe Abbildung 6) anschließen.

Vorbereitung für Drehübungen

Vorwärtsbeugen sind die passende Vorbereitung für alle Drehübungen. Der Wechsel von der Vorwärtsbeuge zu einer Drehübung ist ein ganz natürlicher Übergang, dem mit der klassischen Formel Rechnung getragen wird.

Drehübungen

Drehübungen und Vorwärtsbeugen haben einen allgemein beruhigenden Effekt auf Körper und Geist. Die Drehübungen auf dem Boden sind das Dessert in Ihrem Yogaprogramm, weil sie am Ende einer Routine einfach ein gutes Gefühl vermitteln. Wählen Sie eine der in Kapitel 13 beschriebenen Drehübungen für eine 30-Minuten-Routine und ein bis zwei Übungen für ein 60-Minuten-Programm aus. In Abbildung 16.13 finden Sie einige der gebräuchlichsten Drehübungen.

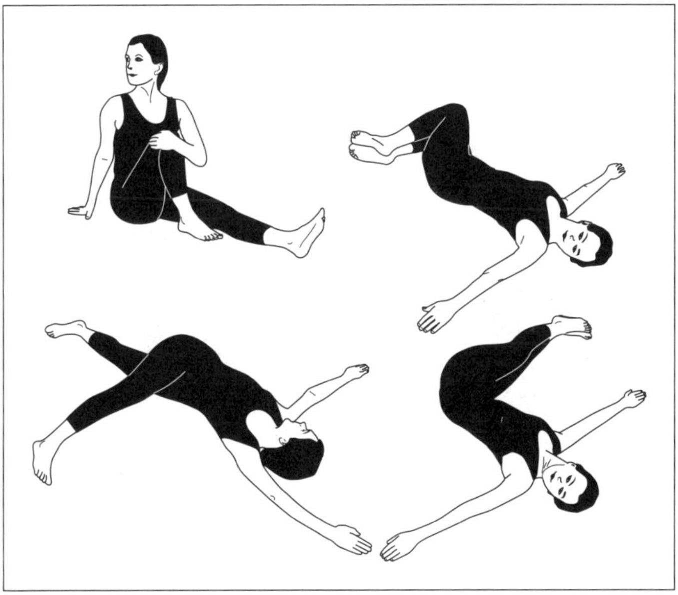

Abbildung 16.13: Drehübungen wirken beruhigend auf Körper und Geist.

Ausgleichsübungen für Drehübungen

Als Ausgleich für Drehübungen sollten Sie immer eine Flexionsübung wie etwa eine Vorwärtsbeuge einlegen. Nach einer Rumpfbeuge im Sitzen sollten Sie immer eine Übung durchführen, bei der ein oder beide Knie an die Brust gezogen werden (siehe Kapitel 6 und Abbildung 16.14).

Entspannung

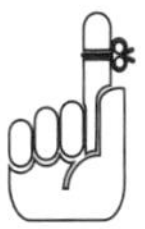

Egal, wie kurz Ihr Programm ist – denken Sie immer daran, irgendeine Entspannungsübung aufzunehmen. Die Ruhephase ist der Zeitpunkt, an dem die so genannte Absorption stattfindet. Das heißt: In dieser Phase werden all die von den Yogaübungen erweckten Energien verdaut.

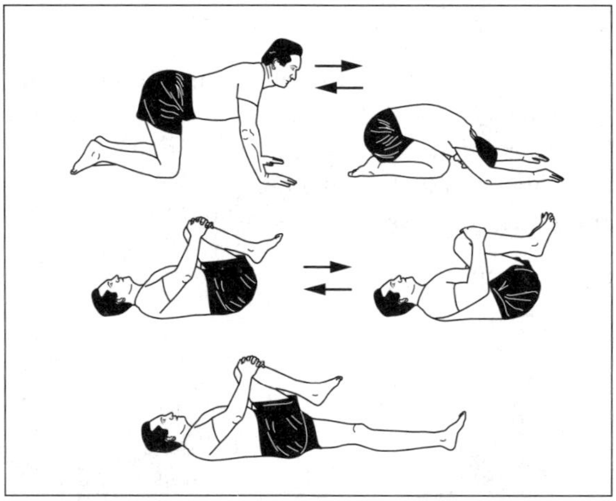

Abbildung 16.14: Diese Übungen sorgen für Ausgleich nach Drehbewegungen.

Diese letzte Zutat unseres klassischen Rezepts kann unterschiedlich aussehen: Sie können eine der Entspannungspositionen (siehe Kapitel 6) einnehmen, yogisches Atmen (siehe Kapitel 5) üben oder meditieren (siehe Kapitel 17).

Wählen Sie als Erstes eine der Ruhestellungen aus Kapitel 6 oder eine der Sitzpositionen aus Kapitel 7 aus. Entscheiden Sie sich anschließend für eine Atemtechnik (siehe Kapitel 5), eine Entspannungstechnik aus Kapitel 4 und/oder eine der Meditationstechniken aus Kapitel 17. Bei einem 60-Minuten-Programm können Sie sowohl Atem- als auch Entspannungsübungen einsetzen.

Jede Technik sollte mindestens zwei Minuten und höchstens 15 Minuten geübt werden.

Das Beste für ein Viertelstündchen

Machen wir uns nichts vor: Wir haben immer zu wenig Zeit. Aber anstatt die Yogaübungen ganz zu verschieben, sollten Sie sich wenigstens die Zeit für ein Miniprogramm nehmen. Selbst 15 Minuten Hatha-Yoga kann Sie wieder auf Vordermann bringen und Ihren Körper und Geist daran erinnern, wie wohltuend eine Runde Strecken, Bewegen und bewusst Atmen sein kann.

Wenn wir uns selbst gegenüber ehrlich sind, müssen wir zugeben, dass wir eine Menge Zeit mit passivem Nichtstun verschwenden. Wir tun zwar nichts, ruhen dabei aber auch nicht richtig aus. Man könnte diesen Zustand etwa folgendermaßen beschreiben: Wir stehen an der roten Ampel und geben trotzdem Vollgas. Tatsache ist aber, dass wir alle doch wenigstens 15 Minuten am Tag haben, um etwas für unsere körperliche und geistige Gesundheit zu tun.

Wenn Sie sich für eine 15-Minuten-Routine entschließen, müssen Sie sich beim Zusammenstellen an Ihren Zielen orientieren. Diese kurzen Routinen werden meistens zu folgenden Zwecken genutzt:

- Als schnelles Fitnessprogramm
- Zur Stresslinderung und zur Entspannung
- Als Vorbereitung auf yogische Atemübungen oder Meditationssitzungen

Allgemeines Fitnessprogramm

Wenn Sie die Kurzroutine als Fitnessprogramm verwenden wollen, sollten Sie die folgenden Routineelemente in der angegebenen Reihenfolge üben. Die Abbildungen weiter vorne in diesem Kapitel können Sie als Orientierungshilfe benutzen.

Die Techniken für die folgenden Übungen und die Anzahl der Wiederholungen finden Sie in den angegebenen Kapiteln.

- Zur Einstimmung eine Ruheposition im Stehen oder Sitzen (siehe Kapitel 7, Abbildung 16.1) und eine der yogischen Atemtechniken aus Kapitel 5
- Eine dynamische Serie: Entweder den Sonnengruß im Knien oder Stehen (siehe Kapitel 14), die Verjüngungssequenz – die für drei oder vier Einzelhaltungen steht (siehe Kapitel 15) – oder drei bis vier Standpositionen (siehe Kapitel 8 und Abbildung 16.3; insgesamt sechs bis acht Minuten)
- Eine Drehübung im Liegen (siehe Kapitel 13 und Abbildung 16.13)
- Eine Ausgleichsübung, bei der ein oder beide Knie an die Brust herangezogen werden (siehe Kapitel 6 und Abbildung 16.14)
- Eine Ruhehaltung im Sitzen oder Liegen (siehe Kapitel 6 und Abbildung 16.1)
- Eine Atemübung (siehe Kapitel 5) und/oder Entspannungsübung (siehe Kapitel 4)

Vorbereitung für Meditation und yogische Atemübungen

Wenn Sie ein Programm wollen, das Ihnen beim Stressabbau oder beim Entspannen helfen soll oder mit dem Sie sich auf eine Meditationssitzung vorbereiten können, führen Sie folgende Elemente in der angegebenen Reihenfolge aus:

- Zur Einstimmung eine Ruheposition im Stehen oder Sitzen (siehe Kapitel 7 und 8 sowie Abbildung 16.1) und eine der yogischen Atemtechniken aus Kapitel 5.
- Zwei Übungen im Liegen zum Aufwärmen. Bei einer sollten die Arme, bei der anderen die Beine bewegt werden (siehe Kapitel 6 und Abbildung 16.2).
- Eine Rückwärtsbeuge im Liegen wie etwa die Kobra, die Heuschrecke (siehe Kapitel 12 und Abbildung 16.9) oder die Brücke (siehe Kapitel 6 und Abbildung 16.6).

- ✔ Eine Ausgleichsübung, bei der die Knie an die Brust herangezogen werden, oder die Embryohaltung (siehe Kapitel 6 und Abbildung 16.11).

Eine Übung zur Dehnung der Kniesehnen (siehe Kapitel 6 und Abbildung 16.11).

Eine Drehübung im Liegen (siehe Kapitel 13 und Abbildung 16.13).

- ✔ Eine Ausgleichsübung im Liegen mit angewinkelten Beinen (siehe Kapitel 6 und Abbildung 16.14).
- ✔ Eine liegende oder sitzende Ruheposition (siehe Kapitel 7 und 8 sowie Abbildung 16.1), kombiniert mit einer Atem- (siehe Kapitel 5) und/oder Entspannungsübung (siehe Kapitel 4).

Ein Quickie für fünf Minuten

Ein 5-Minuten-Programm lässt sich ein leichtesten zusammenstellen. Für einen vielbeschäftigten Menschen können selbst ein oder zwei 5-Minuten-Routinen pro Tag schon eine Menge Gutes bringen. Wählen Sie dazu eine der Ruhepositionen aus Kapitel 6 oder eine der Sitzpositionen aus Kapitel 7 beziehungsweise Abbildung 16.1. Kombinieren Sie diese Position mit einer der yogischen Atemtechniken aus Kapitel 5. Für diese Routine, die Sie drei bis fünf Minuten lang durchführen sollten, können Sie unter 60 möglichen Kombinationen auswählen.

Meditation und die höheren Weihen des Yoga

17

In diesem Kapitel

- So lernen Sie, sich zu konzentrieren
- Meditation als Kunstform
- Meditation optimal nutzen
- Die richtige Meditationshaltung
- Hindernisse für eine konzentrierte Meditation
- Meditation mit Mantras
- Meditationsübungen
- Erleuchtung und Ekstase

Sie kennen wahrscheinlich die Redensart »Wie du mir, so ich dir«. Dasselbe gilt auch für Yoga. Ein paar Übungen hier und da bringen zwar einigen Nutzen, aber um sämtliche Vorteile von Yoga genießen zu können, müssen Sie auch ein yogisches Leben führen – ein in körperlicher, mentaler und spritueller Hinsicht ausgeglichenes Leben.

Yogische Übungen können ein großartiger Anfang sein. Zusammen mit einer anständigen Ernährungsweise können Yogaübungen zu 80 Prozent zu Ihrem Wohlbefinden beitragen und auch Ihr Gefühlsleben positiv beeinflussen. (Die restlichen 20 Prozent setzen sich zusammen aus ausreichendem Schlaf, sinnvoller Arbeit und einem glücklichen Familienleben).

Yoga sorgt nicht nur für einen gesunden Körper, sondern kann Ihnen auch helfen, Ihr mentales und spirituelles Potential zu erkennen. Tatsache ist: Ein gesunder Körper ist die beste Grundlage für die Meditation (yogische Konzentration) und die höheren Weihen des Yoga. Versuchen Sie mal, zu meditieren, wenn Ihre Nase von einer Erkältung verstopft ist, wenn Sie Fieber haben, oder wenn Ihre Rückenschmerzen Sie fast umbringen. Schmerzen und Beschwerden machen Sie zwar zu einem Philosophen (»Warum muss ausgerechnet ich das ertragen?«), tragen aber nicht unbedingt zur geistigen Entspannung bei. Und genau die brauchen Sie zur Meditation.

Die meisten Kapitel dieses Buches beschäftigen sich mit den verschiedenen Yogastellungen, die alle darauf ausgerichtet sind, Sie zu entspannen und Ihren Geist auf die höheren Weihen des Yoga vorzubereiten. Dieses Kapitel erklärt, wie Sie die Meditation in Ihre Yogaroutine einbauen können, um schließlich auch die oberste Sprosse der Yogaleiter zu erreichen.

Konzentration ist alles

Wie sehr ist Ihr Geist beschäftigt? Können Sie sich leicht konzentrieren? Mit der folgenden einfachen Übung können Sie Ihren KQ (Konzentrationsquotient) ermitten.

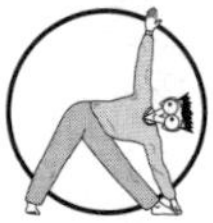

Stellen Sie sich einen wunderschönen weißen Schwan vor. Er schaut weder nach rechts oder links, sondern gleitet majestätisch auf einem Teich einher und verursacht fast keine Bewegungen im Wasser. Denken Sie immerzu an diesen Schwan. Konzentrieren Sie sich so stark wie möglich auf dieses Bild und zählen Sie dabei langsam rückwärts: 100, 99, 98, 97...

Wie weit sind Sie bei Ihrem Countdown gekommen, bevor das geistige Bild des Schwans sich in Luft aufgelöst hat und durch ein anderes ersetzt wurde? Bis 97 oder 96? Vielleicht haben Sie es auch schon bei 99 verloren. Tatsache ist: Für einen Anfänger wäre es ziemlich ungewöhnlich, wenn er weiter als bis 96 käme. Wenn Sie es trotzdem geschafft haben, ist Ihre Konzentrationsfähigkeit sehr gut. Nur ein erfahrener Yogi schafft es, bis 0 herunterzuzählen *und gleichzeitig* an den Schwan zu denken.

Wenn Sie in dieser Übung nicht so gut abgeschnitten haben, weil Phantasie nicht Ihre stärkste Seite ist, versuchen Sie Folgendes:

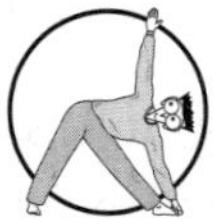

Setzen Sie sich hin, und atmen Sie ein paar Mal tief aus und ein. Versuchen Sie, an überhaupt nichts zu denken. Keine Gedanken, keine Bilder, kein Countdown. Keine Bewegung auf Ihrem spirituellen Teich. Nur sitzen und da sein.

Na, wie ist dieser Versuch ausgegangen? Ärgern Sie sich nicht, wenn diese Übung ungefähr folgendermaßen verlaufen ist:

> Okay, ich denke an nichts. Himmel, war das nicht gerade ein Gedanke? Noch ein Versuch... So, das geht doch schon viel besser... Aber was war da mit dem Zählen? Beim Zähltest vorher habe ich nicht gut abgeschnitten. Aber bei Prüfungen war ich ja noch nie besonders gut. Oh, verdammt, ich denke ja schon wieder... Verschwindet, ihr dummen Gedanken!

Ärgern Sie sich nicht, wenn Ihr Geist wie ein ICE durch die Gegend rast und Ihre Konzentrationsfähigkeit nicht stark genug ist, um ihn zu bremsen. Der Vorwärtsdrang bedeutet schließlich nur, dass es da noch viele Möglichkeiten gibt, sich zu verbessern. Und mit einiger Übung können Sie das auch schaffen. Ablenkung ist nicht an sich schlecht. Betrachten Sie die fehlende Konzentrationsfähigkeit einfach als Gelegenheit, um zu üben, die Aufmerksamkeit auf einen bestimmten Gegenstand zu richten. Wenn Sie das erst einmal einige Male geübt haben, wird Ihr Geist langsam immer folgsamer. Stellen Sie sich Ihren Geist als lebhaftes Fohlen vor, das auf einer Wiese herumtollt. Mit ein bißchen Training kann auch aus diesem munteren Fohlen ein ausgezeichnetes Rennpferd werden.

- ✔ Die meisten Menschen verwechseln Meditation mit dem Einstellen aller gedanklichen Tätigkeit. Aber das ist nur eine Art der Meditation – und eine der fortgeschrittenen obendrein. Für den Anfänger besteht Meditation lediglich darin, den endlosen Strom von Gedanken vor dem geistigen Auge zu *registrieren*. Betrachten Sie diese Beobachtungen als einen wichtigen Teil Ihrer Bemühungen, aufmerksam und konzentriert zu sein.

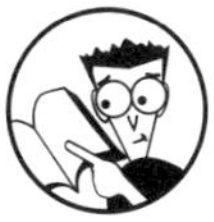

Die inneren Glieder des Yoga

Nach den im Yoga-Sutra von Patanjali niedergelegten Prinzipien des Hatha-Yoga besteht der yogische Pfad aus acht »Gliedern« (*Anga*). Die ersten fünf Glieder – moralische Disziplin, Selbstbeherrschung, Yogastellungen, Atemkontrolle und Abschalten der Sinne – werden *äußere Glieder* genannt. Diese Glieder liegen im Eingangsbereich des riesigen Yogagebäudes. Im Inneren des Hauses liegen Konzentration, Meditation und Ekstase – die *inneren Glieder*. Diese inneren Glieder lassen sich erst dann erfolgreich praktizieren, wenn Sie es in den äußeren fünf Gliedern zu einer gewissen Meisterschaft gebracht haben.

Aktivieren Sie Ihre verborgenen Kräfte

Konzentrationsfähigkeit ist bei jeder Tätigkeit das A und O. Ohne Konzentration würden Sie sich ständig auf den Daumen schlagen, anstatt den Nagel zu treffen. Sie würden Ihre Steuern falsch berechnen und wären nicht in der Lage, der rasiermesserscharfen Logik eines Sherlock Holmes zu folgen.

Konzentration, die zur Meditation führt, bringt Klarheit und Seelenfrieden – zwei Qualitäten, mit denen Sie jede Situation meistern können. Mit ihrer Hilfe können Sie ein erfülltes und sinnvolles Leben führen. Ob Sie nun eine vielbeschäftigte Mutter und Hausfrau oder Top-Manager sind – die geistige Ruhe, die Sie durch regelmäßige Konzentrations- und Meditationsübungen erreichen, wird Ihr Leben zum Positiven verändern.

Was ist Konzentration?

Konzentration und Meditation sind zwei Aspekte derselben Aufmerksamkeit, die Sie allen Aspekten Ihres Leben zukommen lassen sollen. Das Sanskrit-Wort für Konzentration lautet *Dharana*, was wörtlich übersetzt »halten« bedeutet. Sie konzentrieren sich, indem Sie Ihre Aufmerksamkeit auf einen bestimmten körperlichen Prozess (wie beispielsweise die Atmung), einen Gedanken, ein geistiges Bild oder einen Ton (wie beim Mantra-Yoga) richten. Durch Konzentration versuchen Sie, *konzentrisch* zu werden, d.h., Ihren Mittelpunkt zu finden und eine innere Harmonie herzustellen. So lange Sie Ihren Mittelpunkt oder spirituellen Kern nicht gefunden haben, also *exzentrisch* sind, schwirren all Ihre Gedanken wild durcheinander. Und so lange die Gedanken nicht aus Ihrem inneren Kern stammen, sind Sie unglücklich, unruhig und sich selbst fremd.

Sie können leicht feststellen, ob Sie zur Zeit *konzentrisch* oder *exzentrisch* sind. Was sagt Ihr Körper? Wie fühlen Sie sich? Welches Gefühl haben Sie bei einer anstehenden Entscheidung? Welches Gefühl haben Sie in einer Beziehung? Was sagt Ihnen Ihr Körper über Ihre gegenwärtige Beschäftigung oder den Job? Welches Gefühl haben Sie, wenn Sie Ihr Leben als Ganzes betrachten? Diese Art von Aufmerksamkeit wird als *Fokussierung* bezeichnet und bedeutet, dass Sie aufmerksam registrieren, was Ihr Körper Ihnen mitzuteilen hat. Körper und Geist funktionieren immer als Einheit. Die geistige Nähe zum Körper ist wichtig und sogar Ausschlag gebend für das Üben der yogischen Haltungen.

Mithilfe dieser Fokussierung können Sie außerdem erkennen, welchen Ballast Sie mit sich herumtragen: Vorurteile, Enttäuschungen, Ängste und Erwartungen. Die meisten Menschen »speichern« negative Erlebnisse im Körper und werden deshalb anfällig für alle möglichen Krankheiten. Früher oder später muss jeder Mensch seiner geistigen Gesundheit zuliebe die Erinnerungen an negative Erlebnisse löschen und kann dann als »befreiter« Mensch seine Umwelt und Mitmenschen bereichern.

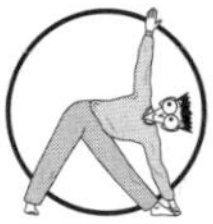

Die beste Möglichkeit, sich die negativen Erlebnisse in Erinnerung zu rufen und anschließend zu zerstreuen, besteht in der Frage: *Was hindert mich daran, mich wohl und glücklich zu fühlen? Was hindert mich daran, Glück zu erleben?* Ihr Körper zeigt die Antworten: Ein Gefühl der Enge in der Brust, ein Gefühl der Leere, ein Gefühl, als hätte sich der Magen zusammengezogen, ein Hämmern im Kopf. All dies sind die körperlichen Phänomene eines entsprechenden emotionalen Zustandes.

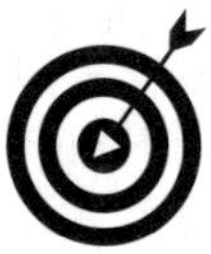

Geben Sie sich bei dieser Art von Konzentrationsübungen nicht mit der erstbesten Antwort zufrieden, die Ihnen einfällt. Fragen Sie sich lieber, ob es noch mehr geben könnte, das Sie daran hindert, glücklich und zufrieden zu sein. Wenn dieser Vorgang für Sie zu schmerzvoll ist, ziehen Sie für diese Aufgabe einen guten Freund oder einen kompetenten Berater beziehungsweise Therapeuten zu Rate.

Meditation in der Praxis

Es gibt zwar viele Arten der Meditation, von denen aber zwei Methoden besonders erwähnenswert sind: die *Meditation durch Konzentration auf einen bestimmten Gegenstand* und die *objektlose Meditation*. Die letzte Form ist reine Konzentration ohne Beschäftigung mit einem besonderen Gefühl, einer Vorstellung oder einem anderen Phänomen. Die meisten Anfänger finden diese Art der Meditation zwar sehr reizvoll, allerdings auch ziemlich schwierig. Wir empfehlen Ihnen deshalb, sich zunächst mit der Meditationsform zu beschäftigen, bei der Sie sich voll auf ein bestimmtes Objekt konzentrieren. Folgende Objekte eignen sich für diese Übung:

- ✔ Ein körperliches Erlebnis wie etwa die Atmung, auf die man sich hervorragend konzentrieren kann
- ✔ Ein Teil des Körpers, wie etwa eines der sieben *Chakras* (Energiezentren; siehe nächster Abschnitt)
- ✔ Ein Prozess oder eine Aktion, wie etwa Essen, Gehen oder Geschirrspülen
- ✔ Ein beliebiges externes Objekt wie etwa eine Kerzenflamme
- ✔ Ein *Mantra* (sei es ein einzelner Ton, ein Satz oder ein ganzer Gesang)
- ✔ Ein Gedanke, wie etwa der Gedanke an Frieden, Freude oder Liebe

- Eine Vorstellung – eine spezielle Form der Meditation, bei der Sie mithilfe Ihrer Vorstellungskraft ein Bild von Licht, Leere, dem spirituellen Lehrer, einem Heiligen oder von einer der vielen Gottheiten des Hindu- oder Buddha-Yoga entstehen lassen

Experimentieren Sie ruhig mit all diesen Möglichkeiten herum, bis Sie die für Sie geeignetste herausgefunden haben. Bleiben Sie anschließend bei diesem Objekt. Wenn Sie sich zum Beispiel für einen bestimmten Heiligen entschieden haben, fahren Sie am besten, wenn Sie für Ihre täglichen Übungen immer das gleiche Bild vor Augen halten.

Chacras: Glücksrad des Yoga

Nach den Vorstellungen des Yoga hat jeder Körper ein aus reiner Energie bestehendes Gegenstück: ein Netz von Energiekanälen (*Nadis*), in denen die Lebenskraft (*Prana*) zirkuliert. Der wichtigste Energiekanal verläuft entlang der Körperachse vom Ende der Wirbelsäule bis zum Scheitel. Er wird *Sushumna-nadi* genannt (siehe Anmerkungen über Kundalini-Yoga in Kapitel 1). Bei Otto Normalverbraucher ist dieser zentrale Energiekanal meistens inaktiv. Der Sinn vieler Hatha-Yoga-Übungen besteht darin, Hindernisse aus diesem Kanal herauszuräumen, damit die Lebenskraft ungehindert fließen kann. Dieser freie Energiefluss ist die Voraussetzung für geistige und körperliche Gesundheit und den Zugang zu den höheren Bewusstseinsstufen.

Wenn Sie diesen Zentralkanal derart aktiviert haben, können auch die sechs psychoenergetischen Hauptzentren arbeiten – die sogenannten Chacras, die am Zentralkanal entlang verteilt liegen. Das Wort *Chacra* bedeutet »Rad« und bezieht sich auf die Tatsache, dass diese Energie-Whirlpools den Körper am Leben halten und für dessen ordnungsgemäßes Funktionieren sorgen. Hier die *Chacras* in aufsteigender Reihenfolge:

- **Muladhara (dt: *Stamm* oder *Wurzel*):** Dieses *Chacra* liegt am Ende der Wirbelsäule zwischen dem Rectum und den Genitalien und wird Wurzel-Chacra genannt. An dieser Stelle ruht die Schlangenkraft (siehe Kapitel 1), die große psychospirituelle Kraft, die mit dem Hatha-Yoga erweckt werden soll.
- **Svadhishthana (dt: *das eigene Heim* oder *Zuhause*):** Dieses *Chacra* liegt oberhalb der Genitalien und steuert die urogenitalen Funktionen und das sexuelle Begehren. Es wird Sakral-Chacra genannt.
- **Manipura (dt: *Juwelenstadt*):** Dieses *Chacra* liegt am Bauchnabel und verteilt die Lebenskraft an die einzelnen Körperteile. Es steuert insbesondere den Verdauungsprozess und die Willenskraft.
- **Anahata (dt: *der nicht angeschlagene Ton*):** Dieses Chacra wird auch »Herz-Chacra« genannt und liegt in der Mitte des Brustkorbes. An dieser Stelle wird der »nicht angeschlagene« innere Ton bei der Meditation gehört. Dieser Zentrum hat auch mit Liebe zu tun.
- **Vishuddha (dt: *rein*):** Dieses Zentrum liegt in der Nähe der Schilddrüse (Hals-Chacra) und steuert die Sprache, hat aber auch mit Gier zu tun.

- **Ajna (dt: *Befehl*):** Dieses Chacra befindet sich in der Mitte des Kopfes direkt zwischen den Augenbrauen. Es heißt auch das »dritte Auge«. Über diesen Punkt stellt der Guru seine telepathische Verbindung mit seinen Schülern her. Sie wird aber auch mit dem Erleben der höheren Bewusstseinszustände in Verbindung gebracht.
- **Sahasrara (dt: *mit 1000 Speichen versehen*):** Dieses Chacra befindet sich am Scheitelpunkt des Kopfes und wird mit den höheren Bewusstseinszuständen, insbesondere mit der Ekstase in Verbindung gebracht.

Die wichtigsten Regeln für die Meditation

Stellen Sie sich Ihre Meditation als einen Baum vor, der jeden Tag gewässert werden muss – nicht zu viel und nicht zu wenig. Mit der richtigen Pflege wird dieser Baum eines Tages erblühen und Früchte tragen.

Wenn Sie die folgenden Regeln befolgen, werden Sie von diesem Baum bald die leckersten Früchte ernten können:

- **Üben Sie regelmäßig:** Versuchen Sie, jeden Tag eine Zeit lang zu meditieren. Ist das nicht möglich, sollten Sie versuchen, sich wenigstens an einigen Tagen der Woche die Zeit zur Meditation zu nehmen.
- **Entwickeln Sie eine Motivation zum Meditieren:** Menschen meditieren aus vielen Gründen: Gesundheit, Seelenfrieden, Klarheit, spirituelle Entwicklung. Machen Sie sich deutlich, warum Sie sich zum Meditieren hinsetzen. Die beste Motivation zum Meditieren (und zum Yoga im Allgemeinen) ist der Wunsch, das eigene Potenzial zu erfahren *und* andere Menschen an Ihrem persönlichen Erfolg teilhaben zu lassen.

  Im Buddhismus ist diese Motivation als so genanntes *Bodhisatva*-Ideal bekannt. Das *Bodhisatva* strebt nach Erleuchtung (der höchste spirituelle Zustand), um damit seinen Mitmenschen zu nutzen. Ein erleuchtetes Wesen kann anderen bei deren Streben nach Gesundheit und Glück sehr viel wirksamer helfen.

- **Meditieren Sie immer zur selben Zeit:** Nutzen Sie die Tatsache, dass der Körper-Geist-Komplex ein »Gewohnheitstier« ist. Nachdem Sie einige Wochen immer zur selben Tageszeit meditiert haben, werden Sie feststellen, dass Sie sich auf diesen festen Termin freuen.

  Natürlich wird irgendwann auch einmal der Moment kommen, an dem Meditieren das Letzte ist, wozu Sie Lust haben. Zwingen Sie sich in einem solchen Fall dazu, mindestens fünf Minuten still zu sitzen. Meistens ist die kleine Pause schon ausreichend, um in Stimmung für eine komplette Meditationssitzung zu kommen. Wenn nicht, machen Sie einfach etwas anderes, und versuchen Sie es später noch einmal.

- **Meditieren Sie immer am gleichen Ort:** Der Grund für den gleichen Ort ist der gleiche wie für die gleiche Tageszeit: Der Körper-Geist-Komplex liebt die Gewohnheit. Nutzen Sie diese Tatsache und reservieren Sie sich einen Raum, den Ihr Geist mit Meditation assoziieren kann.
- **Wählen Sie eine zur Meditation geeignete Haltung:** Setzen Sie sich aufrecht hin. (Anweisungen zur korrekten Haltung finden Sie im folgenden Abschnitt.) Legen Sie sich nicht hin, weil Sie sonst nur einschlafen würden. Meditieren Sie nicht im Bett, auch wenn Sie sich nur hinsetzen wollen. Wahrscheinlich würde Ihr Geist diese Umgebung immer mit Schlafen assoziieren. Wenn Sie das Sitzen auf dem Boden nicht gewohnt sind, setzen Sie sich auf einen Stuhl mit einer geraden Rückenlehne oder auf ein Sofa, und schieben Sie sich ein Kissen ins Kreuz. Macht es Ihnen nichts aus, auf dem Boden zu sitzen, stehen Ihnen mehrere Positionen zur Auswahl (siehe Kapitel 7).
- **Wählen Sie eine Meditationstechnik, und bleiben Sie dann dabei:** Am Anfang sollten Sie verschiedene Techniken ausprobieren, um festzustellen, welche Ihnen am angenehmsten ist. Nachdem Sie aber eine Technik gefunden haben, die Ihren speziellen Bedürfnissen entspricht, verwenden Sie diese so lange, bis sie die gewünschten Früchte trägt, bis ein Lehrer Ihnen zu einer anderen rät oder bis Sie das sichere Gefühl haben, eine neue Technik probieren zu müssen.
- **Fangen Sie mit kurzen Sitzungen an:** Meditieren Sie zu Anfang etwa 10 bis 20 Minuten. Falls sich ganz von selbst eine längere Dauer ergibt, freuen Sie sich darüber. Zwingen Sie sich aber niemals zu einer bestimmten Länge, wenn Sie sich dabei nicht wohl fühlen. Denken Sie auch daran, nicht zu lange zu meditieren. Was Anfänger als lange Meditation bezeichnen, ist oft nicht mehr als eine ausgedehnte Tagträumerei. Achten Sie darauf, sich bei der Meditation ein gewisses Maß an Konzentration zu erhalten. Wenn Sie sich allzu wohl fühlen, können Sie sicher sein, dass Sie nicht mehr meditieren. So wie beim Üben der verschiedenen Yogapositionen sollten Sie sich auch bei der Meditation immer im Grenzbereich bewegen.
- **Seien Sie wachsam, aber dennoch entspannt:** Innere Wachsamkeit oder Aufmerksamkeit ist nicht das Gleiche wie Spannung oder gar Stress. Achten Sie darauf, dass Ihr Körper entspannt bleibt, indem Sie regelmäßig einige der in Kapitel 4 beschriebenen Entspannungsübungen durchführen. Katzen geben ein gutes Beispiel für innere Wachsamkeit. Selbst wenn sie vollkommen entspannt ist, bewegen sich die Ohren einer Katze wie Radarschüsseln und nehmen jedes Geräusch wahr. Je entspannter Sie sind, desto wachsamer kann Ihr Geist sein.
- **Belasten Sie sich nicht mit zu hohen Erwartungen:** Der Wunsch nach spiritueller Entwicklung und Gesundheit als Motivation für die Meditationsübungen ist ein legitimes Verlangen. Erwarten Sie aber nicht, dass Ihre Meditationserlebnisse immer angenehm und erfreulich sein werden.

- **Bereiten Sie sich auf die Meditation vor:** Erwarten Sie als Anfänger nicht, direkt aus dem täglichen Berufschaos in die Meditation springen zu können. Gönnen Sie Ihrem Geist ein wenig Entspannung, bevor Sie sich zur Meditation hinsetzen. Nehmen Sie ein entspannendes Bad oder waschen Sie sich wenigstens Gesicht und Hände.

- **Richten Sie sich darauf ein, dass die Meditation Sie ein Leben lang begleiten wird:** Ein Baum wächst nicht über Nacht. Auf dem yogischen Pfad gibt es keine verschwendeten Mühen. Geben Sie deshalb nicht auf, wenn Sie nach ein oder zwei Monaten merken, dass die Meditation anders ist als das, was Sie sich vorgestellt haben. Ziehen Sie nicht den voreiligen Schluss, dass die Meditation an sich oder die gewählte Technik nichts bringt. Verdeutlichen Sie sich stattdessen lieber noch einmal, was Meditation bedeutet, und machen Sie weiter. Allein Ihre Bemühungen sind schon viel wert.

Seien Sie vorsichtig bei Meditations-Wochenendseminaren, die sofortigen Erfolg oder gar die große Erleuchtung versprechen. Meditation und Erleuchtung sind Prozesse, die sich über ein ganzes Leben erstrecken.

- **Behalten Sie Ihre Meditationserfahrungen für sich:** Viele Anfänger wollen in ihrer Begeisterung verständlicherweise ihre Erlebnisse auch anderen mitteilen. Widerstehen Sie der Versuchung, mit Ihren Erfahrungen hausieren zu gehen – die meisten Menschen empfinden das ohnehin nur als aufdringlich. Und Sie selbst haben auch nichts davon. Meditationserfahrungen verbreiten ist das Gleiche, als würden Sie Ihren Freunden (und allen anderen, die bereit sind zuzuhören) Einzelheiten Ihres Liebeslebens erzählen. Das ist geschmacklos! Die großen Yogameister empfehlen, über derlei Erlebnisse zu schweigen.

- **Nutzen Sie die Meditationserfahrungen für den Alltag:** Ebenso wie es unklug ist, übergangslos vom Schnellgang in den meditativen Kriechgang herunterzuschalten, sollten Sie auch nicht direkt nach einer Meditationssitzung aufspringen und sofort zu Ihren anderen Aktivitäten zurückzukehren. Legen Sie deshalb eine sehr bewusste Pause vor und nach der Meditation ein. Rufen Sie sich nach der Sitzung noch einmal die Gründe ins Gedächtnis zurück, aus denen Sie meditieren. Seien Sie dankbar für die Energie und die Einsichten, die Sie durch die Meditation gewonnen haben. Und genauso wichtig ist, dass Sie sich wegen eines möglicherweise negativen Meditationserlebnisses nicht schlecht fühlen. Seien Sie dankbar für *jede* Erfahrung. Manchmal ergeben Sie im Lauf der Meditationssitzung wichtige Einsichten. Ihre Aufgabe ist es dann, diese Botschaften im Alltag umzusetzen.

Die richtige Körperhaltung

Die Körperhaltung ist für die Meditation von entscheidender Bedeutung. Die folgende Zusammenstellung enthält die sieben Regeln für das richtige Sitzen:

- ✔ **Rücken:** Die Haltung des Rückens während einer Meditationssitzung ist außerordentlich wichtig. Ihr Rücken sollte gerade, aber gleichzeitig entspannt sein. Der Oberkörper sollte offen und der Hals frei sein. Eine korrekte Haltung ermöglicht den ungehinderten Fluss der Körperenergien und sorgt dafür, dass Sie nicht einschlafen. Die meisten Menschen aus dem Westen werden wahrscheinlich ein Kissen unter dem Gesäß benötigen, um die richtige Sitzposition zu erreichen und um zu vermeiden, dass die Beine einschlafen. Achten Sie aber darauf, dass der Bauch nicht zu weit nach vorne geneigt ist. Als Alternative können Sie sich auch auf einen Stuhl setzen. Jede Position ist legitim, solange Sie sie für die gewünschte Dauer einhalten können.

- ✔ **Kopf:** Für die richtige Kopfhaltung stellen Sie sich am besten vor, dass der Scheitel des Kopfes mit einem Faden am Himmel befestigt ist. Der Kopf wird nach oben gezogen und dabei *leicht* nach vorne geneigt. Ist die Neigung zu stark, werden Sie müde, eine zu schwache Neigung fördert die Neigung, sich ablenken zu lassen.

- ✔ **Zunge:** Legen Sie die Zungenspitze an den Gaumen kurz hinter den oberen Schneidezähnen. Sie werden feststellen, dass diese Zungenhaltung den Speichelfluss vermindert. Sie müssen dann weniger häufig schlucken, was viele Anfänger als recht störend empfinden.

- ✔ **Zähne:** Beißen Sie die Zähne nicht zusammen, sondern lassen Sie den Kiefer ganz entspannt. Achten Sie aber auch darauf, dass der Mund nicht offen steht.

- ✔ **Beine:** Wenn Sie in der Lage sind, ohne Beschwerden längere Zeit mit gekreuzten Beinen zu sitzen, empfehlen wir die in Kapitel 7 beschriebene perfekte Position (*Siddhasana*) als Meditationshaltung. Die gekreuzten Beine bilden einen geschlossenen Energiekreis, der die Konzentrationsfähigkeit steigert.

- ✔ **Arme:** Legen Sie die Hände mit den Handflächen nach oben in den Schoß. Die rechte sollte dabei auf der linken Hand liegen. Entspannen Sie Arme und Schultern. Lassen Sie etwas Abstand zwischen den Armen und dem Oberkörper, damit die Luft zirkulieren kann und Sie nicht müde werden.

- ✔ **Augen:** Die meisten Anfänger schließen die Augen bei der Meditation. Das ist völlig in Ordnung. Aber nachdem Sie gelernt haben, sich besser zu konzentrieren, sollten Sie mit halb geöffneten Augen beim Meditieren vor sich auf den Boden schauen. Fortgeschrittene Yogaanhänger lassen sich auch mit geöffneten Augen nicht in der Konzentration stören. Sorgen Sie in jedem Fall dafür, dass die Augenmuskulatur entspannt bleibt.

So beseitigen Sie Widerstände gegen die Meditation

Wann auch immer man mit Veränderungen zu tun hat, hat man es auch mit dem Widerstand gegen diese Veränderungen zu tun. Der Weg zur Meditation ist übersät mit zahlreichen Hindernissen, über die Sie stolpern können. Hier die wichtigsten Stolpersteine:

- **Zweifel:** Sie sind zweifellos das größte Hindernis auf dem yogischen Weg: Die Zweifel betreffen meistens die Richtigkeit oder Wirksamkeit der Meditation (und der anderen Methoden) oder die eigene Person. So könnten Sie sich zum Beispiel fragen, ob die Meditation nicht vielleicht doch zu schwierig für Sie ist (was aber nicht stimmt), ob sie Sie hypnotisieren wird (was nicht geschehen wird), ob sie eine Form des Eskapismus ist (was sie nicht ist), ob sie mit Ihren religiösen Überzeugungen in Einklang steht (was der Fall ist), ob Sie sich zuerst einen Lehrer suchen müssen (Nein!). Jeder kann und darf meditieren. Erwarten Sie nur nicht am ersten Tag gleich die große Sensation.

  Rezept: Nehmen Sie sich die Zeit, Ihre Zweifel im Hinblick auf Yoga und das Meditieren niederzuschreiben. Analysieren Sie diese Zweifel dann Punkt für Punkt. Sie werden bei näherer Untersuchung feststellen, dass viele Ihrer Sorgen unbegründet, manche sogar lächerlich sind. Wenn Sie danach immer noch ernsthafte Zweifel haben, die Sie daran hindern, mit dem Meditieren zu beginnen, suchen Sie sich einen kompetenten Lehrer, der Ihre Vorbehalte ausräumen kann.

- **Langeweile:** Aufmerksamkeit (d.h. die reine Konzentration) kann für einen überaktiven Geist sehr schnell langweilig werden. Das Ergebnis ist, dass er dann Lösungen sucht, diese Langeweile zu überwinden, einschließlich derer, die Meditation gänzlich zu beenden.

  Rezept: Akzeptieren Sie die Tatsache, dass Sie gelangweilt sind, und rücken Sie diese Langeweile – wenigstens zeitweise – ins Zentrum Ihrer Konzentration.

- **Schlaf:** Viele Anfänger geben ihrem Schlafbedürfnis nach, weil sie Schlaf unbewusst mit der Verlangsamung der Gedankentätigkeit während der Meditation assoziieren.

  Rezept: Sorgen Sie für eine korrekte Körperhaltung (siehe vorigen Abschnitt). Halten Sie die Augen immer leicht geöffnet. Als Alternative könnte Sie es auch einmal mit der Meditation im Gehen versuchen, die wir weiter hinten in diesem Abschnitt besprechen.

- **Körperliche Beschwerden:** Es geschieht häufig, dass die Konzentration auf den Körper jede auch noch so kleine Sinneswahrnehmung verstärkt. Selbst der kleinste Juckreiz kann dann zu einem massiven Störfaktor werden.

  Rezept: Registrieren Sie den Juckreiz, versuchen Sie, ihn einfach »wegzuatmen« und konzentrieren Sie sich anschließend wieder. Dieser lästige Juckreiz kann Ihnen tatsächlich sogar so viel Energie geben, dass Sie sich anschließend besser konzentrieren können. Machen Sie aus einer Mücke keinen Elefanten!

- **Negative Gedanken:** Meditation kann negative Tendenzen aus Ihrem Unterbewusstsein an die Oberfläche bringen. Sich mit diesen negativen Gedanken zu beschäftigen, kann sehr störend sein.

  Rezept: Halten Sie sich nicht mit den möglicherweise an die Oberfläche steigenden negativen Gedanken oder Launen auf. Erinnern Sie sich daran, dass Sie nicht identisch mit den aufkommenden Gedanken und Gefühlen sind, und konzentrieren Sie sich dann auf das genaue Gegenteil der negativen Gedanken und Gefühle, die vor Ihrem geistigen Auge erscheinen.

- **Eile:** Nichts ist schädlicher für den yogischen Weg als Eile. Und auch Meditieren ist nicht im Schnelldurchlauf möglich.

  Rezept: Seien Sie geduldig! Lassen Sie Ihrem Körper und Geist genug Zeit zur Veränderung. Erzwingen Sie nichts!

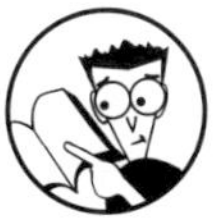

  Frömmelei: Im Zen, der japanischen Form des Yoga, wird dieser Zustand affektierter Heiligkeit als »der Gestank des Zen« bezeichnet. Dabei lässt man andere wissen, dass man ein wirklich umwerfendes Meditationserlebnis hatte, dass man das Wissen hat – kurz: dass man ein Meister von eigenen Gnaden ist. Dieser Anfängerfehler ist nichts anderes als Prahlerei. Und wir alle wissen doch, dass Hochmut vor dem Fall kommt.

  Rezept: Betrachten Sie Ihre Fortschritte realistisch und bescheiden. Erfreuen Sie sich an ihnen, aber posaunen Sie sie nicht in die Welt hinaus. Wenn Ihre innere Entwicklung echt ist, werden andere das ohnehin früher oder später bemerken.

- **Jagd nach Phänomenen:** Manche Anfänger betrachten die Meditation als eine Art Schatzsuche. Sie hoffen auf alle möglichen umwerfenden Erlebnisse – blitzende Lichter, spektakuläre Visionen, außergewöhnliche Klänge und so weiter. Und wenn diese Spezialeffekte nicht erscheinen, geben viele Anfänger die Meditation auf oder flüchten sich in irgendwelche Fantasien.

  Rezept: Erinnern Sie sich daran, was die Meditation bedeutet und bewirken soll. Sie soll nämlich geistige Ruhe und Einsichten bringen und dadurch die innere Entwicklung fördern.

- **Illusionismus:** Vermeiden Sie die Einstellung, dass nichts wirklich wichtig ist, weil alles sowieso eine große Illusion ist. Bei der Meditation tritt zu Tage, wie viel von Ihrer Wirklichkeit tatsächlich nur im Geist exisitiert, was aber nicht bedeutet, dass nichts wirklich wichtig ist. Eine derartige Einstellung zeigt nur, dass man nicht mit beiden Füßen auf der Erde steht.

  Rezept: Denken Sie daran, dass Yoga für alle Aspekte des Lebens gilt. Machen Sie also mit Ihrer Arbeit weiter, kümmern Sie sich um Ihre Familie und Freunde, zahlen Sie Ihre Rechnungen und genießen Sie die beruhigende Wirkung des Yoga.

Meditation mit Sound

Das Absingen einer Silbe, eines Wortes oder eines Satzes ist in vielen spirituellen Traditionen, einschließlich des Hinduismus, des Buddhismus, des Christentums, Judentums und des islamischen Sufismus, eine beliebte Methode zur geistigen Konzentration. Diese speziellen Töne – *Mantras* im Sanskrit – sollen helfen, die Aufmerksamkeit auf ein Ziel zu richten. Der bekannteste Vertreter dieser Richtung war Maharishi Mahesh Yogi, zu dessen Schülern unter anderem die Beatles gehörten.

Hier einige der bekanntesten Mantras:

✔ Die Silbe *Om* besteht im Sanskrit aus den drei Buchstaben *a*, *u* und *m*. Die Buchstaben repräsentieren den Wach- und den Traumzustand sowie den Tiefschlaf. Der lang gezogene Summton repräsentiert die letzte Realität. Hindus betrachten diese Silbe als heilig und als Symbol für die ultimative Wirklichkeit– das höhere Wesen (*Atman*). Beginnen Sie diesen Ton im Bauch und lassen Sie Ihn danach langsam aufsteigen. Das *m* wird als Nasallaut gesummt.

✔ Das Mantra *So'ham* bedeutet »Ich bin Er« oder »Ich bin das universale Wesen« und soll synchron mit der Atmung gesungen werden: *so* beim Ein- und *ham* beim Ausatmen.

✔ Im buddhistischen Yoga wird häufig der Satz *Om mani padme hum* verwendet. Dieser Satz bedeutet »*Om*. Juwel im Lotus. *Hum*« und soll ausdrücken, dass die gesuchte höhere Wirklichkeit im Hier und Jetzt liegt.

✔ Der mantrische Satz *Om namah shivaya* ist besonders bei den hinduistischen Anhängern des göttlichen Shiva beliebt. Er bedeutet »*Om*. Sei gegrüßt, Shiva«.

✔ Die mantrische Formel *Hare krishna* ist im Westen besonders durch die Mitglieder der Krishna-Bewegung bekannt geworden. Sie ruft das Göttliche in der Form von Krishna an, der auch *Hare* genannt wird.

In der yogischen Tradition wird ein Ton dadurch zu einem Mantra, dass er von einem Yogi an einen Schüler gegeben wird, der sich als würdig erwiesen hat. Die Silbe *Om* ohne korrekte Initiation ist deshalb kein Mantra. Viele westliche Yogalehrer sehen das etwas lockerer und empfehlen sowohl traditionelle als auch moderne Wörter als Mantra. Für sie ist nur wichtig, dass man ein Wort findet – sei es Sankrit, Englisch oder Deutsch –, das einem auch wirklich gefällt, weil es unzählige Male wiederholt werden muss. Das bedeutet: Auch biblische Wörter wie beispielsweise *Amen*, das hebräische *Shalom* oder das Wort *Frieden* können als Mantra dienen – auch ohne offizielle Guru-Weihen.

So rezitieren Sie Ihr Mantra

Ob Sie sich nun selbst ein Mantra aussuchen oder eines bekommen – Sie müssen es immer und immer aufs Neue im Geist wiederholen oder vor sich hinmurmeln, damit es wirksam werden kann.

Diese Praxis wird *Japas* genannt, was wörtlich übersetzt »murmeln« bedeutet. Was passiert nun, wenn Sie das Mantra tausend, zehntausend oder hunderttausend Mal wiederholt haben? Mit jeder Wiederholung des Tons nimmt die Konzentration zu, und Ihr Bewusstsein verschmilzt mit dem Ton. Schließlich und endlich soll das Mantra Sie zur Erleuchtung führen. Natürlich müssen Sie zur Erleuchtung auch die anderen Anforderungen des Yoga erfüllen, insbesondere nach den moralischen Prinzipien leben.

Anfänger sollten ihr Mantra immer laut rezitieren – langsam und gleichmäßig. Nachdem Sie mit dieser Form der Meditation etwas vertrauter geworden sind, können Sie anfangen, Ihr Mantra im Flüsterton aufzusagen, sodass nur sie selbst es hören können. Die größte Wirkung hat ein Mantra nach der Yogatradition allerdings, wenn es lautlos und nur im Geist rezitiert wird. Das allerdings verlangt ein gewisses Maß an Konzentrationsfähigkeit.

Helfen Sie sich mit einem Rosenkranz

Viele Yogaanhänger zählen die Perlen eines Rosenkranzes während der Rezitation ihrer Mantras – eine Praxis, die bei der Konzentration hilft. Der normale Rosenkranz (*Mala*) besteht aus 108 gleich großen und zusätzlich noch einer besonders großen Perle, die den heiligen Berg *Meru* repräsentiert. Die Perlen werden mit Daumen und Mittelfinger abgezählt. Dabei dürfen Sie die Hauptperle (den Berg *Meru*) nicht überspringen. Nach 108 Wiederholungen müssen Sie den Rosenkranz wieder von vorne beginnen.

Bewusst und konzentriert atmen

Die bewusste Atemsteuerung, die insbesondere in buddhistischen Kreisen gelehrt wird, ist als Meditationsübung auch für Anfänger geeignet. Wie wir in Kapitel 5 erläutert haben, ist der Atem die Verbindung zwischen Körper und Geist. Seit uralten Zeiten haben die großen Yogameister sich dieser Verbindung bedient.

1. **Setzen Sie sich aufrecht und entspannt hin.**
2. **Erinnern Sie sich daran, zu welchem Zweck Sie meditieren, und richten Sie sich darauf ein, eine bestimmte Zeit in Meditation zu verbringen.**

   Wir empfehlen, mit wenigstens fünf Minuten für diese Übung anzufangen. Später können Sie sie langsam verlängern.
3. **Schließen Sie die Augen oder schauen Sie mit halb geschlossenen Augen auf einen Punkt vor sich auf dem Boden.**
4. **Atmen Sie ganz normal und gleichmäßig. Konzentrieren Sie sich dabei auf das Gefühl, das durch den durch die Nase strömenden Atem entsteht.**
5. **Um sich gegen Ablenkungen abzuschotten, zählen Sie die Atemzyklen von 1 bis 10 mit.**

Hinweis: Machen Sie sich keine Sorgen, wenn Sie merken, dass Ihre Gedanken abgeschweifen. Urteilen Sie vor allen Dingen nicht über die Gedanken, die Ihnen in den Kopf gekommen sind. Widmen Sie sich stattdessen lieber wieder ganz der Beobachtung Ihrer Atemzüge.

Meditieren im Schritttempo

Konzentration ist in jeder Situation möglich. Man kann essen, fernsehen, Auto fahren, Geschirr spülen, sich unterhalten, oder den Partner lieben und dabei konzentriert sein. Für Anfänger ist das konzentrierte Gehen eine exzellente Form der Meditation.

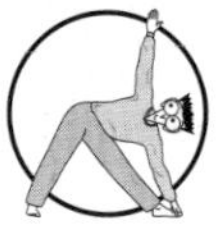

1. **Erinnern Sie sich daran, zu welchem Zweck Sie meditieren, und richten Sie sich darauf ein, eine bestimmte Zeit in Meditation zu verbringen.**

   Für einen ersten Versuch empfehlen wir wenigstens fünf Minuten für diese Übung.

2. **Schauen Sie auf einen Punkt einige Schritte vor sich am Boden, aber fokussieren Sie die Augen nicht auf diesen Punkt. Neigen Sie den Kopf nicht bewusst nach vorne, sondern entspannen Sie den Nacken.**

3. **Stehen Sie völlig ruhig und fühlen Sie Ihren Körper.**

4. **Konzentrieren Sie sich auf den rechten Fuß, insbesondere auf die Zehen und die Fußsohle.**

5. **Heben Sie langsam den rechten Fuß, und machen Sie einen ersten Schritt.**

   Fühlen Sie, wie der Druck vom rechten Fuß auf den linken verlagert wird.

6. **Setzen Sie den rechten Fuß langsam wieder ab und konzentrieren Sie sich auf das Gefühl, wenn Ihre Fußsohle wieder in Kontakt mit dem Boden kommt.**

   Beobachten Sie auch den Rest Ihres Körpers: die schwingenden Arme, die Sie im Gleichgewicht halten, den Nacken, den Kopf und den Bauch.

7. **Nehmen Sie alle Gedanken, die Ihnen möglicherweise kommen, ohne weiteres Urteil hin. Richten Sie danach Ihre Aufmerksamkeit auf den gesamten Körper – nicht nur auf ein einzelnes Glied oder eine Bewegung.**

8. **Bleiben Sie nach dem Ende dieser Meditationsübung einige Sekunden lang still stehen und werden Sie sich der Klarheit und Ruhe in Ihrem Inneren bewusst.**

Meditationen über die Nächstenliebe

Diese Meditationsart ist deshalb besonders empfehlenswert, weil wir alle sicherlich etwas mehr Liebe im Leben gebrauchen können. Die folgende Übung ist außerdem eine wunderbare Gelegenheit, bei der Sie andere in Ihre spirituellen Bemühungen einschließen können, und kann als starkes Gegenmittel bei negativen Gefühlen anderen Menschen gegenüber eingesetzt werden.

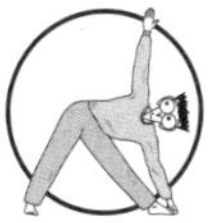

1. **Setzen Sie sich aufrecht und entspannt hin.**
2. **Erinnern Sie sich daran, zu welchem Zweck Sie meditieren, und richten Sie sich auf eine bestimmte Meditationsdauer ein.**

   Wir empfehlen wenigstens fünf Minuten für diese Übung.
3. **Konzentrieren Sie sich auf Ihre Atmung, bis Sie ganz ruhig geworden sind.**
4. **Stellen Sie sich vor, Sie seien umgeben von Milliarden Wesen, die sich in immer größeren Kreisen um Sie herum scharen. Ihre Geschwister und Eltern sind Ihnen am nächsten und stehen im ersten Kreis; die Verwandten bilden den nächsten Kreis und so weiter.**

   Vergessen Sie nicht die Menschen, von denen Sie verletzt worden sind und die Sie nicht mögen.
5. **Denken Sie daran, dass all die Menschen wie auch Sie selbst glücklich sein und geliebt werden wollen. Auch die Bösen und Brutalen unter ihnen wollen und verdienen Liebe.**
6. **Denken Sie an den Menschen, den Sie am meisten lieben, und erzeugen Sie so ein liebendes Gefühl in Ihrem Herzen.**
7. **Wenn Sie merken, dass sich in Ihrem Herzen ein Gefühl universaler Liebe breitmacht, lassen Sie dieses Gefühl durch den ganzen Körper wandern. Erkennen Sie, dass Sie nur dann andere Menschen lieben können, wenn Sie sich selbst lieben.**
8. **Lassen Sie jetzt das Gefühl, das Ihren Körper und Geist durchpulst, in die imaginären Kreise fließen.**
9. **Wünschen Sie nun allen Menschen im Geist alles Gute: »Ich wünsche Euch Glück, ein erfolgreiches und friedliches Leben. Möget Ihr verschont bleiben von Krankheit, Ärger, Verwirrung und negativen Gefühlen. Möge Euer Leben lang und frei von Problemen sein. Und ich hoffe, dass Ihr die Erleuchtung findet.«**
10. **Beenden Sie die Meditationssitzung mit dem wiederholten Versprechen, alle Menschen zu lieben und an den eigenen Fehlern arbeiten zu wollen, um anderen Menschen nützen zu können.**

Ein Licht aus der Unendlichkeit

Wenn Sie Ihren Geist beruhigen wollen oder ein Mittel suchen, das auch bei körperlichen Beschwerden Linderung verschafft, sollten Sie die folgende Übung versuchen.

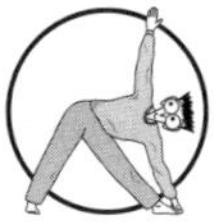

1. **Setzen Sie sich aufrecht und entspannt hin.**
2. **Erinnern Sie sich daran, zu welchem Zweck Sie meditieren, und richten Sie sich auf eine bestimmte Meditationsdauer ein.**

   Wir empfehlen wenigstens fünf Minuten für diese Übung. Später können Sie sie schrittweise verlängern.
3. **Schließen Sie die Augen oder schauen Sie mit halb geschlossenen Augen auf einem Punkt vor sich auf dem Boden.**
4. **Atmen Sie normal und gleichmäßig und stellen Sie sich dabei vor, wie ein aus der Unendlichkeit kommendes reines weißes Licht sich in eine Öffnung Ihrer Schädeldecke ergießt.**
5. **Während das Licht zuerst den Kopf füllt und sich dann weiter hinab in den Körper ausbreitet, versuchen Sie, ein Gefühl der Ruhe und der reinen Freude zu erleben.**
6. **Lassen Sie in sich ein Gefühl von Liebe und Mitgefühl entstehen und stellen Sie sich ein tiefes Blau vor, das aus Ihrem Herzen kommt und die ganze Brust anfüllt. Stellen Sie sich anschließend vor, wie dieses blaue Licht sich in alle Richtungen ausbreitet.**
7. **Konzentrieren Sie sich auf den Wunsch, dass dieser nach außen gerichtete tiefblaue Energiefluss die Krankheiten aller Wesen dieses Universums heilen möge.**

   Versuchen Sie, sich mit allen Wesen verbunden zu fühlen.
8. **Bleiben Sie zum Abschluss der Meditationssitzung noch einige Zeit lang ruhig sitzen.**

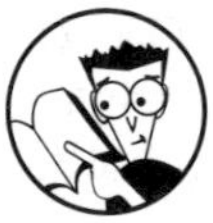

Für die meisten Menschen ist das *Bittgebet* die bekannteste Gebetsform. Im *meditativen Gebet* erwartet der Betende jedoch nichts und öffnet sich lediglich dem göttlichen Einfluss. In früheren Zeiten hat der Trappistenmönch Thomas Merton viel dazu beigetragen, um diese Art Gebet auch in der christlichen Tradition wiederzuerwecken. Das meditative Gebet existiert aber auch in nichtchristlichen sprituellen Traditionen, wie beispielsweise im Bhakti-Yoga.

Der Weg zur Ekstase ...

Als Meditationsanfänger sind Sie sich der Tatsache vollkommen bewusst, dass Sie selbst – das Subjekt – etwas völlig anderes sind als das Objekt der Meditation. Sie erleben das weiße oder blaue Licht oder die vorgestellte Gottheit als etwas Eigenes, das getrennt von Ihnen exisitiert. Je tiefer aber die Meditation wird, desto schwächer wird die Grenze zwischen Subjekt und Objekt. An einem bestimmten Punkt verschmelzen beide vollständig miteinander. Dann sind Sie selbst das Licht oder die Gottheit. Dies ist der angestrebte Zustand der Ekstase (Sanskrit: *Samadhi*).

Im Yoga wird zwischen zwei Stufen der Ekstase unterschieden. Auf der unteren Stufe ist der ekstatische Zustand verbunden mit einer bestimmten Form oder einem geistigen Inhalt. Die höhere Form der Ekstase ist ein Zustand formlosen Bewusstseins.

Nur wenige Yogaanhänger werden den Zustand der Ekstase irgendwann in ihrem Leben einmal erleben. Wenn Sie selbst diesen Zustand erfahren, können Sie sich zu den Glücklichen zählen, weil er eine wunderbare spirituelle Öffnung ist. Aber auch wenn Sie Yoga intensiv praktizieren und die Ekstase trotzdem nicht erleben, sollten Sie sich glücklich schätzen: Ihre Arbeit ist nicht verschwendet. Denken Sie daran, dass diese Mühe sich bei Ihnen nur anders niederschlägt. Vielleicht werden Sie ein ernsthafterer, unkomplizierterer oder glücklicherer Mensch. Wichtig ist nicht, wie oft oder wie lange Sie den Zustand des *Samadhi* erleben, sondern ob und in welchem Maß Sie die geistigen Prinzipien in Ihrem Alltag umsetzen. Können Sie mit anderen mitfühlen? Betrachten Sie andere nicht als Fremde, sondern als Mitmenschen, die auch nach Selbsterkenntnis streben. Können Sie bedingungslos lieben? Können Sie vergeben und auf andere zugehen?

Samadhi ist nicht dasselbe wie Erleuchtung, das eigentliche Ziel im Yoga. Sie können zur Erleuchtung gelangen, ohne jemals den Zustand des *Samadhi* erlebt zu haben. Andererseits können Sie auch hundert Mal den Zustand des *Samadhi* erfahren und trotzdem weit entfernt von der Erleuchtung sein. Im nächsten Abschnitt erfahren Sie, was Erleuchtung bedeutet.

... und weiter zur Erleuchtung

Die meisten Menschen assoziieren das Wort *Erleuchtung* mit intellektueller Erkenntnis. Im Yoga bedeutet Erleuchtung jedoch etwas völlig Anderes. Mit diesem Wort wird die Erkenntnis der eigenen wahren Natur bezeichnet – des ultimativen oder transzendentalen Ichs (*Atman*). Das Sanskrit-Wort für Erleuchtung lautet *Bodha*. Diese Erleuchtung wird auch als *Befreiung* bezeichnet, weil sie Sie befreit von dem Missverständnis, ein eigenes und von allem anderen getrenntes Wesen zu sein.

Die Befreiung wird auch als *bewusst erlebte Ekstase* bezeichnet, weil sie – anders als andere Formen der Ekstase – die Wahrnehmung der Welt nicht ausschließt. Um die konventionellen Formen des *Samadhi* zu erleben, konzentrieren Sie sich in der Meditation auf Ihr Inneres und verlieren dabei das Bewusstsein für den eigenen Körper und die Umwelt. Im Zustand der Erleuchtung sind Sie nur noch Ihr wahres Ich – egal, ob Ihre Augen geöffnet oder geschlossen sind, ob Ihr Körper wach ist oder schläft, oder ob Ihr Geist aktiv oder ausgeschaltet ist. Wenn Sie diese Befreiung geschafft haben, haben Sie den Zustand der perfekten Ruhe erreicht.

Yoga in jeder Lebenslage

18

In diesem Kapitel

- Yoga als Rückenschule
- Yoga während der Schwangerschaft

Das Leben besteht aus einer Reihe gewöhnlicher Ereignisse, unterbrochen durch wenige außergewöhnliche Situationen. In diesem Kapitel wollen wir uns mit einigen dieser außergewöhnlichen Situationen beschäftigen, zu denen unter anderem durch Schwangerschaft oder Krankheiten verursachte Einschränkungen gehören. In all diesen Fällen kann man mit Yoga hervorragend Abhilfe schaffen.

Ohne zusätzliche medizinischen Komplikationen ist eine Schwangerschaft ein ganz normaler Prozess. Auch wenn wir Bewohner der westlichen Hemisphäre unsere Kinder meistens in Krankenhäusern zur Welt bringen, ist Schwangerschaft natürlich keine Krankheit.

Auch wenn Sie krank sind, möglicherweise sogar im Krankenhaus liegen, können Sie von Yoga profitieren. Mithilfe von Yoga können Sie Ihre körperliche Vitalität und Ihr emotionales Gleichgewicht steigern und wiederherstellen. In diesem Kapitel beschäftigen wir uns ausgiebig mit Rückenbeschwerden – einem in unserer Gesellschaft, die die meiste Zeit des Tages im Sitzen verbringt, weit verbreiteten Übel. Aber das yogische Repertoire enthält auch Übungen für eine Reihe anderer gesundheitlicher Probleme. Auch wenn Sie unter anderen Beschwerden leiden, sollten Sie sich nach Konsultation Ihres Arztes bei einem Yogatherapeuten nach möglichen yogischen Therapien erkundigen.

Yogische Rückenschule

Die Zahl der Menschen mit Rückenproblemen in der westlichen Welt ist erschreckend hoch. Mindestens 85 Prozent aller Amerikaner begeben sich im Laufe ihres Lebens wegen Rückenbeschwerden in ärztliche Behandlung. Über 80 Millionen Amerikaner leiden unter chronischen Rückenbeschwerden. Sieben Millionen Menschen melden sich täglich wegen Problemen mit der Wirbelsäule krank. Mehr als 250.000 Menschen werden jährlich wegen dieser Probleme operiert – bei einer Heilungschance von nur 50 Prozent.

Beim Studium der Literatur über Wirbelsäulenschäden werden Sie schnell feststellen, dass viele der empfohlenen Übungen einander sehr ähnlich sind. Bei der weiteren Beschäftigung mit dem Thema werden Sie außerdem erkennen, dass fast alle Bewegungssysteme sich mehr oder weniger stark mit den Yogaübungen überschneiden. Kein Wunder: Yoga beschäftigt sich seit Urzeiten mit den Prinzipien der menschlichen Bewegung. Was die Übungen zur Linderung von Rückenbeschwerden angeht, kann man mit Fug und Recht sagen, dass seit dieser Zeit nichts Neues erfunden worden ist. Der Schlüssel liegt darin, herauszufinden, welche Übungen sich in der jeweiligen Situation am besten eignen.

Im Allgemeinen sind schlechte Körperhaltung und schlechte Angewohnheiten (zu vieles Sitzen) die häufigsten Ursachen für Rückenprobleme. Hinzu kommt, dass viele Menschen eine viel zu schwache Bauchmuskulatur (siehe Kapitel 10), verspannte Kniesehnen und -muskeln (siehe Kapitel 6) und geschwächte oder überbeanspruchte Muskeln und Bänder zur Unterstützung der Wirbelsäule haben.

Ein 5-Schritte-Plan für einen gesunden Rücken

Nachdem der Arzt Ihnen mitgeteilt hat, dass er keine Bedenken gegen Yoga hat, sollten Sie nach dem folgenden 5-Schritte-Plan vorgehen, um Rückenprobleme zu vermeiden oder um zu verhindern, dass sie zu einem chronischen Leiden werden. Der 5-Schritte-Plan umfasst folgende Schlüsselelemente:

Biomechanische Neuordnung: Die Therapie eines kranken Rückens ist wie ein Puzzle. Die Neuordnung der biomechanischen Abläufe, d.h, der Art und Weise, wie Sie sitzen, stehen, gehen, schlafen und arbeiten, erfordert eine Umgestaltung des gesamten Lebensstils – ein Thema, mit dem man ein ganzes Kapitel füllen könnte.

- **Yoga oder Rückenschule:** Kein Rückenproblem ist wie das andere. Es ist daher unbedingt erforderlich, sich der Führung durch einen erfahrenen Yogatherapeuten oder Krankengymnasten zu versichern. Eine der wichtigsten Fragen betrifft die Länge des Programms. Kurze Antwort: Sie muss zu Ihrem Lebensstil passen. Die meisten Menschen können leider nicht mehr als 15 Minuten pro Tag aufbringen.
- **Übungstagebuch:** Anhand eines Tagebuchs können Sie sehr gut verfolgen, in welcher Weise Ihre Lebensstil die Gesundheit Ihrer Wirbelsäule beeinflusst. Schreiben Sie einfach alles auf, was in irgendeiner Weise Auswirkungen auf Ihren Rücken haben könnte. Gehen Sie diese Liste dann zusammen mit Ihrem Arzt oder Therapeuten durch und entscheiden Sie dann, welche Punkte Sie von der Liste Ihrer täglichen Aktivitäten streichen sollten. Beurteilen Sie den Zustand Ihres Rückens jeden Tag auf einer Skala von 1 bis 10. Anhand dieser Aufzeichnungen können Sie den Fortschritt Ihrer Bemühungen verfolgen.
- **Ändern Sie Ihre Ernährung:** Genau wie Rückenprogramme sind auch die ernährungsbezogenen Bedürfnisse für jeden Menschen anders und erfordern die Anleitung durch einen Fachmann. Einige Punkte gelten aber für alle Menschen: Wir müssen beim Essen Ruhe haben und die Nahrung ordentlich kauen. Und je älter wir werden, desto weniger sollten wir essen.
- **Ruhe und Entspannung:** Nur ins Bett gehen und die Augen schließen bedeutet nicht, dass wir uns auch erholen und entspannen. Das Letzte, was wir vor dem Einschlafen sehen oder hören, setzt sich in unserem Unterbewusstsein fest und kann unseren Schlaf nachhaltig beeinflussen. Die letzten Nachrichten über Verbrechen und Katastrophen sind also nicht gerade die beste Einschlafgeschichte.Versuchen Sie es vor dem Einschlafen lieber mit schöner Musik oder einer besinnlichen Geschichte. Sie werden mit Sicherheit einen Unterschied bemerken.

Yoga für Sportler?

Wenn Sie vollkommen gesund sind und regelmäßig Sport treiben, sollten Sie nicht denken, Yoga sei nur etwas für die Ängstlichen und kleinen Sensibelchen. Wie viele Sportler seit langem wissen, kann Yoga die sportlichen Leistungen steigern. Ich (George Feuerstein) habe in den frühen 70er-Jahren die britischen Ski-Damen mit Yoga auf die Olympischen Winterspiele vorbereitet. Bodybuilding-Champion Frank Zane hat mit Meditationsübungen seine Konzentrationsfähigkeit verbessert und mehrere Mr. Universum- und Mr.Olympics-Titel gewonnen. Das Basketball-Team der Chicago Bulls hat dank Meditation mehrmals den Meistertitel in der NBA verteidigen können. All diese Sportler wissen, dass das Geheimnis von Yoga in der Kontrolle des Geistes besteht – sei es durch verschiedene Körperhaltungen, durch Meditation oder durch Atemtechnik.

Die yogische Rückenschule

Die folgenden Übungen sind nicht für Menschen mit akuten Rückenproblemen geeignet. Falls irgendein Teil dieser Routine Beschwerden oder Schmerzen verursacht, lassen Sie diesen Teil aus und konsultieren Sie vor dem Weitermachen erst einmal Ihren Arzt.

Verwenden Sie für die gesamte Routine entweder die Fokus- oder die Bauchatmung (siehe Kapitel 5). Atmen Sie langsam durch die Nase ein und aus. Legen Sie nach jedem Ein- beziehungsweise Ausatmen eine kleine Pause ein.

Totenhaltung mit angewinkelten Beinen (Sawasana-Variante)

Entspannung und richtiges Atmen sind wichtige Voraussetzungen für einen gesunden Rücken. Die Totenhaltung ist eine ideale Anfangsübung für die Routine.

1. **Legen Sie sich flach auf den Rücken. Die Arme sind mit den Handflächen nach oben locker an der Seite ausgestreckt.**
2. **Winkeln Sie die Beine an und setzen Sie die Füße eine Hüftbreite weit auseinander auf den Boden.**
3. **Schließen Sie die Augen und entspannen Sie sich (siehe Abbildung 18.1).**

   Bleiben Sie sechs bis Atemzüge lang in dieser Position.

Hinweis: Falls Ihnen diese Position unangenehm ist, legen Sie sich ein Kissen oder eine zusammengefaltete Decke unter die Knie. Wenn Ihr Hals oder Ihr Nacken sich in dieser Haltung verspannen, legen Sie sich eine zusammengefaltete Decke oder ein kleines Kissen unter den Kopf.

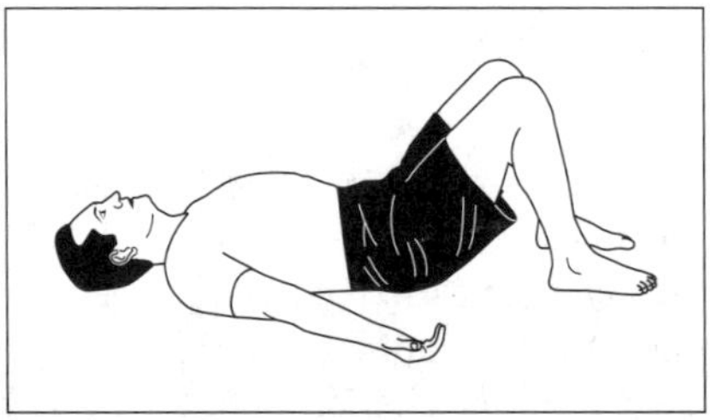

Abbildung 18.1: In dieser Haltung können Sie sich vom Stress des Alltags erholen.

Arme im Liegen anheben (Variante mit gebeugten Beinen)

Bei vielen Menschen mit Rückenproblemen sind die beiden Körperhälften unterschiedlich stark betroffen. Diese Übung streckt den Rücken und Nacken und bereitet beide Bereiche auf sichere Weise auf den Rest der Routine vor.

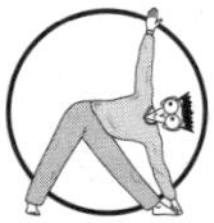

1. **Legen Sie in der Totenhaltung auf den Boden. Die Arme sind mit den Handflächen nach unten locker an der Seite ausgestreckt.**

   Beugen Sie das linke Knie und setzen Sie den linken Fuß auf den Boden (siehe Abbildung 18.2a).

2. **Atmen Sie ein, heben Sie die Arme dabei an und lassen Sie sie hinter dem Kopf auf den Boden sinken (siehe Abbildung 18.2b).**

   Legen Sie eine kurze Pause ein.

3. **Atmen Sie aus und führen Sie die Arme wieder in die Ausgangslage zurück.**

4. **Wiederholen Sie die Schritte 2 und 3 sechs bis acht Mal. Beugen Sie anschließend das rechte Knie und wiederholen Sie dann den ganzen Durchgang.**

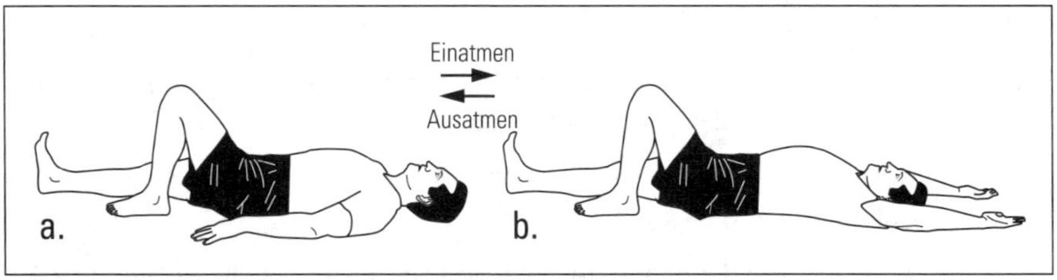

Abbildung 18.2: Mit dieser Übung können Sie Ihren Rücken auf den Rest der Routine vorbereiten.

Knie an die Brust

Mithilfe dieser Übung können Sie den unteren Rückenbereich entspannen und sich unter Umständen einen Besuch beim Chiropraktiker ersparen.

1. **Legen Sie sich mit angewinkelten Beinen auf den Boden.**
2. **Atmen Sie aus und ziehen Sie dabei das rechte Bein an die Brust. Halten Sie Ihr Schienbein kurz unterhalb des Knies fest (siehe Abbildung 18.3).**

   Wenn Sie Probleme mit dem Knie haben, halten Sie stattdessen den Oberschenkel fest.
3. **Halten Sie diese Position sechs bis acht Atemzüge lang. Wiederholen Sie den ganzen Vorgang anschließend mit der anderen Seite.**

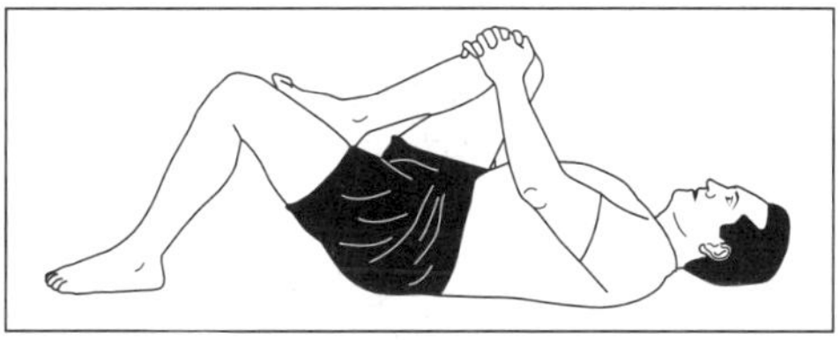

Abbildung 18.3: Diese Position ist keine Bizepsübung. Halten Sie das Bein nur fest und entspannen Sie sich.

Liegestütze einmal umgekehrt

Der Bauch wird allgemein als Kehrseite des Rückens angesehen (siehe Kapitel 10). Mit dem Training diesen Bereichs schlagen Sie zwei Fliegen mit einer Klappe: Sie kräftigen erstens die Muskulatur des Unterbauchs und vermeiden gleichzeitig Rückenprobleme.

1. **Legen Sie sich mit angewinkelten Beinen auf den Rücken. Die Füße sollten dabei eine Hüftbreite weit auseinander stehen. Strecken Sie die Arme an den Seiten mit den Handflächen nach unten aus.**
2. **Atmen Sie aus und drücken Sie den unteren Rückenbereich drei bis fünf Sekunden lang fest gegen den Boden (siehe Abbildung 18.4).**
3. **Atmen Sie ein und entspannen Sie dabei den Rücken.**

   Wiederholen Sie die Schritte 2 und 3 sechs bis acht Mal.

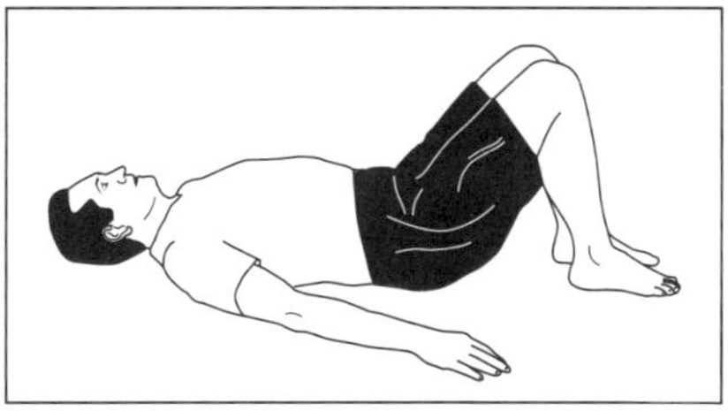

Abbildung 18.4: Diese Übung kräftigt die Muskulatur des Unterbauchs, ohne den Nacken oder den Rücken zu belasten.

Yogische Bauchaufzüge

Yogische Bauchaufzüge sind die moderne Variante der *Navasana*-Haltung. Diese Übungen kräftigen die Muskulatur des Oberbauchs (siehe Kapitel 10).

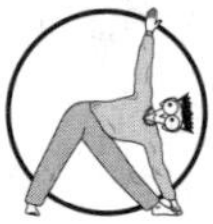

1. **Legen Sie sich mit angewinkelten Beinen auf den Boden. Die Füße stehen etwa eine Hüftbreite weit auseinander.**
2. **Drehen Sie die Füße nach innen und legen Sie die Knie aneinander.**
3. **Verschränken Sie die Arme so hinter dem Kopf, dass beide Daumen direkt hinter den Ohren liegen.**
4. **Atmen Sie aus, drücken Sie dabei die Knie fest zusammen und ziehen Sie den Oberkörper ein Stückchen nach oben.**

   Die Ellbogen sollen dabei eine Linie mit den Schultern bilden. Schauen Sie an die Zimmerdecke (siehe Abbildung 18.5). Ziehen Sie den Kopf nicht mit den Armen hoch, sondern unterstützen Sie ihn nur leicht. Das Aufrichten soll ausschließlich mithilfe der Bauchmuskulatur erfolgen.
5. **Atmen Sie ein, und lassen Sie sich dabei langsam nach hinten sinken.**

   Wiederholen Sie die Schritte 4 und 5 sechs bis acht Mal.

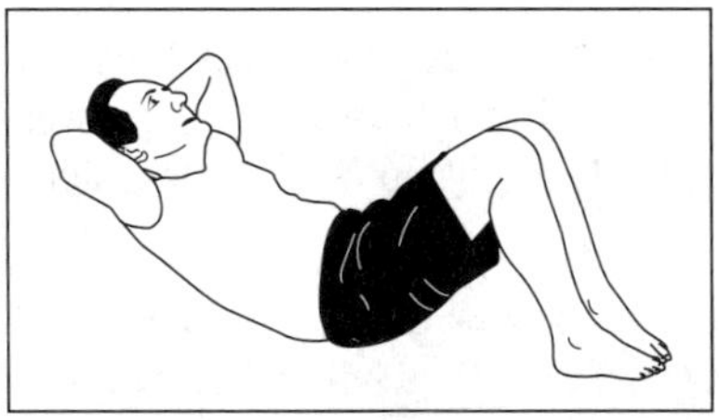

Abbildung 18.5: Atmen Sie beim Aufrichten aus und halten Sie den Blick auf die Zimmerdecke gerichtet.

Die dynamische Brücke – Dvipada pitha

Die Reihenfolge der Übungen in einem Rückenprogramm ist sehr wichtig (siehe Kapitel 5). Die Brückenhaltung macht ihrem Name alle Ehre, denn sie dient als Überleitung von den Bauchübungen zu den Rückwärtsbeugen. Die Brücke gleicht die Belastung der Bauchmuskulatur aus und bereitet den Rücken auf die Rückwärtsbeugen vor.

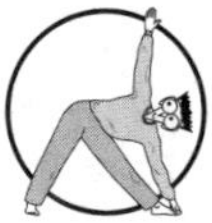

1. **Legen Sie sich mit angewinkelten Beinen auf den Rücken. Die Füße liegen eine Hüftbreite weit auseinander.**
2. **Lassen Sie die Arme mit den Handflächen nach unten an Ihrer Seite ruhen.**
3. **Atmen Sie ein und heben Sie dabei die Hüfte an (siehe Abbildung 18.6).**
4. **Atmen Sie aus und senken Sie dabei die Hüfte wieder ab.**

   Wiederholen Sie die Schritte 3 und 4 sechs bis acht Mal.

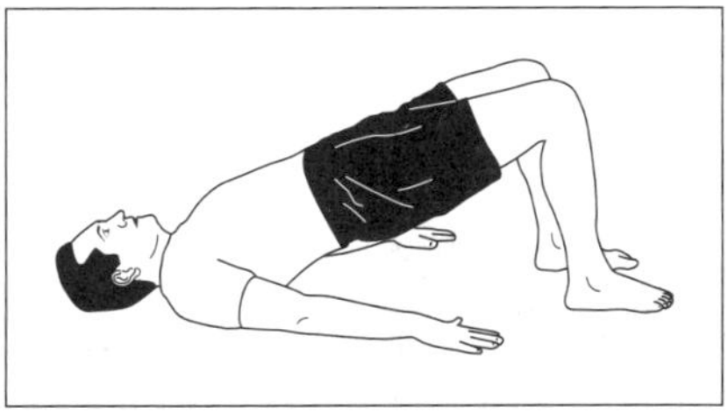

Abbildung 18.6: Heben Sie die Hüfte nur so weit an, wie es Ihnen bequem ist.

Kobra 2 – Bhujangasana

In Kapitel 12 haben wir darauf hingewiesen, dass die meisten Menschen sich zu häufig und dazu auch noch auf die falsche Weise vorwärts beugen. Zur Kompensation dieser Bewegungen muss eine Ausgleichsübung eingeschoben werden. Für diesen Teil der Routine stellen wir Ihnen Rückwärtsbeugen in drei Schwierigkeitsstufen vor.

Hinweis: Wir empfehlen, die Kobra 1 *oder* die die Kobra 2 zu üben – nicht aber beide.

1. **Legen Sie sich flach auf den Bauch, mit den Füßen eine Hüftbreite weit auseinander. Die Zehenspitzen zeigen dabei nach hinten.**
2. **Winkeln Sie die Arme an und legen Sie die Handflächen etwa in Achselhöhe auf den Boden.**

   Lassen Sie die Stirn auf dem Boden ruhen und entspannen Sie die Schultern (siehe Abbildung 18.7a).
3. **Atmen Sie ein, drücken Sie die Handflächen gegen den Boden und heben Sie den Kopf und den Oberkörper langsam an.**
4. **Schauen Sie geradeaus (siehe Abbildung 18.7b).**

   Der Bauch sollte weiterhin den Boden berühren. Lassen Sie die Schultern entspannt. Wenn Sie nicht außerordentlich gelenkig sind, sollten Sie die Ellbogen leicht gebeugt lassen.
5. **Atmen Sie aus und lassen Sie Oberkörper und Kopf langsam zurücksinken.**

   Wiederholen Sie die Schritte 3 bis 4 sechs bis acht Mal.

Bewegen Sie sich bei allen Kobrapositionen langsam und vorsichtig. Vermeiden Sie Positionen, die Beschwerden oder Schmerzen im Rückenbereich oder im Nacken verursachen.Wenn die Kobra 2 Ihnen zu anstrengend ist, nehmen Sie die Kobra 1 (nächster Abschnitt). Sie könnten stattdessen auch das Armheben im Liegen (weiter vorne in diesem Kapitel) noch einmal wiederholen.

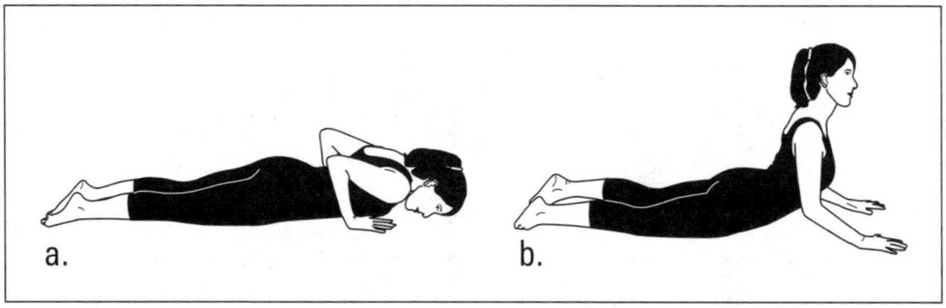

Abbildung 18.7: Lassen Sie die Arme bei dieser Übung leicht gebeugt.

Kobra 1 – Sphinx

Üben Sie die Kobra 1 nur, wenn Ihnen die Kobra 2 zu anstrengend ist. Achten Sie genau auf die Signale Ihres Körpers und entscheiden Sie sich dann für die richtige Position.

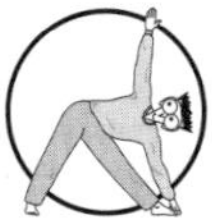

1. **Legen Sie sich auf den Bauch. Nehmen Sie die Füße eine Hüftbreite weit auseinander. Der Fußspann sollte auf dem Boden ruhen.**
2. **Lassen Sie die Stirn auf dem Boden ruhen und entspannen Sie Ihre Schultern (siehe Abbildung 18.8a).**

   Winkeln Sie die Arme an und legen Sie die Unterarme auf den Boden. Die Handflächen sollen etwa in Augenhöhe auf den Boden liegen.
3. **Atmen Sie ein und spannen Sie dabei die Rückenmuskeln an. Drücken Sie die Unterarme gegen den Boden und heben Sie Brustkorb und Kopf an (siehe Abbildung 18.8b).**

   Schauen Sie dabei weiter geradeaus. Behalten Sie die Unterarme und den Bauch am Boden und lassen Sie die Schultern ganz entspannt.
4. **Atmen Sie aus und lassen Sie dabei den Oberkörper und den Kopf langsam auf den Boden zurücksinken.**
5. **Wiederholen Sie die Schritte 2 und 3 sechs bis acht Mal.**

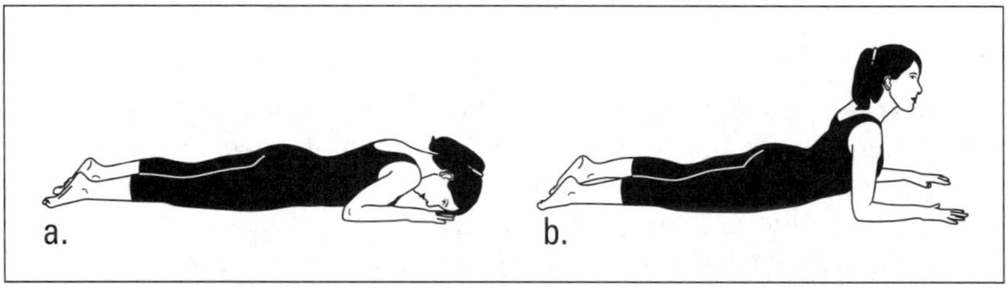

Abbildung 18.8: Die Kobra 1 trainiert in erster Linie den oberen Rückenbereich.

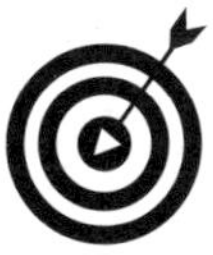

Falls die Kobrapositionen Ihren Rücken zu stark belasten, spreizen Sie die Beine etwas weiter auseinander und lassen Sie die Fersen nach außen zeigen. Die Kobrapositionen werden außerdem leichter, wenn Sie die Hände etwas weiter nach vorne nehmen. Oder anders herum: Je weiter Sie die Hände nach hinten nehmen, desto schwieriger wird die Übung.

Ruhestellung

Die Rückwärtsbeugen gehören zu den anstrengendsten Teilen des Rückenprogramms. Ruhepositionen an den richtigen Stellen sind deshalb für jede Routine sehr wichtig. Denken Sie daran: Beim Yoga sollten Sie sich niemals gehetzt fühlen.

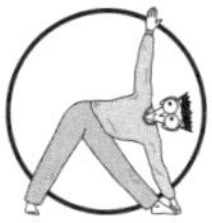

1. **Legen Sie sich auf den Bauch. Die Füße sollten ausgestreckt sein und eine Hüftbreite weit auseinander liegen.**
2. **Lassen Sie die Stirn auf dem Boden ruhen oder drehen Sie den Kopf zur Seite und entspannen Sie die Schultern.**

   Beugen Sie die Arme und legen Sie die Unterarme auf den Boden. Die Hände sollten zu beiden Seiten des Kopfes liegen (siehe Abbildung 18.9).
3. **Bleiben Sie sechs bis acht Atemzüge lang in dieser Position.**

Hinweis: Wenn Ihnen diese Ruhestellung unbequem ist, nehmen Sie die Totenhaltung ein.

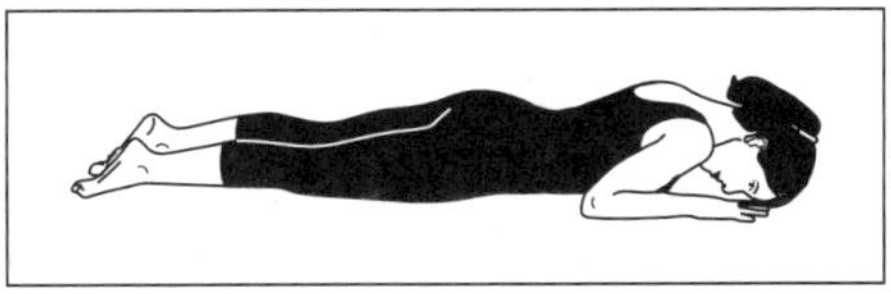

Abbildung 18.9: In dieser Haltung können Sie sich entspannen und ausruhen.

Die Heuschrecke 1 – Shalabhasana

Die für dieses Programm empfohlenen Kobrapositionen bewirken in erster Linie eine Streckung des Rückens. Die Heuschreckenhaltung kräftigt den Rücken. Wir brauchen beide Positionen.

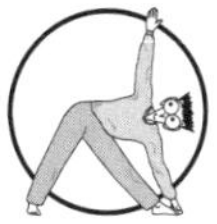

1. **Legen Sie sich auf den Bauch und nehmen Sie die gerade ausgestreckten Füße eine Hüftbreite weit auseinander.**

   Legen Sie die Stirn auf den Boden.
2. **Lassen Sie die Arme lang ausgestreckt mit den Handflächen nach unten neben sich ruhen (siehe Abbildung 18.10a).**
3. **Atmen Sie ein und heben Sie dabei den Oberkörper, den Kopf und das rechte Bein an (siehe Abbildung 18.10.b).**

4. **Atmen Sie aus, und lassen Sie dabei Oberkörper, Kopf und Bein langsam zurücksinken.**

   Wiederholen Sie die Schritte 3 und 4 sechs bis acht Mal. Wiederholen Sie den ganzen Vorgang mit dem anderen Bein.

Hinweis: Falls diese Haltung zu anstrengend für Sie ist, versuchen Sie sie einfach einmal, ohne das Bein anzuheben. Wenn Ihnen andererseits die Haltung zu wenig anstrengend ist, heben Sie beide Beine an.

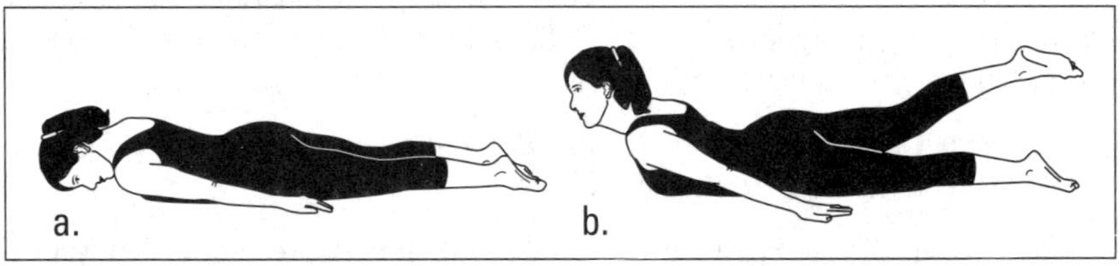

Abbildung 18.10: Die Heuschreckenposition kräftigt den Rücken und den Nacken.

Embryohaltung – Balasana

Wenn Sie nach den verschiedenen Rückwärtsbeugen sorgfältig auf die Signale Ihres Körpers achten, werden Sie den deutlichen Wunsch verspüren, den Körper jetzt als Ausgleich zusammenzufalten (siehe Kapitel 6). Die Embryohaltung ist ein angenehmer und sanfter Ausgleich nach den Rückwärtsbeugen im Liegen und der Ruhehaltung auf den Bauch.

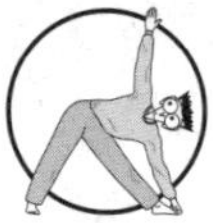

1. **Lassen Sie sich auf die Hände und Knie nieder. Die Knie sollten eine Hüftbreite weit auseinander direkt unter der Schulter, die Hände senkrecht unter den Schultern liegen. Die Arme sind ausgestreckt aber nicht durchgedrückt.**
2. **Atmen Sie aus und setzen Sie sich dabei auf die Fersen. Lassen Sie Ihren Rumpf auf den Schenkeln und die Stirn auf dem Boden ruhen.**

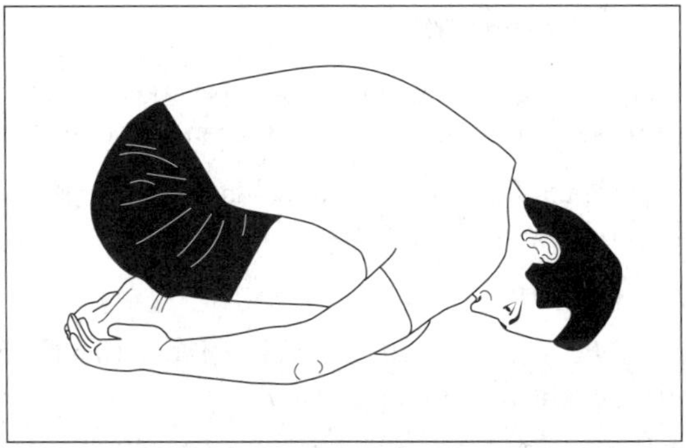

Abbildung 18.11: Die Embryohaltung dient als Ausgleichsübung für Rückwärtsbeugen.

3. **Legen Sie Ihre Arme mit nach oben zeigenden Handflächen neben den Rumpf.**

   Schließen Sie die Augen und atmen Sie gleichmäßig durch (siehe Abbildung 18.11). Bleiben Sie sechs bis acht Atemzüge lang in dieser Position.

Kniesehnen und -muskeln dehnen

Die Kniesehnen und die Muskeln an der Rückseite des Oberschenkels sind häufig Ursache für chronische Rückenschmerzen. Da das Dehnen dieser Sehnen und Muskeln unter Umständen zu einer Verstärkung der Rückenprobleme führen kann, empfehlen wir, ein Bein zur Unterstützung des Rückens am Boden zu lassen (siehe Abbildung 18.12).

1. **Legen Sie sich auf den Rücken, strecken Sie die Beine aus und lassen Sie die Arme ausgestreckt an den Seiten ruhen.**
2. **Winkeln Sie das linke Knie an und setzen Sie den linken Fuß fest auf den Boden (siehe Abbildung 18.12a).**
3. **Atmen Sie aus und heben Sie dabei das rechte Bein so gerade wie möglich senkrecht nach oben (siehe Abbildung 18.12b).**
4. **Atmen Sie ein und senken Sie das Bein wieder ab. Behalten Sie den Kopf und die Hüfte dabei auf dem Boden.**

   Wiederholen Sie diesen Vorgang drei bis vier Mal.

5. **Halten Sie anschließend den rechte Bein mit den ineinander verschränkten Händen am Oberschenkel sechs bis acht Atemzüge lang fest (siehe Abbildung 18.12c).**

Falls sich Ihre Hals- und Nackenmuskulatur beim Anheben des Beins verspannt, legen Sie sich ein kleines Kissen oder eine gefaltete Decke unter den Kopf.

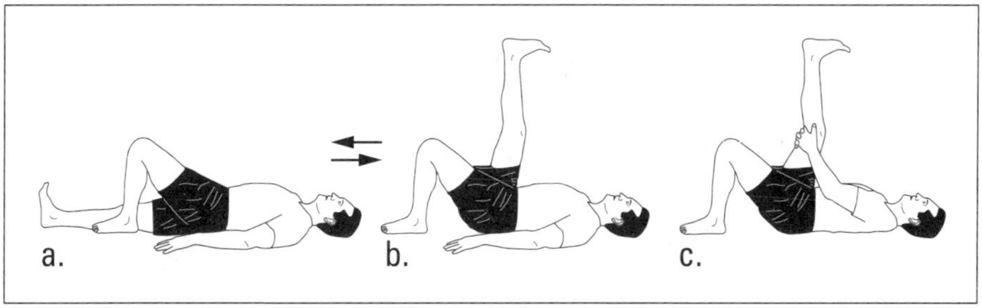

Abbildung 18.12: Mit dieser Übung sollen die Kniesehnen und die Muskeln an der Rückseite der Oberschenkel gedehnt werden – nicht die Rückenmuskulatur.

Den Kopf auf das Knie legen – Janushirshasana

Mit dieser Übung können Sie die Hälften Ihres Rückens einzeln dehnen (siehe Abbildung 18.13). Da viele Rückenprobleme nur eine Körperhälfte betreffen, können Sie mit dieser Übung Ihren Körper wieder ins Gleichgewicht bringen.

Seien Sie bei dieser Übung und den anderen Vorwärtsbeugen mit geraden Beinen vorsichtig, wenn Sie Bandscheibenprobleme haben. Vermeiden Sie sie gänzlich, wenn Sie Rückenschmerzen bekommen oder ein taubes Gefühl im Rücken verspüren.

1. **Setzen Sie sich mit ausgestreckten Beinen auf den Boden.**

   Winkeln Sie das linke Bein an und ziehen Sie die linke Ferse an die rechte Leiste.

2. **Lassen Sie das gebeugte linke Knie auf dem Boden ruhen (aber drücken Sie es nicht mit Gewalt nach unten). Legen Sie die Sohle des linken Fußes an die Innenseite des rechten Oberschenkels.**

   Die Zehen des linken Fußes zeigen zum rechten Knie.

3. **Richten Sie den Oberkörper auf. Atmen Sie ein und heben Sie dabei die Arme nach vorne bis über den Kopf.**

   Lassen Sie die Arme und Beine leicht gebeugt (siehe Abbildung 18.13a).

4. **Atmen Sie aus und beugen Sie sich dabei aus der Hüfte heraus nach vorne.**

   Lassen Sie die Hände auf dem Boden, dem Schienbein oder dem Fuß ruhen. Falls Ihr Kopf nicht nahe genug am rechten Knie liegt, winkeln Sie es etwas weiter an, bis Sie merken, dass die rechte Rückenhälfte gestreckt wird (siehe Abbildung 18.13b).

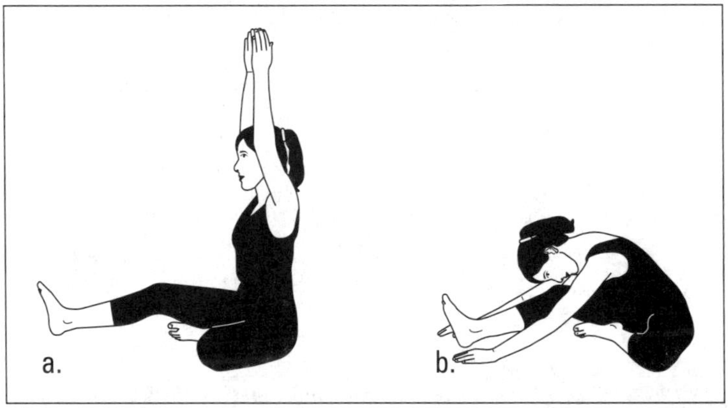

Abbildung 18.13: Falls Sie mit dem Kopf nicht nahe genug an das Knie herankommen, winkeln Sie die Beine etwas weiter an.

5. **Wiederholen Sie die Schritte 3 und 4 drei Mal. Bleiben Sie anschließend sechs bis acht Atemzüge lang in der Position von Schritt 4.**

   Wiederholen Sie die ganze Sequenz mit der anderen Seite.

Drehübung im Liegen

Zu einem guten Rückenprogramm gehört auch eine Drehübung. Die weiter unten beschriebene Übung eignet sich dazu recht gut, weil sie einfach ist und obendrein sehr sicher. In Kapitel 13 finden Sie eine Reihe weiterer und anspruchsvollerer Drehübungen.

Falls Sie Probleme mit den Bandscheiben haben, sollten Sie bei Drehübungen sehr vorsichtig sein. Wenn Sie dabei Schmerzen haben oder ein Gefühl der Taubheit bemerken, lassen Sie diese Übung aus.

1. **Legen Sie sich mit angewinkelten Beinen auf den Boden. Die Füße sollten dabei eine Hüftbreite weit auseinander stehen.**

   Strecken Sie die Arme so zur Seite aus, dass sie zusammen mit dem Körper ein »T« bilden.

2. **Atmen Sie aus und lassen Sie die Beine dabei langsam nach rechts sinken, während Sie den Kopf nach links drehen.**

   Behalten Sie den Kopf weiter auf dem Boden (siehe Abbildung 18.14).

3. **Atmen Sie ein und bringen Sie die angewinkelten Beine wieder in die Ausgangsstellung zurück. Atmen Sie aus, und lassen Sie die Beine dabei langsam nach links sinken, während Sie den Kopf nach rechts drehen.**

   Wiederholen Sie die Schritte 1 bis 3 drei Mal. Halten Sie die Position am Schluss jedes Durchganges sechs bis acht Atemzüge lang.

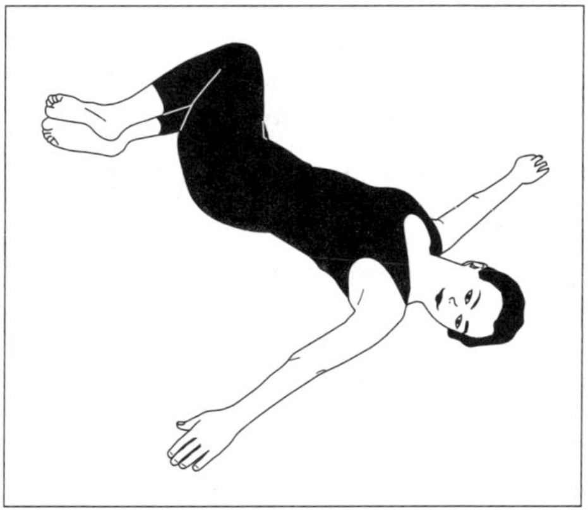

Abbildung 18.14: Diese Position wirkt beruhigend auf den unteren Rückenbereich.

Knie an die Brust – Apanasana

Eine der Regeln für die richtige Reihenfolge der einzelnen Übungen (siehe Kapitel 6) besagt, dass nach jeder Drehung immer eine Vorwärtsbeuge folgen soll. Die folgende Übung ist die klassische Anschlussübung nach einer am Boden ausgeführten Drehübung.

1. **Legen Sie sich auf den Boden und ziehen Sie die Knie an die Brust.**
2. **Halten Sie Ihr Schienbein kurz unterhalb des Knies fest (siehe Abbildung 18.15).**

   Bleiben Sie sechs bis acht Atemzüge lang in dieser Position.

Wenn Sie Probleme mit dem Knie haben, halten Sie stattdessen den Oberschenkel fest.

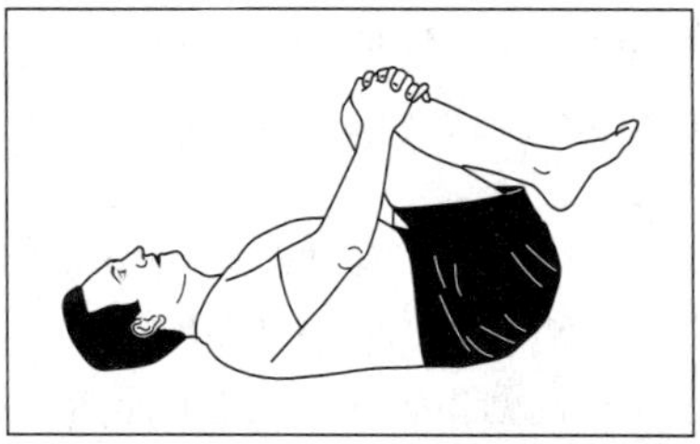

Abbildung 18.15: Halten Sie in dieser Position einfach nur die Beine fest und entspannen Sie sich.

Totenhaltung mit angewinkelten Beinen (Sawasana-Variante)

Am Ende des Rückenprogramms können Sie sich in der Totenhaltung mit angewinkelten Beinen voll auf die Atmung konzentrieren und den Rücken entspannen. Diesen Übungsteil sollten Sie nicht auslassen.

1. **Legen Sie sich flach auf den Rücken. Die Arme sind mit den Handflächen nach oben locker an der Seite ausgestreckt.**
2. **Winkeln Sie die Beine an und setzen Sie die Füße eine Hüftbreite weit auseinander auf den Boden.**

   Schließen Sie die Augen und entspannen Sie sich (siehe Abbildung 18.16).
3. **Bleiben Sie 25 bis 30 Atemzüge lang in dieser Position. Atmen Sie dabei immer etwas länger aus als ein.**

Hinweis: Falls Ihnen diese Position unangenehm ist, legen Sie sich ein Kissen oder eine zusammengefaltete Decke unter die Knie. Wenn Ihr Hals oder Ihr Nacken sich in dieser Haltung verspannen, legen Sie sich eine zusammengefaltete Decke oder ein kleines Kissen unter den Kopf.

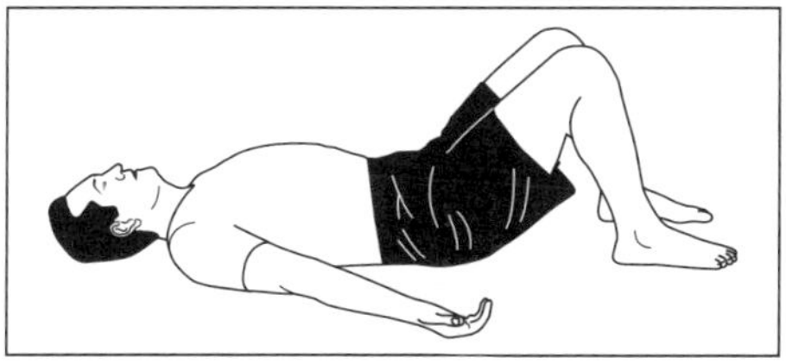

Abbildung 18.16: Entspannen Sie sich zum Schluss dieses Rückenprogramms in der Totenhaltung.

Yoga während der Schwangerschaft

Die Experten sind sich nicht einig darüber, in welcher Form Yoga oder andere Übungen während einer Schwangerschaft durchgeführt werden sollten. Natürlich müssen Sie Ihren Arzt an allen gesundheitsbezogenen Entscheidungen vor, während und nach der Schwangerschaft beteiligen.

Am besten können Sie von Yoga profitieren, wenn Sie schon vor der Schwangerschaft damit beginnen, spätestens aber, nachdem Sie die gute Nachricht erfahren haben.Yoga stärkt den Körper und stabilisiert die Psyche und schafft damit die besten Voraussetzungen für eine problemlose Schwangerschaft und Geburt.

Es ist nicht zu empfehlen, ein Fitnessprogramm, einschließlich Hatha-Yoga, mitten in der Schwangerschaft zu beginnen. Diese Vorsichtsmaßnahme sollte Sie jedoch nicht daran hindern, Meditationsübungen und die bewusste yogische Entspannung zu praktizieren. Ihr Körper, Ihr Geist und schließlich auch Ihr Baby werden es Ihnen danken.

Yogische Unterstützung in der Schwangerschaft

Eine Schwangerschaft geht mit erheblichen körperlichen und psychologischen Veränderungen einher. Nicht nur Ihre Figur und Ihr Gewicht ändern sich, sondern die gesamte Körperchemie. All dies kann zu folgenden unangenehmen Nebenwirkungen führen:

- ✔ Rückenprobleme
- ✔ Emotionale und körperliche Schwäche
- ✔ Schnellerer Herzschlag
- ✔ Müdigkeit
- ✔ Gleichgewichtsstörungen
- ✔ Übelkeit am Morgen
- ✔ Die Belastung durch das zusätzliche Gewicht
- ✔ Atemschwierigkeiten
- ✔ Geschwollene Beine und Krämpfe in den Beinen

Yoga kann Ihr Befinden in der Schwangerschaft entscheidend verbessern. Mit Yoga können Sie in dieser für Sie selbst und auch für Ihr Baby besonderen Zeit von folgenden Vorteilen profitieren:

- ✔ Yoga entspannt den ganzen Körper.
- ✔ Yoga schafft Abhilfe bei Rückenproblemen.
- ✔ Yoga hilft gegen Übelkeit am Morgen.
- ✔ Yoga verhindert geschwollene und verkrampfte Beine.
- ✔ Yoga verbessert die emotionale und körperliche Stabilität.
- ✔ Yoga bietet Atemtechniken für die Wehen.

Die gesteigerte Selbsterkenntnis, die mit Yoga Hand in Hand geht, ist während der Schwangerschaft besonders hilfreich. Jede Yogastunde ist wie eine Selbstuntersuchung – ein wertvolles Mittel sowohl während als auch nach der Schwangerschaft.

Vorsichtsmaßregeln

Da die Schwangerschaft eine Zeit ist, in der all Ihre Handlungen nicht nur direkte Auswirkungen auf Sie selbst haben, sollten Sie folgende Punkte bedenken:

- ✔ Vermeiden Sie in allen Positionen die Extremhaltungen, insbesondere tiefe Vorwärts- und Rückwärtsbeugen.
- ✔ Vermeiden Sie Bauchaufzüge und Übungen, bei denen Druck auf die Gebärmutter ausgeübt wird.
- ✔ Üben Sie von den Umkehrpositionen nur solche, bei denen Sie die Füße gegen die Wand oder die Beine auf einen Stuhl legen.
- ✔ Vermeiden Sie Atemübungen wie etwa den Leuchtenden Schädel (*Kapalabhati*) oder den Feueratem (*Bhastrika*).
- ✔ Bewegen Sie sich langsam in die Haltungen hinein und wieder aus ihnen heraus.
- ✔ Vermeiden Sie Übungen, bei denen Sie auf den Bauch liegen müssen.
- ✔ Denken Sie daran, ihre Gelenke nicht zu überdehnen. Wegen des gestiegenen Hormonspiegels in der Schwangerschaft sind die Gelenke nämlich besonders dehnbar.
- ✔ Machen Sie immer etwas weniger als gewohnt und halten Sie bei keiner Übung den Atem an.

Die meisten werdenden Mütter haben keine Schwierigkeiten damit, auf dem Rücken zu liegen. Bei ungefähr 15 bis Prozent der Schwangeren führt die Rückenlage jedoch dazu, dass der Uterus auf die so genannte *Vena Cava* drückt, eine große Vene, die das Blut aus dem Unterleib zum Herzen transportiert. Wenn der Uterus auf dieses Gefäß drückt, verspüren Sie eine Art Kitzeln oder ein taubes Gefühl im Ober- oder Unterkörper. Bei der Rückenlage besteht außerdem das Problem, dass sie an einem Tag bequem und an einem anderen wiederum sehr unangenehm sein kann. Erkundigen Sie sich bei Ihrem Arzt nach diesen Phänomenen. Die beste Alternative zur Rückenlage ist die Seitenlage als Variante der *Sawasana*-Position (siehe Abbildung 18.17).

Die richtige Haltung für die Schwangerschaft

Bei einem Plan für eine Yogaroutine für die Schwangerschaft müssen Sie dieselben Überlegungen anstellen wie bei einem Plan zur Therapierung von Rückenbeschwerden. Keine Übung funktioniert bei allen Frauen gleich gut. Wenden Sie sich an einen qualifizierten Lehrer, um einen auf Ihre persönlichen Bedürfnisse abgestimmten Yogaplan zu erstellen oder schließen Sie sich einer der Gruppen an, in denen Yoga während und nach der Schwangerschaft betrieben wird. Die folgenden Abschnitte beschreiben zwei einfache und nützliche Yogapositionen, die Sie während und auch nach der Schwangerschaft einnehmen können.

Seitenlage

Die Seitenlage lindert das Gefühl allgemeiner Erschöpfung oder Übelkeit während der Schwangerschaft, während der Wehen und in der Zeit nach der Entbindung. Diese Position ist außerdem eine gute Haltung zum Stillen Ihres Babys. Sie brauchen für diese Variante der Totenhaltung (Sawasana) vier Decken und zwei große Kissen.

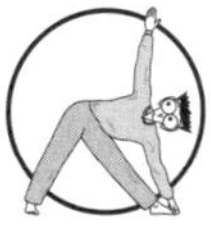

1. **Legen Sie sich auf einer bequemen Oberfläche auf die Seite.**
2. **Legen Sie sich ein Kissen unter den Kopf und eines vor den Bauch.**

   Legen Sie den oben liegenden Arm auf das Kissen vor sich.
3. **Winkeln Sie die Beine an und legen Sie sich ein Kissen zwischen die Füße und eines zwischen die Knie (siehe Abbildung 18.17).**

   Bleiben Sie in dieser Haltung, so lange es Ihnen gefällt, und atmen Sie ganz natürlich.

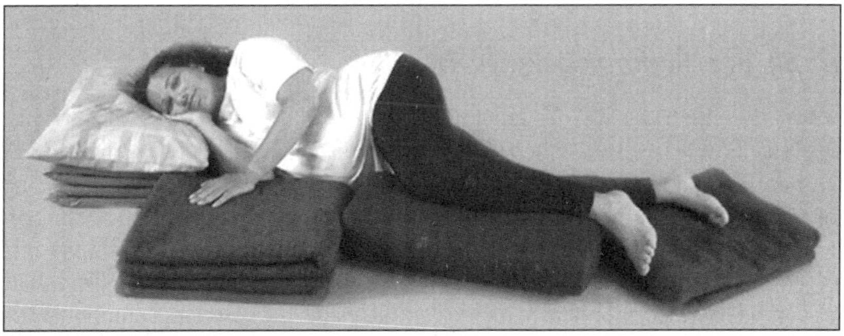

Abbildung 18.17: Die wichtigste Yogaposition während der Schwangerschaft

Katze und Kuh

Diese Position, eine Variante der *Chakravakasana*-Haltung, dehnt und erweitert den Bereich des unteren Rückens und lindert die schwangerschaftsbedingten Rückenschmerzen.

Drücken Sie in Schritt 4 den Rücken nicht übermäßig oder mit Gewalt durch. Falls Sie irgendwelche negativen Symptome bemerken, setzen Sie diese Übung ab.

1. **Lassen Sie sich auf allen vieren nieder und schauen Sie geradeaus.**
2. **Setzen Sie die Knie eine Hüftbreite weit auseinander. Die Hände sollten senkrecht unter der Schulter liegen. Strecken Sie die Arme aus, aber drücken Sie sie nicht durch.**
3. **Atmen Sie aus und machen Sie dabei einen Katzbuckel.**

   Senken Sie den Kopf und schauen Sie auf den Boden (siehe Abbildung 18.18a).
4. **Atmen Sie ein und heben Sie dabei den Blick, während Sie gleichzeitig den Rücken nach unten durchdrücken (siehe Abbildung 18.18b).**

   Wiederholen Sie die Schritte 3 und 4 sechs bis acht Mal.

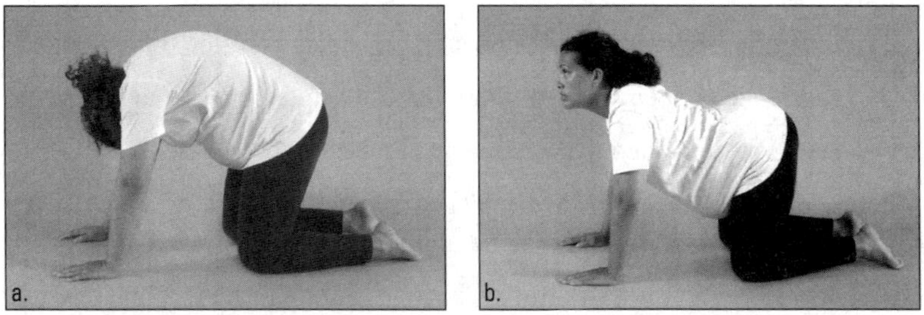

Abbildung 18.18: Diese Übung lindert schwangerschaftsbedingte Rückenschmerzen.

Yoga nach der Schwangerschaft

Im Allgemeinen können Sie Ihre Yogaübungen zwei oder drei Wochen nach der Entbindung beziehungsweise fünf bis sechs Wochen nach einem Kaiserschnitt in etwas leichterer Form wieder aufnehmen. Vermeiden Sie aber in den ersten sechs Wochen alle Umkehrpositionen wegen der Gefahr von Gebärmutterblutungen. Seien Sie außerdem vorsichtig bei Bauchaufzügen, weil die Leistengegend wegen der unlängst erfolgten starken Dehnung noch sehr empfindlich ist. Am besten fangen Sie mit kurzen Spaziergängen und der Seitenlage (Variante der Totenhaltung) an. Wegen des veränderten Hormonhaushalts werden Sie vielleicht besonders emotional und mental etwas instabil sein. Ihre Yogaübungen werden Ihnen deshalb wie eine Oase vorkommen. Fühlen Sie sich nicht schuldig, weil Sie sich diese Zeit für sich selbst nehmen. Sie müssen Ihre Kräfte neu aufbauen. Nichts ist anstrengender als eine Geburt. Ihr Baby hat neun Monate zum Wachsen gebraucht. Nehmen Sie sich die nächsten neun Monate, um wieder in Form zu kommen.

Alle Frauen haben in den ersten Wochen nach der Geburt gelegentlich Blutungen. Beobachten Sie diese Blutungen genau. Wenn sie zu stark oder hellrot werden, treten Sie bei den Yogaübungen etwas langsamer und konsultieren Sie Ihren Arzt.

Teil IV

Die Top-Ten-Listen

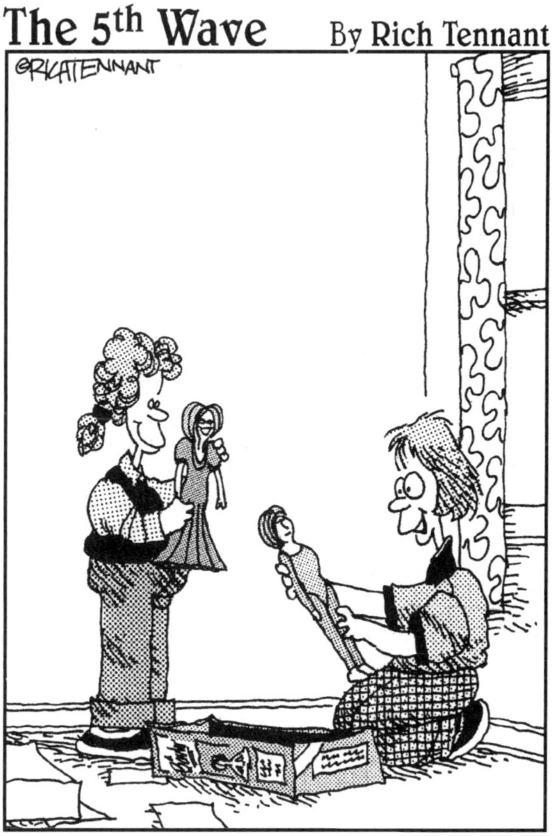

»Das hier ist eine Yoga-Barbie. Die hat zwar nicht so viele Klamotten, aber dafür kann man sie in 20 verschiedene Positionen biegen, ohne dass irgendwas kaputt geht.«

In diesem Teil...

In diesem Teil finden Sie eine Vielzahl wichtiger Tipps, die Sie befolgen sollten, um Yoga zu einem angenehmen Erlebnis zu machen. Hier fassen wir auch noch einmal die Gründe zusammen, warum Sie Yoga praktizieren und zu einem Teil Ihres Lebens machen sollten.

19 Zehn Tipps für ein großartiges Yogaerlebnis

In diesem Kapitel

- Verständnis und Selbstverständnis
- Mitgefühl für andere entwickeln
- Die beste Umgebung für Ihre Yogaübungen
- So wichtig sind Konzentration und bewusstes Atmen

Wenn Sie in einem bestimmten Bereich Erfolg haben wollen, müssen Sie zweierlei kennen: die Regeln und sich selbst. In diesem Kapitel geben wir Ihnen zehn heiße Tipps, wie Sie von Ihren Yogaübungen optimal profitieren können. Wenn Sie diese Punkte beachten, werden Sie die Früchte Ihrer Mühen überraschend schnell ernten können. Wir versprechen zwar keine Wunder, sind aber sicher, dass regelmäßig und korrekt ausgeführte Yogaübungen Ihnen zahlreiche Vorteile bescheren werden – körperliche, mentale und spirituelle.

Was ist Yoga überhaupt?

Um Yoga erfolgreich praktizieren zu können, müssen Sie als Erstes überhaupt wissen, um was es sich dabei handelt und wie es funktioniert. Manche Menschen fangen Yoga an, ohne irgendetwas darüber zu wissen. Und später müssen sie dann zunächst eine Menge Vorurteile berichtigen, bevor sie von Yoga tatsächlich profitieren können.

Dieses Buch soll Ihnen die wesentlichen Grundkenntnisse über das Wesen und die Prinzipien dieser jahrhundertealten Disziplin vermitteln. Sie sollten aber versuchen, zur Vertiefung dieser Kenntnisse auch noch weiterführende Literatur zu lesen.

Yoga besteht traditionsgemäß zum großen Teil aus Lernen – ein wichtiger Aspekt der Yogapraxis seit Tausenden von Jahren. Wir empfehlen, sich mit der traditionellen Yogaliteratur vertraut zu machen – insbesondere mit dem *Yoga-Sutra* von Patanjali und dem *Bhagavad-Gita*. Die Yogatradition ist uralt und in sehr viele Zweige aufgeteilt. Wenn Sie sich mit dieser Tradition beschäftigen, werden Sie feststellen, welche Yogavariante Ihnen am besten gefällt.

Definieren Sie Ihre Ziele und Bedürfnisse

Wenn Sie Erfolg bei Ihren Yogaübungen haben wollen, sollten Sie sich die Zeit nehmen und Ihre persönliche Situation einmal eingehend überdenken. Definieren Sie anschließend auf Grundlage Ihrer Fähigkeiten und Bedürfnisse Ihre Ziele. Stellen Sie sich folgende Fragen: Wie viel Freizeit habe ich oder kann ich für Yoga erübrigen? Welche Erwartungen habe ich? Möchte ich fit und schlank werden oder bleiben? Möchte ich entspannen und die Kunst der Meditation kennen lernen? Möchte ich Yoga als Lebensstil annehmen und die spirituelle Dimension des Lebens erfahren? Je realistischer Sie sind, desto geringer wird die Wahrscheinlichkeit, Enttäuschungen zu erleben – oder Schuldgefühle, falls Sie wegen eines dichten Terminplans nicht zu Ihren Yogaübungen kommen. Wenn Sie gesundheitliche Probleme oder körperlichen Behinderungen haben, konsultieren Sie Ihren Arzt, bevor Sie sich mit Yoga beschäftigen.

Yoga fördert die persönliche Entwicklung

Selbst wenn Sie Yoga nicht als Lebensstil annehmen wollen, sollten Sie dessen Prinzipien so weit wie möglich in Ihr Leben integrieren. Lassen Sie zu, dass Yoga nicht nur Ihren Körper, sondern auch Ihren Geist verändert. Beschränken Sie nicht Ihre eigene Entwicklung. Gehen Sie niemals davon aus, dass Sie eine bestimmte Yogahaltung nicht schaffen oder niemals lernen könnten zu meditieren. Erweitern Sie mit Yoga Ihre körperlichen und geistigen Grenzen und Ihre Fähigkeiten. Eliminieren Sie mithilfe von Yoga sinnlose Gewohnheiten und negative Gedanken und entdecken Sie neue Horizonte.

Planen Sie langfristig

Verwöhnt durch unsere Konsumgesellschaft, erwarten die meisten Menschen schnelle Ergebnisse. Obwohl Yoga innerhalb kürzester Zeit wahre Wunder wirken kann, funktioniert es aber dennoch nicht wie Instantkaffee. Um von den Vorteilen profitieren zu können, müssen Sie sich mit Nachdruck engagieren, was außerdem zur Charakterbildung beiträgt. Je länger Sie Yoga praktizieren, desto angenehmer und wohltuender wird es. Geben Sie Yoga mindestens ein Jahr, in dem es seine Wirksamkeit beweisen kann. Wir versprechen Ihnen, dass Sie nicht enttäuscht sein werden.

Entwickeln Sie von Anfang an gute Angewohnheiten

Wenn möglich, nehmen Sie zwei oder drei Stunden bei einem erfahrenen Yogalehrer – in der Gruppe oder als Einzelunterricht. Lesen Sie unser Buch und andere Bücher über Yoga, bevor Sie die Positionen und Atemübungen ausprobieren. So vermeiden Sie schlechte Angewohnheiten, die sich ja bekanntermaßen nur schwer wieder ablegen lassen.

Falsch ausgeführte Übungen bringen mehr Schaden als Nutzen. Schützen Sie sich dagegen, indem Sie langsam vorgehen und alle Schritte der Anweisungen genau befolgen. Vorsicht ist die Mutter der Porzellankiste. Fragen Sie im Zweifelsfall immer einen Lehrer oder einen erfahrenen Yogaanhänger.

Abwechslung gegen Langeweile

Nachdem die ersten Wellen der Begeisterung abgeflacht sind, werden wahrscheinlich die ersten Zweifel am Sinn Ihrer Übungen aufkommen. (Wahrscheinlich werden Sie sich folgende Fragen stellen: »Vielleicht funktioniert Yoga ja doch nicht so gut?«, »Es funktioniert bei mir nicht«, »Ich habe Wichtigeres zu tun« oder »Ich habe heute keine Lust zum Üben.«) Um sich gegen Langeweile zu schützen, variieren Sie Ihr Programm regelmäßig. Eine Yogaroutine ohne jede Begeisterung einfach nur stur abzuarbeiten, bringt nichts. Versuchen Sie, so etwas zu entwickeln, was Zen-Anhänger die »Anfängerneugier« nennen. Gehen Sie an Ihre Yogasitzungen (und an alles Andere) mit derselben Intensität und Frische heran, mit der Sie die erste Lektion begonnen haben.

Yoga für Dummies gibt Ihnen eine bewährte Formel, nach der Sie eine Vielzahl effizienter Routinen für alle denkbaren Situationen zusammenstellen können. Sie können Ihr Programm nach Herzenslust variieren und so einfach oder schwierig gestalten, wie es Ihnen gefällt. Wenn Sie sich auf jede einzelne Übung richtig konzentrieren, wird ohnehin keine Langeweile aufkommen. Außerdem: Je intensiver Sie sich mit dem Wesen des Yoga beschäftigen, desto stärker werden Sie in sich selbst ruhen. Und im gleichen Maß schwindet auch die Notwendigkeit für ein Übungspotpourri.

Konzentration und Atmung sind Ihre Verbündeten

Yoga ist deshalb so effizient, weil es bei richtiger Anwendung körperliche Bewegung mit Konzentration und richtigem Atmen kombiniert. Konzentration und Atem sind die Geheimwaffen des Yoga. Je schneller Sie dieses Konzept durchschauen, desto eher werden Sie die angenehmen Wirkungen des Yoga zu spüren bekommen. Die Konzentration in der Übungsroutine stärkt auch die allgemeine Konzentrationsfähigkeit. Sie werden besser arbeiten und Ihre Freizeit besser nutzen können. Ganz besonders das bewusste Atmen verstärkt die Wirkungen der Übungen auf Körper und Geist und gibt Ihnen die Vitalität, die Sie zur Bewältigung eines ausgefüllten Lebens benötigen.

Geben Sie Ihr Bestes (und der Rest kommt von allein)

Viele Leute sind ängstlich darauf bedacht, ihre Fortschritte zu verfolgen. Der Fortschritt verläuft aber nicht linear. Manchmal kann es so aussehen, als hätten Sie einen Schritt rückwärts getan, nur um kurz danach einen Riesensprung vorwärts zu tun. Üben Sie fleißig, aber seien Sie entspannt dabei. Perfektionismus führt nur zu Frustrationen und irritiert die Menschen in Ihrer

Umgebung. Gehen Sie auf dem Weg zu Ihrem Ziel freundlich mit sich selbst und anderen um. Kümmern Sie sich nicht darum, was geschehen könnte. Konzentrieren Sie sich auf Ihre Übungen und überlassen Sie den Rest der Power von Yoga, dem Schicksal und Ihrem guten Karma (siehe Kapitel 1).

Hören Sie auf die Signale Ihres Körpers

Ihr Körper ist Ihr bester Freund und Ratgeber. Wenn sich etwas so anfühlt, als sei es nicht richtig, ist es wahrscheinlich auch nicht richtig. Vertrauen Sie Ihren Instinkten und Ihrer Intuition – nicht nur bei den Yogaübungen, sondern auch im Alltag. Allzu häufig sagt Ihnen Ihr Körper das Eine und der Geist etwas Anderes. Folgen Sie dem Rat Ihres Körpers!

Achten Sie darauf, dass der Wunsch nach schnellen Resultaten nicht Ihren gesunden Menschenverstand besiegt und dazu führt, die Signale Ihres Körpers zu missachten. Wenn sich zum Beispiel eine Vorwärts- oder Rückwärtsbeuge riskant »anfühlt«, sollten Sie Ihr Glück nicht auf die Probe stellen. Wenn Ihr Körper Ihnen sagt, dass Sie noch nicht bereit sind für einen Kopfstand (den wir für Anfänger ohnehin nicht empfehlen), werden Sie nicht das Opfer Ihres eigenen Ehrgeizes.

Das Erkennen der Körpersignale ist eine Kunst, die Sie für sich entwickeln sollten.

Üben Sie mit anderen

Versuchen Sie am Anfang Ihrer yogischen Reise, wenigstens so lange zusammen mit anderen zu üben, bis Sie Ihren eigenen Stil gefunden haben. Jeder braucht hin und wieder ein wenig Zuspruch, und eine Gemeinschaft, in der Sie Unterstützung erfahren, ist ein echter Pluspunkt. Wenn Sie nicht an einem Yogaseminar teilnehmen, versuchen Sie, ein Familienmitglied oder einen Freund zum gemeinsamen Üben zu gewinnen. Denken Sie aber daran, keinen missionarischen Eifer zu entwickeln. Yoga ist ein wunderbares Geschenk, das Sie anderen deshalb auch in einer attraktiven Verpackung anbieten sollten – mit Liebe und Zurückhaltung.

20

Zehn gute Gründe, um Yoga zu praktizieren

In diesem Kapitel

- Yoga hält körperlich und geistig gesund
- Die Suche nach dem emotionalen Gleichgewicht
- Konzentration und Erkenntnis
- Entdecken Sie Ihr unbegrenztes Potenzial

Ihre Entdeckungsreise in die Welt des Yoga wird nicht nur aufregend, sondern auch ungeheuer lohnend sein. In diesem Kapitel nennen wir zehn gute Gründe, warum Sie diese Reise gleich jetzt beginnen sollten.

Die Wirkung regelmäßig durchgeführter Yogaübungen ist ganz erstaunlich. Sie werden sehr schnell die ersten Resultate beobachten können. Wenn Sie Hatha-Yoga (die Yogavariante, die sich in erster Linie mit dem Körper beschäftigt) üben, werden Sie wahrscheinlich zuerst eine Verbesserung Ihrer Gelenkigkeit, Ihres Muskeltonus und der allgemeinen Fittness feststellen. Und nachdem Sie sich etwas eingehender mit Yoga beschäftigt haben, werden Sie weitere wunderbare Wirkungen bemerken. Sie haben allen Grund, mit voller Zuversicht weiterzumachen: Yoga ist eine Bank, die hohe Zinsen zahlt.

Gesund werden und bleiben mit Yoga

Mit Yoga lässt sich Stress hervorragend lindern. Wenn Sie bedenken, dass 75 bis 90 Prozent aller Arztbesuche mit Stresssymptomem der einen oder anderen Art zu tun haben, bietet der ganzheitliche Therapieansatz von Yoga eine hervorragende und billige Möglichkeit, die Gesundheit auf behutsame Art und Weise wiederherzustellen. Mithilfe der Entspannungs-, Atem- und Meditationsübungen sowie der yogischen Ernährungsregeln können Sie Ihr Anspannungsniveau nachhaltig senken. Die yogischen Übungen kräftigen Ihr Immunsystem, das die Krankheiten in Schach hält, und fördern die Genesung, wenn Sie bereits krank sind. Forschungen haben bewiesen, dass Yoga eine sehr effektive Methode zur Behandlung einer Vielzahl gesundheitlicher Probleme ist – von Bluthochdruck über Altersdiabetes und Atemwegserkrankungen (z.B. Asthma) bis hin zu Schlafstörungen sowie chronischen Kopf- und Rückenschmerzen. Yoga kann die Herzfunktionen, die Verdauung und die Sehkraft verbessern beziehungsweise stabilisieren. Ja, Yoga kann sogar als Schmerzmittel eingesetzt werden. Sie können Yoga als Vorsorgemaßnahme oder als Heilmittel einsetzen. Eine billigere Krankenversicherung werden Sie nicht finden.

Yoga macht fit und energisch

Yoga entspannt Körper und Geist und ermöglicht dadurch die Mobilisierung all der Energien, die Sie zur erfolgreichen Bewältigung der Herausforderungen zu Hause und bei der Arbeit brauchen. Yoga fördert die Beweglichkeit, Fitness, Kraft und Energie. Und ganz nebenbei kann Yoga auch dazu beitragen, ein paar Pfunde loszuwerden.

Yoga fördert das geistige Gleichgewicht

Yoga unterstützt Sie nicht nur dabei, körperlich gesund zu werden oder zu bleiben, sondern hat über das hormonale System auch einen sehr weitgehenden Einfluss auf das geistige Gleichgewicht. Der Geist ist die Quelle vieler gesundheitlicher Probleme. Früher oder später manifestieren sich im Körper alle Einstellungen, Gewohnheiten und Gedanken sowie das emotionale Ungleichgewicht. Mithilfe von Yoga können Sie Ihren Geist gründlich reinigen und sich von aller Launenhaftigkeit befreien. Yoga wirkt besser als jedes Beruhigungsmittel und hat keinerlei unerwünschte Nebenwirkungen. Yoga gleicht Sie aus, ohne den Geist zu betäuben. Mithilfe von Yoga können Sie hellwach und trotzdem völlig entspannt sein.

Yoga fördert die persönliche Entwicklung

Yoga kann Ihnen helfen, das versteckte Potenzial Ihres Körpers zu entdecken. Ihr Körper ist ein wunderbares Instrument, das aber nur bei richtiger Behandlung wohlklingende Melodien hervorbringen kann. Yoga kann Sie außerdem sicher leiten, wenn es um die Entdeckung der verborgenen Aspekte des Geistes geht, insbesondere der höheren Bewusstseinszustände (z.B. die in Kapitel 17 beschriebene Ekstase und Erleuchtung). Yoga räumt mit falschen Vorstellungen auf, die Sie von sich selbst und dem Leben an sich haben, und zeigt Ihnen Ihre wahre Natur, die unkompliziert und unschuldig ist.

Yoga umfasst alle Lebensbereiche

Yoga ermöglicht Ihnen eine auf die persönliche Entwicklung ausgerichtete Lebensweise, die alle Aspekte umfasst – von der Wiege bis ins Grab. Yoga bietet Techniken, mit denen Sie sich körperlich und geistig gesund halten können, hilft Ihnen, den Herausforderungen des modernen Lebens auf kreative Weise zu begegnen, und kann Ihr Liebesleben bereichern. Yoga hilft Ihnen, sich in Ihrem Körper wohl zu fühlen, und verbessert Ihr Selbstvertrauen, Ihr Konzentrations- und Erinnerungsvermögen. Und zu guter Letzt können Sie durch Yoga Ihre wahre Natur entdecken und frei von Angst und anderen einschränkenden Emotionen und Gedanken leben.

Yoga fördert Ihre sozialen Beziehungen

Yoga gibt Ihnen eine neue Lebensperspektive und kann deshalb auch Ihre Beziehungen zu Familienmitgliedern, Freunden, Kollegen und anderen Mitmenschen verbessern. Yoga bietet Ihnen die Mittel, um Geduld, Toleranz und Mitgefühl zu entwickeln. Mithilfe der yogischen Techniken können Sie Ihren Geist kontrollieren und sich auf diesem Weg von all den Obsessionen und unerwünschten Gewohnheiten befreien, die einer befriedigenden Beziehung mit anderen Menschen im Wege stehen. Yoga zeigt Ihnen außerdem, wie Sie in Frieden mit der Welt und im Einklang mit Ihrer wahren Natur leben können. Yoga bietet Ihnen alles, was nötig ist, um Ihr Leben zu verschönern und zu harmonisieren.

Yoga erweitert Ihr Bewusstsein

Mithilfe von Yoga können Sie Ihre Wahrnehmungs- und Konzentrationsfähigkeit verbessern (siehe Kapitel 1) und daher alle Situationen des Lebens, selbst die schlimmsten Krisen, mit klarem Kopf meistern. Yoga macht Sie außerdem sensibler für den Rhythmus des Körpers, schärft Ihre fünf Sinne und verbessert Ihre intuitiven Fähigkeiten (den sechsten Sinn).

Yoga lässt sich mit anderen Disziplinen kombinieren

Obwohl Yoga an sich schon eine eigene und vollständige Disziplin ist, können Sie es trotzdem mit jeder Sportart, einschließlich Aerobic oder Gewichtheben, kombinieren. Sie können Yoga außerdem hervorragend in Denksportdisziplinen wie etwa Schach integrieren. Yoga ist nicht nur kompatibel mit all diesen Sportarten, sondern wird auch Ihre Leistungen in dem betreffenden Sport verbessern.

Yoga ist einfach und bequem

Beim Yoga muss kein Schweiß fließen (es sei denn, Sie praktizieren eine der aerobicähnlichen modernen Yogavarianten). Yoga hat den Vorteil, dass Sie es in der vertrauten Umgebung der eigenen vier Wände praktizieren können. Mehr noch: Yoga kann überall praktiziert werden. Wenn Sie sich als Anfänger für ein Yogaseminar eingeschrieben haben, können Sie sogar die Zeit für den Weg zum Unterricht für Yoga nutzen. Der Vorteil von Yoga liegt unter anderem auch darin, dass es Zeit schafft und nicht verbraucht. Yoga bereitet keine Schmerzen. Ganz im Gegenteil: Mit Yoga lassen sich alle möglichen Leiden lindern.

Yoga befreit von geistigem Ballast

Yoga bringt Sie in Kontakt mit Ihrer wahren Natur und ermöglicht Ihnen, Ihre inneren Werte zu erkennen und Selbstvertrauen zu gewinnen. Yoga hilft Ihnen, negative Gedanken und egoistische Haltungen zu vertreiben, und wird Ihnen deshalb dauerhaftes Glück bescheren. Yoga verbessert Ihre Willensstärke und versetzt Sie in die Lage, Ihr Leben in eigener Verantwortung zu meistern.

Stichwortverzeichnis

Yoga für Dummies – Schummelseite

Yoga – Mythos und Wahrheit

- ***Yoga ist nur etwas für Menschen mit Gummiknochen***

  Yoga ist für jeden geeignet und lässt sich auf alle Bedürfnisse zuschneiden. Man muss sich nicht unbedingt wie eine Bretzel verknoten können.

- ***Yoga ist nur etwas für Asiaten***

  Yoga stammt zwar aus Indien, wird aber auf dem ganzen Globus praktiziert. Viele der Übungen sind außerdem mittlerweile an westliche Verhältnisse und Bedürfnisse angepasst worden.

- ***Yoga – eine Menge geistloser Übungen***

  Das Vorurteil, Yoga sei eine Art Gymnastik, ist falsch. Die körperlichen Übungen sind nur ein Teil des Gesamtpakets und alles andere als geistlos, sondern verlangen ein hohes Maß an geistiger Konzentration.

- ***Yoga ist für Schwächlinge***

  Yoga steht grundsätzlich für Vorsicht und Langsamkeit. Einige Übungen für Fortgeschrittene verlangen jedoch ein hohes Maß an Kraft und Energie. Viele Sportler ergänzen Ihr Trainingsprogramm durch Yogaeinheiten.

- ***Yoga eignet sich nicht als Krafttraining***

  Yoga bietet ein breites Spektrum an Übungen zur Stärkung der Brust-, Rücken-, Bauch-, Arm- und Beinmuskulatur. Schauen Sie sich einmal ein paar fortgeschrittene Yogis an. Sie werden erstaunt sein über deren Muskeln.

- ***Für Yoga braucht man einen Guru***

  Wenn Sie die yogischen Grundübungen nicht selbstständig durchführen könnten, hätten wir *Yoga für Dummies* nicht geschrieben. Der Rat eines erfahrenen Yogalehrers kann zwar hilfreich sein, aber einen Guru brauchen Sie eigentlich nur dann, wenn Sie Yoga als spirituelles System erfahren wollen.

- ***Für Yoga muss man an merkwürdige Vorstellungen glauben***

  Yoga basiert auf universalen Prinzipien, denen auch viele andere auf ein ganzheitliches Leben ausgerichtete Systeme verpflichtet sind. Beim Yoga müssen Sie am Anfang herausfinden, ob diese Prinzipien etwas für Sie sind. Die philosophischen Grundsätze des Yoga sind im Laufe vieler Jahrtausende entwickelt worden. Sie können Sie sinnvoll finden oder nicht – das liegt ganz bei Ihnen. Aber an seltsame Ideen müssen Sie nicht glauben.

- ***Yoga ist nichts für Menschen über 50***

  Yoga eignet sich für Menschen aller Altersstufen. Manche Menschen entdecken Yoga erst im hohen Alter von 70 oder 80 Jahren für sich. Für Yoga ist es niemals zu spät – oder zu früh.

- ***Yoga bietet nur eine Hand voll Übungen***

  Yoga verfügt über ein riesiges Repertoire an Übungen. Laufend werden von den verschiedenen Yogalehrern neue Varianten entwickelt, die das Übungssystem erweitern und für möglichst viele Menschen geeignet machen sollen. Mit Yoga können Sie nicht nur Ihre Gelenkigkeit und allgemeine Fitness verbessern, sondern auch Stress bekämpfen. Wegen seiner heilenden Wirkung wird Yoga mittlerweile auch von vielen Ärzten weltweit als Therapieform verwendet.

- ***Sie können ein Mal pro Monat üben und gute Ergebnisse erwarten***

  Wie bei allen anderen Übungssystemen können Sie auch aus Yoga nur das herausholen, was Sie hineinstecken. Regelmäßiges tägliches Üben bringt die besten Resultate. Auch nur wenige Minuten pro Tag zahlen sich langfristig aus.

Yoga für Dummies – Schummelseite

Die wichtigsten Voraussetzungen für den Erfolg mit Yoga

✔ **Definieren Sie Ihre Ziele**

Legen Sie vorher fest, was Sie mit Yoga erreichen wollen (z. B. Gelenkigkeit, Fitness, Gesundheit und/oder inneren Frieden).

✔ **Entwickeln Sie ein realistisches Yogaprogramm**

Entwickeln Sie auf der Grundlage Ihrer Ziele, die auch wirklich erreichbar sein sollten, anhand der Vorschläge in diesem Buch ein eigenes Programm.

✔ **Konsultieren Sie Ihren Arzt**

Wenn Sie gesundheitliche Probleme haben oder schwanger sind, sollten Sie Ihren Arzt konsultieren, bevor Sie Ihre yogische Entdeckungsreise beginnen. Am besten wenden Sie sich an einen Mediziner, der Yoga positiv gegenübersteht und mit den yogischen Prinzipien vertraut ist.

✔ **Gehen Sie vorsichtig vor**

Yoga ist kein Wettkampfsport. Sie müssen weder sich selbst noch andere übertreffen. Entdecken Sie mit Yoga Ihr geistiges und körperliches Potenzial. Überanstrengen Sie sich bei den Übungen nicht. Übertreibung schadet nur. Spaß an den Übungen ist eine wichtige Voraussetzung für den Erfolg.

✔ **Führen Sie ein Übungstagebuch**

Notieren Sie Ihre Erfahrungen mit Yoga. Kontrollieren Sie anhand Ihrer Notizen, welche Fortschritte Sie gemacht haben. Erfolg ist die beste Motivation.

✔ **Sorgen Sie für Unterstützung**

In der Gruppe ist man immer stärker. Suchen Sie sich eine Yogagruppe, in der die Teilnehmer sich gegenseitig motivieren und unterstützen können. Aber auch wenn Sie lieber allein zu Hause üben wollen, sollten Sie hin und wieder eine Yogastunde besuchen, weil Sie dort immer wichtige Hinweise und Ratschläge bekommen können.

✔ **Ändern Sie Ihr Programm regelmäßig**

Auch das beste Programm wird mit der Zeit langweilig. Ändern Sie Ihre Übungsroutine gelegentlich, damit Ihre Begeisterung nicht nachlässt.

✔ **Bilden Sie sich weiter**

Beschäftigen Sie sich noch intensiver mit Yoga. Diese Weiterbildung macht Ihre Übungen noch sinnvoller. Zum Thema Yoga sind viele gute Bücher und Zeitschriften erschienen. Nehmen Sie sich die Zeit zum Lesen!

✔ **Gehen Sie anderen nicht mit Ihrer Yogabegeisterung auf die Nerven**

Seien Sie sich im Klaren darüber, dass andere – vielleicht sogar die eigene Familie – Ihre Begeisterung für Yoga nicht teilt. Die positiven Auswirkungen auf Ihren Körper und Geist sind die beste Werbung. Lassen Sie also diese Wirkungen für sich selbst sprechen und langweilen Sie andere nicht dadurch, dass Sie über nichts anderes als Yoga reden.

✔ **Konzentrieren Sie sich auf ein persönliches Ideal**

Wir alle brauchen Ideale. Sie sollen zwar jetzt nicht anfangen, einen persönlichen Helden anzubeten, aber manchmal ist es hilfreich, zu jemandem aufblicken zu können, der es geschafft hat und dessen Erfolg Sie motivieren kann. Halten Sie sich Ihr Ideal immer lebhaft vor Augen.

Yoga
für Dummies